# 鼻音多模态研究

沈向荣 著

BIYIN DUOMOTAI YANJIU

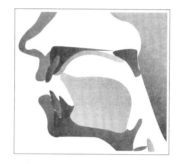

U0340070

中西书局

图书在版编目(CIP)数据

鼻音多模态研究 / 沈向荣著. —上海：中西书局，
2023
ISBN 978-7-5475-2163-2

Ⅰ. ①鼻⋯ Ⅱ. ①沈⋯ Ⅲ. ①睡眠—呼吸暂停—综合
征—基本知识 Ⅳ. ①R56

中国国家版本馆 CIP 数据核字（2023）第 164187 号

# 鼻音多模态研究

**沈向荣 著**

**责任编辑** 马 沙
**装帧设计** 梁业礼
**责任印制** 朱人杰

**出版发行** 上海世纪出版集团
中西书局（www.zxpress.com.cn）
**地 址** 上海市闵行区号景路 159 弄 B 座（邮政编码：201101）
**印 刷** 常熟市兴达印刷有限公司
**开 本** 700 毫米 ×1000 毫米 1/16
**印 张** 16.75
**字 数** 233 376
**版 次** 2023 年 8 月第 1 版 2023 年 8 月第 1 次印刷
**书 号** ISBN 978-7-5475-2163-2/R·013
**定 价** 86.00 元

本书如有质量问题，请与承印厂联系。电话：0512-52381162

基金资助：

上海市高水平地方高校建设中文重点学科项目
上海市重点战略创新团队"数字人文资源建设与研究"团队项目
上海师范大学"语言智能"研究生创新人才培养项目
学思语言学丛书

# 前　言

沈向荣

　　语言是人类最宝贵的财富，是我们认识世界、传播文明、沟通心灵的基本工具。在漫长的进化史中，语言与人类社会共生共长，从最初的声音形式到有文字符号，从口耳相传到印刷传播，再到数字化、智能化，语言的表现形式和传播方式日新月异，但其作为人类独有的交际工具的本质从未改变。进入21世纪，随着现代科技的突飞猛进，人类迎来了一个崭新的时代——数字化智能时代（简称"数智时代"）。在这个时代，大数据、人工智能、虚拟现实等新兴技术不断涌现，深刻改变着人们的生产和生活方式。语言作为人类活动的核心要素，自然也随之发生着日新月异的变化。语言不再仅仅是人与人之间交流的工具，而已经成为连接人类世界与数字化智能的桥梁。

　　一方面，数字技术极大拓展了语言的表现和传播空间。视频、音频、图像等多模态信息以前所未有的规模和速度在网络上流动，与文本信息交织成一张紧密的信息网，语言不再局限于人际、单向的传播，而是呈现出人、机、世界立体化、交互式的动态形态。另一方面，人工智能技术赋予了语言全新的内涵。从智能语音助手到机器写作，从在线翻译到知识问答，人工智能正在逐步接管语言的各项功能，并不断拓展人类在语言应用上的边界。同时，语言本身也成为人工智能的重要信息载体和训练材料，而自然语言处理、知识图谱等技术的进步，很大程度上有赖于海量语料的积累和挖掘。

　　当前，数智时代正在全面重塑人类语言生活，语言学的研究正面临着前所未有的机遇和挑战。语音学作为语言科学的重要分支，处在语言研究的"最前线"。语音是语言的物质外壳，蕴含着丰富的信息。既是言语交际的基础，也是窥探语言奥秘的切入点。传统语音学主要采用"口－耳"的主观经验，带有较强的个体主观性差异，也非常依赖专家经验，往往难以精细和准确地揭示语言的本质，也很难在相关学科应用。而现代语音学正在突破这一局限，将先进的实验技术引入语音研究，从发音的生理机制到声音的物理属性，从语音的范畴知觉到听说的神经反应，多角度、多层次地开展语音实验，再辅以统计建模、机器学习等数据分析手段，形成了一种全新的实证研究范式——多模态语音研究范式。

本研究正是在多模态语音研究这一宏大背景下应运而生的。我们选择我国境内的方言和民族语中的鼻音作为研究对象，集中展示了多模态研究在语音学领域的应用。之所以选择鼻音，是因为相对其他元音和辅音，鼻音在发音机制上更为独特，口腔和鼻腔的耦合作用使其声学表现更为复杂，在临床语音病理学中也是一类常见的障碍类型，因而备受研究者关注。过去关于鼻音的研究多局限于某一特定视角，如声学参数测量、发音动态观察、临床个案分析等，尚缺乏一个全景式的系统描写。为了弥补这一不足，我们在借鉴前人研究的基础上，从发音生理、声学物理、感知类型、临床应用等多个方面，集中讨论鼻音的多模态表现。鼻音作为人类语音系统中的一个重要组成部分，它的研究不仅仅涉及语音学的传统领域，更拓展到了生理学、声学和心理语言学等多个学科。我们利用最先进的传感技术，同步捕捉到鼻音的多维数据，以期在实验和理论上提供新的见解。

本书是上海师范大学语言实验室的"语言智能"创新人才培养项目研究成果之一，汇集了本实验室在鼻音专题多年来的研究成果，展现了多模态语言研究方法的最新进展，研究成果来之不易。本书有赖于笔者指导的多位研究生的认真工作，也得益于校内外多家机构和同仁的鼎力相助。借此机会，还要特别感谢上海师范大学和人文学院对实验室工作的全力支持，感谢复旦大学附属眼耳鼻喉科医院的同仁，感谢参与各项实验的被试者。

　　本研究秉承着学科交叉的思想，这种思想在实验室建立之初便已深深植根于我们的研究理念中。实验室成立 30 年来，上海师范大学的实验室团队一直在探索语言和言语交际特征的测量和统计规律，尤其是在数字化时代背景下，这种探索变得更加迫切和重要。随着数智时代的到来，我们期待，本研究能够为语言学研究者提供一些思想启示，为保存人类语言这一珍贵的非物质文化遗产提供一些方法尝试，也能为言语病理学和司法声纹研究提供一些资料参考。我们真诚地希望，这本书能够抛砖引玉，为语音相关研究者提供一个新的视角和范式，并激发出更多的研究兴趣和创新思维。将语音学知识应用于教育、医疗、司法等领域，服务经济和社会发展；我们更要面向未来，主动拥抱人工智能等技术革命，在人机共生、跨界融合中开创语音学的新境界。

# 第一章　绪　　论

语言学者说鼻音是儿童发出的第一个辅母；唱歌者说鼻音哼鸣是暖嗓找音区的法宝；司法学者说鼻音有区别话者的稳定声纹；言语病理研究者说鼻音是很多疾病的指征。不同的领域对鼻音有着不同的看法，我们接下来便从语音学角度对鼻音研究做整体性概述。

## 1.1　鼻音研究概况

鼻音，一般指鼻辅音和鼻化音，是在发音时通过鼻腔释放气流产生的。广义的鼻音指鼻腔共鸣特征。本文不做特别说明时，指的是前者。鼻音作为语音学领域中的一个重要研究课题，一直以来都吸引着学者们的关注。鼻音不仅在世界上各种语言中普遍存在，而且在语音交流中具有重要的别义和表情功能。在言语产出（speech production）过程中，鼻音的音姿（gesture）不仅涉及软腭 / 小舌的位置，同时也受到声道和喉部的协调动作影响。鼻音的研究不仅对于理解语音产出机制具有重要意义，还可以揭示语言差异、个体特征以及言语病理等方面的规律。本节将对鼻音研究的历史、产出机制、声学特性、跨语言差异以及与言语障碍的关系进行简要综述。

单纯的鼻音是由软腭 / 小舌的调节造成的。软腭或小舌下降，打开鼻腔通道，声音能量和气流通过鼻腔，引起鼻腔共鸣，从而造成鼻音听感。这一单纯鼻音的产生过程不需要口腔内其他部位的参与。在言语产出过程中，语言学上的"鼻音"并不是单纯依靠鼻腔共鸣而生的。同时配合口腔内各个部位的阻塞，

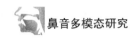 

才能产生种类繁多的"鼻音"。单纯配合口部不同部位的阻塞发鼻音，可以产生 8 种没有附加色彩的基本鼻音。（朱晓农 2007）

　　除了基本鼻音，在我国民族语和方言中，还存在多种喉部特殊状态的鼻音以及时间结构复杂的半鼻音（partially nasal consonants）。例如吴语中的气声鼻音和紧鼻音（王晓清 2015）、藏语中的清化鼻音（王双成，沈向荣，张梦翰 2018；谢志礼，苏连科 1990）、苗语中的鼻冠音（陈宏 2013；陈其光 1984；杨波 2005）等。这些特殊的鼻音有着更加复杂的腭位、舌位、声带状态、空气动力、声学等特征。特殊鼻音的发声类型差异是一个经常讨论的问题。一般观测声带振动和声门开合状态及由此造成的嗓音声质（voice quality）差异，构建了不同的喉部发声类型和发声型（phonation type）体系（Esling *et al.* 2019；Laver 1980）。复杂鼻音的时间结构也是一个经常讨论的问题，这类音被 Ladefoged（1996）称为半鼻音。一般通过声学和空气动力学的方法来观测。

### 1.1.1　历史概述

　　鼻音的研究可以追溯到 19 世纪，当时的语音学家们开始注意到鼻音在语言中的普遍存在。然而，直到 20 世纪，随着语音学实验技术的发展，对于鼻音产生机制的深入研究才得以实现。20 世纪 60 年代末，X 光和声学分析的结合使得研究者们能够观察到各发音器官在鼻音产生过程中的协调动作，这极大地推动了鼻音研究的进展。之后，研究者们甚至进一步利用磁共振成像和计算模型等技术，深入探讨发音器官在鼻音产生中的精细运动。现代语音学研究中声学、空气动力学、影像学、电生理学等各种实验手段纷呈，铺平了鼻音多模态研究的道路。

### 1.1.2　产出机制

　　鼻音发音的生理过程涉及多个生理结构的协调动作，主要包括声带、鼻腔、口腔、舌头、软腭等。下面详细介绍鼻音发音的生理过程：

（1）声带振动：首先，当我们发声时，声带会因为气流通过而产生振动。在鼻音的发音过程中，声带振动产生声音的基频。部分鼻音存在声带不振动或者非常态特殊振动。

（2）气流通道：正常情况下，气流主要通过口腔发出。但在鼻音发音时，一部分或全部气流会通过鼻腔。这是因为软腭在发音时会降低，从而允许气流进入鼻腔。在鼻化音（包括鼻化元音和鼻化辅音）发音时，气流部分通过口腔，部分通过鼻腔。而在广义的鼻腔共鸣音中，可能只是在感知上听起来鼻音很重，而发音时所有气流都通过口腔。

（3）软腭的位置：在发鼻音时，软腭会向后下方移动，从而放松，使得鼻腔和口腔之间的通道打开。这样，气流就可以自由地进入鼻腔，与口腔的气流一起，产生鼻音特有的共鸣和反共鸣。

（4）鼻腔共鸣：当气流通过鼻腔时，鼻腔内的空气会产生共鸣，这是鼻音特有的音质。鼻腔的形状和大小会影响共鸣的特性，使得不同人的鼻音声学特征有所不同。

（5）口腔和舌头的调整：在发音过程中，舌头的位置和口腔的形状也会对鼻音产生影响。例如，舌头的高度和前后位置可以改变声音的清晰度和共鸣效果。

（6）嘴唇的闭合或张开：在某些鼻音的发音中，如 /m/ 和 /n/，嘴唇的闭合或张开也是形成鼻音的关键因素。例如，发 /m/ 音时，双唇闭合，而在发 /n/ 音时，双唇打开舌尖或舌前部会触碰上齿龈，气流从鼻腔流出。

（7）声道的整体协作：鼻音的产生是声道各部分协调动作的结果。声带、鼻腔、口腔、舌头和软腭动作的共同作用，使得声音不仅仅在鼻腔中产生共鸣，形成我们所听到的鼻音。

值得注意的是，以上是一般鼻辅音或者鼻化音的产生机制。很多研究也讨论元音和其他响音的鼻音共鸣的鼻音度（时秀娟 2017），但没有注意到它和

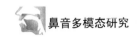

一般鼻辅音或者鼻化音完全不同。主要提升软腭打开鼻咽通道的肌肉是腭帆提肌（levator veli palatini），而咽缩肌（superior pharyngeal constrictor muscle）则通过向前和向内侧推动咽壁来辅助封闭通道（Graber *et al.* 1959；Seaver, Kuehn 1980）。根据 Moll（1962）的研究，软腭（velum）在鼻音共鸣中的作用正好和在鼻音及鼻化音中的相反。文中提到，当软腭上升时，它会与后咽壁接触，从而在元音发音过程中形成阻塞，使得声音通过鼻腔共鸣，产生鼻共鸣音。这与狭义鼻音通过打开腭咽通道来控制的原理相反。Moll（1962）指出，软腭的高度、软腭与后咽壁的接触程度，以及软腭与后咽壁的距离都是用来衡量鼻音产出的因素。在发某些元音时，软腭的位置较高，与后咽壁的接触较紧密，导致更高的鼻音度产生。特别是在发高元音时，软腭的高度更高，与后咽壁的接触更紧密，从而产生更多的鼻音。因此，元音发音时，软腭的上升和与后咽壁的接触是产生鼻音的关键机制，而不是打开腭咽通道。例如，元音的高度不同会影响软腭的位置，从而影响鼻共鸣的程度。（Bell-Berti 1993）

### 1.1.3 声学特性

鼻音的产出是由于软腭下降，允许气流通过鼻腔所形成的特定的声学特征，包括低频的第一共振峰和较高的第二共振峰，以及一个反共振峰或反共振。（Fant 1960；Fujimura 1962；Recasens 1983）具体来说，鼻音的产出涉及口腔内完全闭合的收紧动作，气流在口腔中被暂时完全阻塞；以及软腭下降允许气流通过鼻腔流出，形成鼻哞声（nasal murmur）。鼻音需要两个共鸣腔：口腔和鼻腔，它们之间的组合方式比较复杂。鼻音的声学特性包括：（1）第一共振峰频率很低，这是因为所有分支腔体的总长度长于口音；（2）所有的共振峰都比较弱，因为通向鼻腔的开口较窄，阻碍气流的进入；（3）共振峰带宽更宽，这是由于口腔壁和鼻腔壁吸收了部分的声音能量；（4）存在反共振峰（anti-formant），这是由口腔和鼻腔的耦合作用形成的。对于给定的发音部位，发口塞音和鼻塞音时，口腔中的状态非常相似。例如，/d/ 和 /n/ 都需要在龈脊形成完全的闭塞，因此它们有一些相同的声学特性。然而，两者发音的唯一区别在于发 /n/ 的时候软腭下降，这构成了两者间主要的声学差异。鼻音的声道形状可以用双管模型来模拟，其中一个声管在声门处闭合，在鼻腔处打开，与大气相通；另一个声管可视为一个侧声管，一端在小舌处打开，另一端在口腔内的收紧处闭合。

## 1.1.4 跨语言差异

不同语言中的鼻音表现出一定的差异。有些语言中鼻音的使用相对较少，而在另一些语言中鼻音则更为普遍。这些差异可能与语音的音系结构和功能有关。例如，法语中的鼻音在词汇中具有重要地位，而在英语中相对较少。跨语言比较的研究揭示了鼻音在不同语言中的异同，有助于理解鼻音在语言交流中的角色。

《世界语音》（Ladefoged & Maddieson 1996）指出：鼻音按其发音机制、声学特性及在不同语言中的分布和对立关系可以分成很多类。其中，最有意思的是鼻化音和半鼻音现象。鼻化音是发音时软腭打开、口鼻同时参与发音过程的音，包括比较常见的鼻化元音和不太常见的鼻化辅。我国境内，龙海燕（2019）发现高洋侗语有鼻化擦音，特别是鼻化咻音（nasalized clicks）和鼻化通音（nasal continuants）比较罕见，前人研究了它们在语音中的分布和变化，如瓜拉尼语（Guarani）中鼻化和非鼻化擦音及近音的交替关系。（Lunt 1973）半鼻音是一种在发音过程中软腭位置发生变化的音，导致一部分是鼻音，一部分是口音。比如：比较常见的鼻冠塞音（pre-nasalized stops）和塞冠鼻音（prestopped nasals），它们在不同语言中有分布和对立，如僧伽罗语（Sinhala）和富拉尼语（Fula）中的实例。（Feinstein 1979；Arnott 1970；McIntosh 1984）不同语言中，鼻音与元音的协同发音对鼻音调音部位判断有影响，鼻音在词尾的变化也是常见的研究对象，如古法语中鼻音的变化。（Zee 1981）

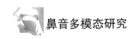

### 1.1.5 与言语障碍的关系

在病理语音学中，鼻音在言语产出（speech production）中的作用主要体现在它作为语音的一部分，通过鼻腔共鸣为元音和某些辅音增添特定的音色。在正常的语音中，鼻音是由软腭和其他声道的生理结构协调动作产出的。例如，当发 /m/、/n/ 和 /ŋ/ 这样的鼻辅音时，软腭会降低，允许空气从鼻腔逸出，从而产生鼻音。由于生理结构异常导致的鼻音功能障碍，如唇腭裂（cleft lip and/or palate）等先天性缺陷，会影响婴儿的言语交流和发展。美国唇腭裂婴儿大多数在 9—12 个月大时进行腭裂修复手术，而手术后大约 20%—30% 的儿童仍会存在鼻音功能障碍（Kuehn & Moller 2000；Peterson-Falzone, Jones & Karnell 2001），需要进一步的言语矫治。

在言语障碍中，鼻音的异常表现可能包括鼻音过重或过弱。鼻音过重，医学上称为鼻音过度（hypernasality），可能由软腭功能不全引起，如腭裂或神经肌肉障碍。相反，鼻音过弱或缺失（称为鼻音不足，hyponasality）可能是由于软腭过度紧张或鼻腔阻塞造成的。这些异常会影响言语的清晰度和可理解性，从而影响交流。（Ball，Perkins & Müller 2008）

鼻音的临床评估通常由言语病理学家进行，他们会使用一系列的诊断工具和技术来评估个体的鼻音特性。这可能包括鼻音评估量表、鼻腔内窥镜检查、声学分析以及功能性评估。治疗鼻音异常的方法取决于其原因，可能包括手术矫正结构问题、言语治疗以改善软腭功能，以及使用辅助设备如鼻音计来帮助患者控制鼻音。

临床治疗的目标是提高患者的沟通能力，这可能涉及改善鼻音的质量，使其更符合语言的社会和文化标准。例如，对于鼻音过度的患者，治疗可能集中在增强软腭的肌力和协作能力上，而鼻音不足的患者可能需要练习放松软腭和改善鼻腔通气的技巧。

另一方面，病理鼻音特征还可以作为某些鼻相关疾病的指征，如阻塞性睡眠呼吸暂停综合征（obstructive sleep apnea，简称 OSA）患者的鼻音特征可以作为区别严重程度的一个指标，后面会有鼻音言语病理学专门章节介绍。

综上所述，鼻音在言语病理学中扮演着重要角色，其异常表现需要通过综合评估和个性化治疗来解决。言语病理学家在言语疾病及气道相关疾病的评估和治疗过程中可以利用鼻音研究成果，以促进患者有效地沟通并提高生活质量。

## 1.2　发音音系学理论

Browman 和 Goldstein（1986）提出用音姿结构描述音类的方法，可以非线性地描述音类在时间和空间上的特性，从而打通了语音生理描写和音系单位的关系。发音音系学（articulatory phonology，简称 AP）理论以音姿（gesture）为最小的分析单位，音姿是发音器官靠近发音目标的动态过程。主要发音器官有：双唇（LIPS）、舌尖（tongue tip，简称 TT）、舌体（tongue body，简称 TB）、舌根（tongue toot，简称 TR）、软腭（velar，简称 VEL）和喉（glottal，简称 GLO）。这些发音器官（articulator）相对发音目标（target）运动完成收紧（constrict）、开合（aperture）等动作。这些动作可以从收紧程度（constrict degree, 简称 CD）和收紧位置（constrict location, 简称 CL）两个维度来描写。对于发音器官唇来说，除开合外还有外突（protrusion）的动作。声腔（vocal tract）构形（setting）的发音器官及其运动变量详见图 1–1。相比传统语音学描述的发音部位和发音方法，发音音系学强调主动发音部位（发音器官）朝被动发音部位（发音目标）靠近的过程，是动态的；发音音系学认为发音需要不同的离散的音姿相互配合，时间上可以交叠。

常见鼻音主要通过口腔舌位和腭位的调音差异来分类，但实际上，鼻音是整个声道调节的整体效果。鼻音的发音音系学研究可以分为两个方面：一是离散独立的不同音姿协调动作（coordinate）构成的语言学意义上的对立，二是在连续语流中相邻音段音姿叠加造成的协同发音（coarticulation）。

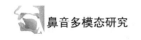

### 1.2.1 语言单位与言语产出单位

在过去的百年中，西方语言学理论一直在努力证明语言结构中存在着基本的、认知层面的离散单位，为这一观点提供了多种理论依据和实证材料。大量的研究表明，语言中的词由属于有限集合的基本单位——离散的音系单位构成。虽然这些音系单位本身没有具体的意义，但它们可以以多种相对自由的方式组合，形成具有语义的更大单位，即语素或词。这些音系单位包括：音系特征、音姿、音位、韵素、音节成分、音节、音姿结构和音步。

这些抽象的音系单位在具体的语音产出过程中，不仅在发音层面的时空维度上，也在声学特征和听觉特征上，根据其所处的语音环境表现出相应的变化。语音学界的学者们从不同角度广泛深入地探讨了音系单位在语流中的多变性，如协同发音、音姿协调、语音环境或由韵律引发的多样性等。

目前我们了解到，从发音动态角度看，相邻的音系单位在声学和发音生理层面上展现出相互重叠的现象。与转写系统不同，这些音系单位在具体的语音实现层面上并不是以线性顺序呈现的。在声学上，特定的音系单位在具体语音信号中的呈现是随语音环境而变化的，这一现象被称为"不变性缺失"（the lack of invariance，Blumstein & Stevens 1981）。同时，在语音信号中，两个单位之间并没有明确的界限，无论是音段还是音姿，在连续的语音信号中都没有通过停顿或信号间隙来明确标记，这被称为"可切分性缺失"（the lack of segmentability）。从另一个角度看，Liberman（1957）提出的"言语感知动觉理论"（the motor theory of speech perception）认为，正是由于发音器官之间不断协同地发音，导致语音信号中信息以平行的方式传递，从而实现高效且复杂的语音知觉活动。

实际上，早期尝试在语音的声学信号中寻找离散且可自由组合的音系单位并未成功。然而，这些失败的尝试不断被重复，甚至扩展到了语音信号研究之外的领域，包括发音层面、肌电层面、气动层面以及听觉层面等。音系单位作为对这些失败尝试的回应，已经从能够真正观察到的语音／物理现象中被排除，成为名副其实的基本心理单位。这些作为基本心理单位的音系单位，在具体的语音产出活动中似乎被"摧毁"，但在语音知觉的过程中又被"重构"。

Browman 和 Goldstein（1992）提出了音系知觉单位与语音具体产出过程参数结合的分析框架（如图 1–1 所示）。

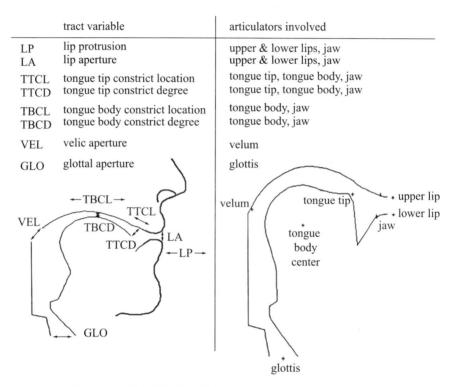

**图 1–1　声道变量和发音器官（Browman & Goldstein　1992）**

## 1.2.2　音姿和音姿分析

### 1.2.2.1　音姿（articulatory gestures）

　　音姿是发音音系学基本的音系单位。发音音系学认为，在发音过程中，声道内各个发音器官的运动可以分解为离散的单位，通过一定的规则重新组合，形成新的、更大的语音单位。因此，音系结构与物理结构之间存在自然的联系，这两种结构可以看作是对一个复杂的自组织系统在宏观层面（对应音系结

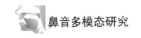

构）和微观层面（对应物理结构）的描述。（Browman & Goldstein 1986，1988，1989，1990a，1990b，1992）

首先，我们需要明确的是支撑整个发音音系学理论体系的基础：如果言语产出活动中的声学产物和发音动作确实是连续的，且依赖于具体的语音环境，那么控制发音器官运动的发音动作则是离散的，不受语音环境影响的。换句话说，音系单位相对于声学参数和发声运动中的物理量来说是抽象的单位，但又不至于过于抽象以致脱离发音生理领域，只存在于心理层面。发音音系学在理论上确认了音系单位在言语产出活动中的地位。与可以精确描述的声学参数和发音器官运动相比，音系单位在宏观角度下进行相对粗糙的描述，从而显得抽象。

发音音系学认为，语流由一系列控制声道内发音器官运动的音姿构成。在这个意义上，音姿既是动作单位，具有连续性和具体性的特点；又是信息单位，同时具备离散性和抽象性的特点。音姿用来描述发音生理层面的具体动作。它们在时域上互相协作，构成更大的音系单位。每个音姿是一个独立的动态神经运动系统，相当于一个神经指令，激活一系列发音器官和肌肉，使得从肺部出来的气流在口腔中的特定位置受到调节。例如，闭合双唇的音姿会使得上唇、下唇和下颚等发音器官以及口腔内的肌肉开始运动，以便在口唇处形成阻塞。这些发音器官和肌肉的协作功能是在实现音姿所规定的发音目标时在声道内形成局部收紧。

音姿也用于描述音系系统层面的抽象信息单位，因此它们可以用于区分语义。通过判断特定音姿的出现、声道内不同位置的收紧以及收紧程度的差异，我们可以建立区别对立的关系。值得强调的是，每个音姿需要协作一系列独立的发音器官，才能在声道内的特定位置形成气流调节。从这个角度看，音系表征与语音实现之间不再需要额外的映射规则，音系学和语音学之间的差距得以进一步缩小。信息单位（即音系实体）与动作单位（即语音实体）共同构成了包含认知信息和执行信息的语言单位——音姿。用计算模型来描述这一动态发音过程如图1–2所示。

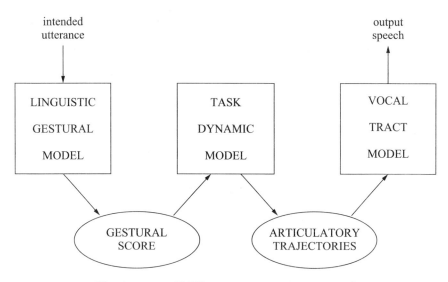

图 1–2 **TADA 模型（Browman & Goldstein 1992）**

### 1.2.2.2 发音音系学的理论框架

发音音系学规定了六个不同的发音部位，分别是唇部、舌尖、舌背、舌根、软腭和喉部。这些发音部位在言语产出过程中负责在声道内形成阻塞和除阻。例如，对于闭唇音姿来说，上唇、下唇和下颚形成了一个效应系统，双唇构成了这个独立动态系统的终端部位。尽管这些发音部位在具体言语产出活动中会使用相同的发音器官和肌肉群，但从它们的固有属性来看，这六个发音部位是相互独立且不同的。它们的差异在于通过它们在声道内形成收紧区域的解剖学特征；它们的独立性在于每个发音部位不需要其他发音部位的参与就可以在声道内形成收紧点。

发音音系学的基本单位音姿——由不同发音部位在声道内形成收紧动作，具有区别意义的语言学功能——是音系系统的最小单位。换言之，如果两个由音姿组合而成的语言单位在至少一个声道位置上存在不同的阻塞，那么这两个语言单位之间存在区别，构成了最小对立对。例如，英语中"pen"（笔）和"ten"（十）这两个词的区别在于它们的首个音节由不同的音姿构成：前者首个音姿由唇部动作形成阻塞，后者由舌尖动作形成阻塞。

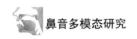

音姿可以在两个维度上进行区分：第一个维度是与相关发音部位形成收紧位置（constriction location，简称 CL），第二个维度是收紧的程度（constriction degree，简称 CD）。因此，发音部位的本质任务，即在声道内的特定位置形成收紧以达到音系功能，可以通过发音部位在这两个维度上的取值（声道变量）进行具体描述。这些声道变量作为发音音系学音姿计算模型（如图 1–2 所示 TADA 模型）的输入参数，在构建音姿以及更高一级的语言单位时发挥着重要作用。具体使用时可以根据具体需要做部分调整，如图 1–1 显示了当前发音音系学框架中规定的五组声道变量（喉、唇、舌尖、舌面、软腭）及其与发音器官的关系。如图 1–3 根据需要只选择了发音音系学框架中规定的四组声道发音器官。

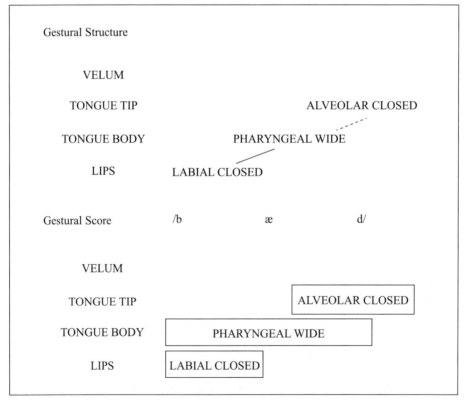

图 1–3 英语 Bad 的音姿图（Goldstein & Pouplier 2014）

音姿在时域层面的协作配合可以通过它们之间的相位关系模式来体现。如图 1-3 的下半部分音姿时格（gesture score）所示，双唇浊塞音 /b/ 的音姿（即双唇阻塞）与处于音节韵核位置的元音 /æ/ 的音姿（即咽腔开放）的起始点基本重合。而元音 /æ/ 的音姿与处于音节韵尾的齿龈浊塞音 /d/ 的音姿（即齿龈阻塞）在时域上部分重合，咽腔开放的起始点明显早于齿龈阻塞动作的起始点。图 1-3 上半部分的音姿结构（gesture structure）更清晰地显示出这两组不同的相位配合模式。双唇阻塞与咽腔开放这两个音姿在时域上呈现同相位（in-phase）关系，在图中以实线表示；而咽腔开放与齿龈阻塞这两个音姿则呈现异相位（anti-phase）关系，在图中以虚线表示。

从图 1-3 可见，音姿时格与音姿结构最大的差异在于音姿结构并非准确反映音姿之间具体的重合程度。音姿结构是词的固定属性，同时也构成了某一语言系统的母语者心理词典的一部分。然而，音姿的动态参数值以及相位重合程度会根据音姿的内在属性在不同条件下发生变化。

在这种情况下，音姿时格能够忠实地呈现音姿在发音层面的时间结构，特别是音姿之间重叠程度等方面的具体特征。

## 1.2.3　音节结构与音姿协作（coordinate）

Byrd（1996a，1996b）将音节结构与音姿之间的协作关系表现在音姿图中，揭示了其中的问题。在研究语音发音过程中，音节结构和发音器官运动（音姿）之间的关系是一个重要的课题。Byrd 在 1996 年的两篇论文中详细探讨了这一问题，将发音过程中的音节结构和音姿运动通过音姿图进行了可视化展示，深入研究了音节结构和音姿之间的关系。音姿图将时间轴与发音器官的空间运动联系起来，帮助人们更清晰地理解发音过程。通过这种方式，研究者可以观察到不同音节结构下发音器官的运动轨迹，从而揭示了语音产生的复杂性和多样性。音节结构与音姿协作方式是语音学领域一个重要的研究主题，它关乎语音产生的机制、语音障碍的治疗以及口语交流的流利性。通过深入研究

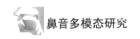

这一关系，我们可以更好地理解语音的本质，从而为语音学和语音治疗领域的发展做出贡献。

### 1.2.4　协同发音（coarticulation）与音姿协作（coordinate）

协同发音是指语音流中的音段或发音动作由于受到语音环境的影响而偏离预定发音目标的现象。Recasens、Pallarès 和 Fontdevila（1997）强调协同发音研究的目标是从时变的发音动作和语音信号中寻找协同发音产生的根源、性质和功能，解释从语音表征到实际发音的过程和机制，揭示语音时间组织和发音动作编码的原则和控制机制。主要内容包括音段发音动作的影响方向以及不同音段的发音动作相互影响的方式，包括逆向协同发音作用和顺向协同发音作用。

"协同发音"理论解释了连续语音流中音段之间的协同发音变化，这取决于各音段的音姿以及相互之间的重叠程度。研究还发现，不同语言之间的差异也源于同一个音素在不同语言中的音姿差异。Browman 和 Goldstein（1992）认为音姿之间的时域协作可能与语音环境无关，而与音姿的融合力有关。Fowler 和 Saltsman（1993）指出，音姿融合程度取决于各自音姿的融合力，强音姿能够抑制弱音姿的影响。若两者力量相当，则发音结果将介于两者之间。

Recasens、Pallarès 和 Fontdevila（1997）提出的协同发音约束度模型（DAC）认为，发音器官的协同约束和协同增强受发音器官是否收紧闭合以及发出目标音段所用的发音方法的影响。

传统发音音系学理论将一个音姿的形成至消亡的整个过程看成一个 360° 的轨迹，在这条轨迹上分别有始发（onset）、目标（target）、中心（center）、释放（release）和达成（release offset）五个标志点。

## 1.3　多模态研究方法

早在 20 世纪初，心理学家 William James（1890）在其著作 *The Principles*

*of Psychology* 中提出了"感觉融合"的概念，认为感知是多种感觉信息的综合。语言学家 Edward Sapir（1921）提出语言是一种"多模式符号系统"，认为语言不仅包含语音，还包括手势、表情等非语音信息。Enfield（2009）在 *The Anatomy of Meaning: Speech, Gesture and Composite Utterances* 一书中，从社会符号学的角度探讨了多模态交流的理论框架。他认为，交流是一种多模态的活动，它涉及语言、手势、表情、身势等多种模式。信息科学和传播学将这种作用于多感官或信息采集传感器、以多种模式呈现的感觉融合信息称为多模态。在语音学研究中，以各种传感器设备采集语音的声学、空气动力学、运动学、影像学、电生理学等多种数据信息进行研究，也被称为多模态方法。

### 1.3.1　声学分析

鼻音的声学分析涉及录制声音信号并使用软件（如 Praat）来分析其声学特性，如基频、形态、强度和时长。鼻音的声学分析通常采用以下几种方法。

（1）频谱分析：通过对鼻音的语音信号进行频谱分析，可以得到鼻音在频域上的能量分布特征。鼻音主要能量集中在低频区，一般在 1 kHz 以下，并在某些特定频率上有明显的共振峰。用语图分析软件绘制频谱曲线，对比分析不同鼻音的频谱特征。

（2）功率谱分析：功率谱表示语音信号不同频率成分的能量分布。对鼻音语音进行短时功率谱分析，可得到能量随时间变化的二维频谱图。功率谱主要观察鼻音在低频段的能量分布随时间的演变规律。

（3）共振峰分析：鼻音在频谱上表现为多个共振峰与反共振峰，通常分析 1—2 个。提取鼻音频谱的共振峰频率、带宽和幅度参数，对比不同鼻音发音部位和发音方法引起的共振峰差异。

（4）鼻腔传递函数测量：直接测量口鼻腔的声学传递特性。向鼻腔内发送扫频信号，用传声器接收鼻孔外的输出信号，计算输入输出信号的频率响应，得到鼻腔传递函数曲线。鼻音对应的传递函数在某些频率点有明显的峰值。

（5）LPC 倒谱分析：LPC（线性预测编码）倒谱分析从语音信号中提取鼻腔和口腔的传递函数。LPC 倒谱在频率轴上的峰值反映了语音通道的共振峰频率。鼻音部分对应的峰区域与元音部分有明显区别。

（6）零极点分析：建立鼻音的零 – 极点模型，得到系统传递函数的极点和零点分布图。极点反映共振峰，零点反映陷波。鼻音有较多的零点，在某些特征频率处存在零点 – 极点对消现象。

以上方法从语音信号的时频域特征、共振峰参数、传递特性等不同角度对鼻音进行声学分析，可用于研究不同语言中鼻音发音的特点，以及在语音合成、病理语音辨认等任务中的应用。选用的分析方法需要根据研究的具体目的和语音数据的特点而定。

## 1.3.2　空气动力学测量

通过测量与发音相关的气压和气流，研究者可以了解鼻音发音的生理机制。

空气动力学方法是声门状态观测的常见方法。发声时，声带闭合，肺部呼出气流造成声门上下出现气压差，当压差达到一定程度后，气流冲开声门引起伯努利效应，随后声门恢复闭合，气流又一次冲破声门，如此反复造成声带的周期振动，因此空气动力学参数对嗓音评估有重要意义。虽然在发声过程中，声门下气压对声质的影响较大，但是声门下压的直接检测方法是侵入性的，需要将探测针刺入喉部（Murry，Brown 1971），即便是间接的方法，也带有一定的侵入性，要将侦测管吊到声门上方（Löfqvist *et al.* 1982）。一般对于鼻音的气流气压方法都是测口鼻外气流和口内气压，这种方法没有侵入性，对发音人不会造成干扰。

鼻音主要的特征是鼻腔的气流和声音共鸣造成的特殊听感。鼻音的鼻音度（nasality）测量方法则最为常用，即基于口鼻外气流或声能量来测量。具体来说，鼻音的鼻音度有声学鼻音度（acoustic nasalance）和空气动力学鼻音度

（aerodynamic nasalance）两种常见的测量。鼻流率（即空气动力学鼻音度）是鼻气流量与口鼻总气流量的比值；鼻音率（即声学鼻音度）是鼻音能量与口鼻总能量的比值。不过，鼻气流和鼻音在言语中并不是单纯的正比关系。在正常人用鼻呼吸的状态下，鼻气流率为100%，但是完全没有鼻音能量产生；而无法正常鼻出气的鼻炎患者，他们在讲话时会感觉鼻音很重。而声音不仅可以通过鼻咽通道进入鼻腔，也可以通过骨传导、软腭传导等方式进入鼻腔，引起鼻腔共鸣造成鼻音听感，因此在言语中会出现鼻音率大鼻流率小和鼻流率大鼻音率小的情况。（张璇　2022）

此外，基于口鼻外气流的鼻流率、鼻流量、鼻流变动率等参数在鼻音的言语病理学研究中也很有意义。从病理的角度来说，鼻气流的大小不仅单纯由软腭的下降与否决定，声道中其他部位也会阻塞气流从鼻腔流出。腺体增大、软腭肥厚、咽壁肥厚等都会阻碍气流进入鼻腔中。（谢永铭　2023）

鼻音计与相关气压流量仪为研究者提供了便利的研究方法，它们用于测量声音、口鼻之间的气流气压并对软腭在发鼻音时的动作进行间接观察。它们的成本低，操作也较为简单，且对使用者没有任何健康风险或不适。大量基于这些仪器收集的数据为各种研究提供了有效的支持。因此，最近，大量研究者在探讨方言中的鼻音和鼻化特征时，频繁使用这两种设备，并取得了不少研究成果。例如，冯颖雅（2001）探讨了北京话和香港粤语单音节鼻韵母的鼻化，发现低元音最容易产生鼻音。曾婷（2006）通过气压流量仪和语音分析软件研究了湘乡方言中的声母 /n/ 和 /l/，她注意到两者都有强烈的鼻腔气流，但在声学表现上仍有差异，并推测湘乡方言呈现了 /l/ 向 /n/ 的合并趋势。胡方（2005）分析了晋方言、中山地区的粤语、闽南方言和新客家话的鼻音特点。王晓清（2015）研究了上海话和凤凰苗语中鼻音对前后音素的影响，并进行了比较。黄秋华（2017）探索了广州话中几种鼻音声母及其后的元音，发现鼻音度与元音的舌位以及转换时间有正相关关系。张月琴等（2016）考察了台湾地区华语发音人的口鼻气流，探索了带有方言特色的普通话鼻音和元音鼻化的特

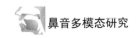

点。时秀娟（2017）在多次研究中考察了不同方言的鼻音特性，并提出了鼻化的定义和范围。刘新中（2019）针对粤语台山台城话中的特定语音现象进行了实证研究，并与潮州等地进行了对比。他与陈沛莹（2020）进一步研究了汕头话的元音鼻化，提出了音系结构的制约会因方言差异而变化的观点。吴艳芬和刘新中（2021）利用了不同的设备研究了江西余干方言的不同音位特性。

### 1.3.3 声门阻抗信号分析

鼻音的声门阻抗信号（EGG）分析很早就在语音学领域开始使用，近年成为国内语音学及语音处理领域的热门手段。声门阻抗信号代表了声门的开闭活动，与声音的产生有直接关系。鼻音，作为语言的一个重要组成部分，其声学特征受到声门开闭活动的影响，因此，对声门阻抗信号的分析能够更深入地了解鼻音的声学和生理特点。例如：运用 EGG 方法测量佤语松紧鼻音，发现紧鼻音的声门开商总体上小于松鼻音的开商（郗雯 2021），这意味着在声带一个振动周期中紧鼻音的声带接触时间更长，松鼻音的气声感更强；藏语中，相比浊鼻音，清鼻音只在鼻音声母到元音的过渡段有声带振动的信号（王双成，沈向荣，张梦翰 2018）。

声门阻抗信号还可以与声门光透图（PGG）或高速成像信号（HSDI）结合，高速摄像和高分辨率声门成像，研究者可以更直观地观察声门开闭过程，并与鼻音的声学特性进行相关性分析。

### 1.3.4 声道成像

Bernhardt 和 Gick（2003，2005）、Stone（1990）、Stone 和 Lundberg（1996）、Kelsey 和 Minifie（1969）、Iskarous（2005）、Whlen、Iskarous 和 Grathwohl（2010）等人利用超声图像、EPG、X 光、MRI 等技术对发音舌位进行大量的实验研究。这些技术可以为研究者提供发音器官（如舌、嘴唇和声带）的实时图像，有助于理解语音的产出过程。

Catford（1977）提到发音区域与舌区的对应大致为：舌尖 / 舌叶对应齿龈区，舌面前部对应硬腭前部，舌面中部对应硬腭中部，舌面后部对应硬腭后部，舌根对应咽部。Wood（1979，1997）将元音按收紧部位进行了分类，而不是按以前的舌位高低前后来对元音进行分类，这样分类可以更准确地对舌形进行描述。元音被分为硬腭音 /i, ɪ, e, ɛ/、软腭音 /u, ʊ/、小舌音 /o, ɔ/ 和咽音 /a, æ, ɑ/ 四种。Sproat 和 Fujimura（1993）提出基于音姿收紧的程度和收紧的方式差异，可以将音姿分为辅音性的音姿和元音性的音姿，元音音姿更多出现在音节中央（接近音节峰），而辅音音姿更多出现在音节边缘。Stone 和 Lundberg（1994，1996）研究了元音和辅音是否使用了不同的舌腭协同方式。他们用 EPG 和超声图像测量后发现元音和辅音都只有四种舌形：（1）舌前抬升，（2）舌体沟槽，（3）舌后抬升，（4）两点位移。其中第四种舌形只用于产生 /l/。但是利用这些有限的舌形却能创造出收紧、阻塞等各种各样的声道形状。

Iskarous（2005）的研究采用 Wood（1997）的分类系统，利用 X 光技术对 600 个有舌形过渡的音段进行了研究，发现在这个数据库中，大部分舌形转换都遵循旋转或者拱曲的规律（拱曲又分起拱和去拱两种形式），只有极少部分例外。

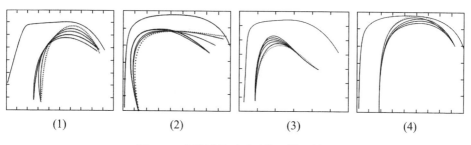

(1)         (2)         (3)         (4)

**图 1–4　音段过渡时舌形的旋转和拱曲**

图 1–4 是舌形的旋转，左下是舌形的起拱，右下是舌形的去拱。旋转主要发生在发音部位并未紧密连接的两个音段间的过渡段（如龈音过渡到咽音或者硬腭音过渡到小舌音），而起拱更多地发生在发音部位相同或两个发音部位

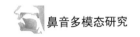

紧密联合的两个音段间的过渡（如软腭音过渡到硬腭音或者小舌音过渡到小舌音）。旋转任务会牵涉在声道中的两个区域，起拱任务只有声道中的一个区域参与。旋转可以被看作是来自不同音段的两个动态音姿的重叠（overlap）。证据在于在发音过程中，声道以旋转点为分界，分成了两个部分。

前贤的研究发现一些特定的音姿（或某些类型的音姿）倾向于出现在音节边缘，而其他的音姿倾向于出现在音节中间。例如 Krakow（1989）、Krakow 和 Huffman（1993）发现，美国英语中处在元音后的 /m/ 在发音时，双唇关闭出现的时间要比软腭下降晚，这就能解释处在同音节的鼻辅音前的元音发生的鼻化现象。同样地，很多研究者（Browman & Goldstein 1992，1995；Bernhardt, Gick & Bacsfalvi *et al.* 2003；Sproat & Fujimura 1993）在美国英语 /l/ 中也发现了同样的现象，/l/ 处在元音后位置时，舌尖音姿产生的时间要比舌背音姿产生的时间晚。Sproat 和 Fujimura 把这种舌尖收紧晚于舌背收紧的现象叫"延迟（lag）"。但是，在有些非英语语言中，这个现象并不普遍，如 Wang（1995）对粤语鼻音的研究。因此，音姿内部的时间延迟现象是否具有普遍性还需要对多种语言进行大量的研究才能得出可靠结论。早期研究的关注点主要在鼻音 /n/ 和 /l/，这两种音的共性是在舌尖处完全闭塞，而非舌尖处未完全闭塞。

元音 /i/ 的舌背音姿变化度很小（Hoole，Gfroerer & Tillmann 1990），因为发元音 /i/ 时舌体同时前伸、抬升，舌体高度紧张。相比于其他元音，在与辅音相接时，其第二共振峰的变化度也更小。在对美国英语（Zhou，Espy-Wilson & Boyce *et al.* 2008）、苏格兰英语（Lawson *et al.* 2013）、加拿大法语（Mielke 2015）等语言中 r 音的超声舌位研究时发现，发 r 音时会出现卷舌 /r/ 和拱起 /r/ 两种舌形。Lawson 等（2013）还细分为了舌尖抬升（TU）、舌前抬升（FU）、舌前拱起（FB）、舌中拱起（MB）四种舌形，他对苏格兰英语的研究还发现，舌形拱起的 /r/ 比舌前抬起的 /r/ 有更强的协同发音约束度，更容易促使前接的 /ɪ/、/ʌ/、/ɛ/ 等元音合并成央元音。

在对中国境内的语言研究方面，最早周殿福与吴宗济先生（1963）采用 X

光照相、腭位照相和唇形照相三种技术来了解普通话发音时的口腔和舌位状态，共拍摄普通话语音的辅音 22 个，单元音 10 个，复合元音 8 个和鼻音尾 2 个，包括唇形正侧面图、X 光侧面透视线条图和腭位图，绘制成了《普通话发音图谱》。1982 年社科院鲍怀翘和杨力立（1982）利用 X 光拍摄了普通话发音器官动态 X 光胶片，并制作了《普通话发音器官动作 X 光录像带》。2008 年 Wang 采用 MRI 技术系统测量了汉语普通话中发元辅音时声道的动态二维、静态三维、动态三维数据（Wang 1995）。此外，北京大学孔江平团队、天津大学党建武团队（汪高武、孔江平 2015）利用 MRI 对汉语普通话发音声道形态均进行了大量分析与生理建模工作，特别是对元音发音舌形有了更深入的研究。采用超声图像技术进行发音舌位研究方面，陈彧（2011）、King 和 Liu（2017）等人都开展过相关研究。其中陈彧（2011）主要观察了普通话元音的发音舌位。King 和 Liu（2017）研究了汉语普通话中儿化的发音舌位，发现 /r/ 舌位存在舌尖抬升（TU）、舌前抬升（FU）、舌前隆起（FB）这样三种舌形，儿化尾对前接元音有协同发音作用，舌冠抬升这一音姿显示了其发音约束度较强。

近年来，机器学习和深度学习技术也被引入到影像学数据分析中，以提高识别和分类的精度。Articulate Instrument 公司的 AAA 软件就采用了这一技术分析舌形边缘。

## 1.3.5 其他语言认知类实验设备

（1）脑电生理技术：包括脑电图（EEG）和事件相关电位（ERP）。这些技术测量大脑活动的电信号，为理解语音感知和处理的神经机制提供线索。

（2）功能性磁共振成像（functional magnetic resonance imaging，简称 fMRI）：这种技术可以测量大脑中的血流变化，为研究者提供关于大脑活动的空间和时间信息。

（3）磁场测量（magnetoence phalography，简称 MEG）：与 EEG 类似，但 MEG 测量大脑活动产生的磁场。MEG 可以为研究者提供关于语音处理的时间

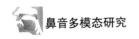

和空间信息。

（4）眼动追踪：研究者通过记录听话者或阅读者的眼动来理解他们是如何处理和理解语音信息的。

（5）皮肤电反应：这是测量皮肤导电性的方法，通常用于研究情感反应，但也可以用于语音研究，特别是在语音和情感之间的交互中。

结合这些方法可以提供对语音的全面理解，从神经机制到生理过程，再到行为反应。例如，一个研究者可能会使用 fMRI 来查找大脑中处理特定声音的区域，然后使用 EEG 来查找这一处理的时间过程，最后使用声学分析来描述这一声音的特性。

总的来说，语音的多模态研究方法提供了一个综合的工具集，使研究者能够从多个角度研究语音的复杂性。

# 第二章　鼻音多模态研究实验设计

从生理语音学的角度出发，言语产出是多个器官协同工作的结果，图 2-1 展示了言语产出全过程的模型，这一模型的最右侧，也就是言语产出的最终结果，是由声学信号记录的。声学信号分析是最基本的语言、言语实证研究方法，过去的研究通过这一方法取得了许多成果，但单一地使用该方法无法完备记录言语产出全过程中各个阶段的发音生理数据，多模态研究实验目的在于满足现代语言、言语实证研究的需要。从音系学、语言描写等角度看，传统描写耳听手记的方法往往会受到记录者经验和习惯的影响，而多模态实验方法记录下来的音值是纯粹客观的生理数据，可以对单一语言的音系做准确记录。从类型学角度出发，通过多模态的方法可以发现不同语言、言语产出过程中的异同，发现每个发音器官在一个最小表意单位中互相配合的具体情况，可解释语音发生变异、音系发生变化的根本原因。

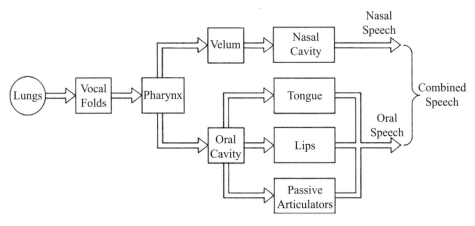

**图 2-1　言语产出的过程（Sharp *et al.* 1999）**

23

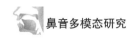

言语产出的全过程都可以采集信号。对肺部呼吸的研究方法可以使用呼吸绑带；对声带发声的实验研究方法有：喉头仪（EGG）、声门高速摄影、超声等；对舌腭位的实验研究方法有：动态电子腭位仪（EPG）、电磁发音仪（EMA）、超声、X光、MRI等；对口鼻空气动力的实验研究方法有：双模鼻音鼻流计、面罩式气流仪气压仪等；声学上除了单纯使用一个话筒以外，还能使用分隔板式的鼻音计分别测量口鼻声学信号。（Baken & Orlikoff 2000；刘婕 2019）。大部分的研究方法都可以同时应用在多模态实验中。

多模态实验也可以根据研究目的与需求的不同，仅选择相应的信号通道。例如在阻塞性睡眠呼吸暂停患者语音相关研究中同步采集口鼻气流、声音、电声门信号以得到OSA患者语音的嗓音特征、声学特征和空气动力学特征。（姚雪珺 2023）

本章将根据已采集到的多模态数据，以鼻音为研究对象，提供一种基于多模态数据库的语音全方位研究新思路，重点在于阐述多模态数据库的建设方法和实验技术应用要点，也同时提出一个鼻音研究类型学框架。

## 2.1 鼻音多模态数据库建设

### 2.1.1 数据库概况

上海师范大学语音实验室开展了多模态数据库建设的探索和研究。总体概况如表2-1所示。

表2-1中列举了部分数据库相关情况。目前为止采集的数据有佤语、藏语、苗语、汉语普通话、上海话等语言数据，其中包括了佤语的松紧音、佤语送气鼻音、藏语康方言各种鼻音、藏语清鼻音等不同类型的语音数据。

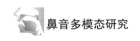

表2-1　多模态语料采集情况

| 实验主题 | 方言类型 | 实验设计 | 信号数量 | 采集的信号 | 仪器设备 | 发音词表 | 发音人 | 年龄区间 |
|---|---|---|---|---|---|---|---|---|
| 实验一：藏语清鼻音和擦音 | 藏语康方言 | 清鼻音和普通鼻音对立组 | 2 | 语声/嗓音 | 声卡话筒/GLOTTAL-EGG | 10个词每个读5遍 | 两男三女 | 20—24 |
| | 藏语康方言 | | 5 | 语音/嗓音/口流/鼻流/口压 | 声卡话筒/GLOTTAL-EGG/多导生理仪 | 10个词每个读3遍 | 两男三女 | 20—24 |
| 实验二：藏语鼻音和擦音 | 安多与康方言混合区 | 各种鼻音和擦音对立组和补无组 | 5 | 语音/嗓音/口流/鼻流/口压 | 声卡话筒/GLOTTAL-EGG/多导生理仪 | 80个词每2个一组每个读3遍 | 一女 | 20 |
| 实验三：藏语三千词 | 安多与康方言混合区 | 藏语三千多词全表调查录音 | 2 | 语音/嗓音 | 话筒/GLOTTAL-EGG | 3289个词每个读3遍 | 一女 | 20 |
| 实验四：藏语前置擦音尖扎话擦音 | 安多方言尖扎话 | 尖扎话中带擦化的h音和擦音 | 5 | 语音/嗓音/口流/鼻流/口压 | 多导生理仪 | 81个词每个读3遍 | 一女 | 27 |
| 实验五：藏语林芝话 | 藏语林芝话 | 藏语600基本词录音 | 1 | 语音 | 声卡话筒 | 620个词每个读3遍 | 一男 | 23 |
| | | | 5 | 语音/嗓音/口流/鼻流/口压 | 声卡话筒/多导生理仪 | 40个词每5个一组读1遍 | 一男 | 23 |
| 实验六：彝语清鼻音 | 彝语北部方言诺苏话 | 彝语方言里不同清鼻音对立组 | 2 | 语声/嗓音 | 声卡话筒/GLOTTAL-EGG | 85个词每个读3遍 | 一男 | 55 |
| | | | 5 | 语音/嗓音/口流/鼻流/口压 | 声卡话筒/多导生理仪 | 6组词每组每个读3遍 | 一男 | 55 |

（续表）

| 实验主题 | 方言类型 | 实验设计 | 信号数量 | 采集的信号 | 仪器设备 | 发音词表 | 发音人 | 年龄区间 |
|---|---|---|---|---|---|---|---|---|
| 实验七：佤语松紧元音 | 佤语布饶克方言新芒良话 | 布饶克方言松元音和紧元音的对立组 | 2 | 语声/嗓音 | 声卡话筒 | 28词每个读3遍 | 一男 | 27 |
| 实验八：佤语鼻音 | 佤语阿佤方言班帅话 | 佤语阿佤方言的各种鼻音及非鼻音的最小对立组参照 | 6 | 语音/口流/鼻流/口压/舌位/腭位 | 多导生理仪/超声仪/动态电子腭位仪 | 29词每个每一组2个读3遍 | 一男 | 27 |
| 实验九：佤语送气辅音 | 佤语阿佤方言班帅话 | 佤语送气和不送气辅音的最小对立组参照 | 9 | 语音/口流/鼻音/口压/舌位/腹胸呼吸/腭位 | 声卡话筒/多导生理仪/超声仪 | 29词每个每一组2个读3遍 | 一男 | 27 |
| 实验十：苗语鼻音 | 苗语 | 苗语清化鼻音和送气鼻音等录音 | 10 | 语音/口流/鼻位/口压/舌位/腹呼吸/胸呼吸/腭位 | 声卡话筒/多导生理仪/超声仪/动态电子腭位仪 | 66词2个一对照组读4遍 | 一女 | 27 |
| 实验十一：普通话近音和擦音 | 汉语普通话 | 汉语普通话近音和擦音配合不同声调的词录音 | 5 | 语音/嗓音/口流/口压 | 声卡话筒Pequirer气流气压仪 | 20组词每个轮替读3遍 | 一女 | 27 |
| | | | 5 | 语音/嗓音/口流/口压 | 声卡话筒Pequirer气流气压仪 | 21组词每个轮替读3遍 | 一男 | 29 |
| | | | 5 | 语音/嗓音/口流/口压 | 声卡话筒/多导生理仪 | 15组词每个读3遍 | 三男三女 | 23—29 |

## 2.1.2　数据采集模式

语音是多个发音器官协同运动的综合结果，在单一模态下难以准确展示语言感知中音段以及音段组合时的协同情况和时间分配关系。根据不同的研究目标，可以采集不同的信号，从而分为不同的层级。

首先，音位层级以语言学为基础，旨在精确描述语音音值。这包括了对辅音的发音部位、发音方式以及辅音群的音位特征等方面的描写。通过利用声波、声门波、口腔气流和舌腭接触等生理信号的同步观测，能够准确分析音段的音值。此外，还可以分析发音器官的协同作用以及发音过程中时间的分配关系。这一层级能够准确地描述音系，并解释其中音变的内在生理机制。

其次，音节层级从语音演化的角度出发，更关注语音的协同、补偿和变异等关系。通常会结合语音的发音运动过程进行详细描述，除了基本信号外，还可以同时记录发音过程中的超声舌位、唇形甚至肌肉电信号。这些信号能够实时观察每个发音器官在一个最小的语音意义单位中的相互配合情况，形成多样的音位运动时间结构关系，从而清晰地描绘语音变异的各种细节。

总结以上内容，不同层级的语音研究在于所关注的方面和所采集的信号类型。音位层级更注重于语言学上的音值描述，而音节层级则更侧重于语音运动的协同和变异关系。这些不同层级的研究方法相互补充，有助于更全面地理解语音的复杂特征。

表 2-2　多模态数据库信号采集配置组合

| 模态 | 组合方式 | 采集的信号 | 采集信号数量 |
| --- | --- | --- | --- |
| A1 | 语音与嗓音研究 | 声波 +EGG 信号 | 2 信号 |
| A2 | 语音与动态腭位研究 | A1+ 电子腭位 | 3 信号 |
| A3 | 语音空气动力学研究 | A1+ 口流 + 鼻流 + 口压 | 5 信号 |
| A4 | 语音舌位影像与空气动力学研究 | A3+ 超声波 | 6 信号 |
| A5 | 语音舌位影像与空气动力学与腭位研究 | A4+ 腭位 | 7 信号 |

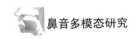
针对不同的语言研究目标，我们可以配置五种不同的实验数据采集组合，分别称为 A1 模式、A2 模式、A3 模式、A4 模式和 A5 模式。

A1 模式是语音信号和嗓音信号的同步采集。在语音数据库中，通常保存有语音数据或视频数据。声音信号除了常规的语图分析，也可以提取一些参数以研究嗓音特性，例如 H1-H2、H1-A3、HNR 等。EGG 信号可以提取闭商（CQ）、速度商（SQ）、基频（FO）等参数，有助于更准确地判断嗓音特性。

A2 模式是语音信号、嗓音信号和腭位信号的同步采集。早期腭位研究使用静态腭位照相技术，但无法捕捉动态发音过程。近年来，动态电子腭位技术（EPG）的应用日益广泛，它能同时观测口腔上颚和舌体接触情况，以及记录嗓音。这种组合可以研究舌腭接触的辅音发音机制，以及口腔与喉部在辅音发音时的协同情况。

A3 模式是从语音的空气动力学角度研究发音机制的动力系统。现代研究使用气流气压仪、生理信号记录仪、鼻音计、鼻流计等工具，采集呼吸压力和气流信息。其与嗓音信号结合，可以研究鼻辅音发音机制等内容。

A4 模式结合了语音舌位影像与口鼻气流气压情况的同步采集。A5 模式更进一步，将语音舌位影像、空气动力学、腭位研究等多达 7 种信号结合起来。这种多模态的数据采集方法可以全面研究发音器官的协同情况，包括软腭、口、鼻协同，以及发音过程中的时间分配关系。对鼻辅音等特定情况的研究有助于深入理解发音的生理机制和内在规律。

通过以上五种不同的组合，可以根据语言研究的不同目的，从多个角度采集信号并综合分析，从而更全面地揭示语音发音机制的各个方面。

### 2.1.3 发音人情况

考虑到实验的复杂性和发音内容的多样性，我们通常需要选择具备高度合作精神和适应能力的发音人。以下是对方言音系实验研究的发音人的具体要求：

（1）发音人的母语为当地语言，能熟练地使用母语进行沟通。发音人需要是在当地语音环境中长时间生活的居民，以确保其保持对母语的熟悉度。

（2）发音人需要身体健康，没有影响发音的口鼻腔生理疾病、嗓音生理疾病和口鼻腔缺陷等。这确保了他们能够在实验过程中正常发音，不受健康问题的干扰。

（3）对于新派发音人，年龄需在 20 至 35 岁之间，而中派发音人年龄需在 35 至 60 岁之间。发音人需要在专业的语音实验室环境中工作，需要佩戴多种设备，其中一些设备可能具有一定的侵入性。通常情况下，年轻和中年发音人更容易适应实验环境。

（4）发音人需要接受过一定程度的教育，尽可能拥有高中及以上学历。这可以确保发音人有良好的领悟力和理解能力，能够理解发音词表的内容。优秀的发音人有时还能提出有建设性的词表设计意见，表现出对实验设备的积极参与，没有排斥反应。

当然，不同的实验研究对发音人的要求也都不同，例如言语病理学相关的研究就不可能要求发音人没有言语相关的疾病；如果研究不同年龄层的方言音系差异，高龄发音人的数据也是非常珍贵的。我们之所以寻找符合实验要求的发音人，是为了确保实验的顺利进行，并获得准确和有意义的数据。发音人的参与是实验的关键因素，他们的合作和积极性对于实验的成功具有重要影响。

以实验八为例，综合上述几点条件，阿佤方言的语料发音人选择了一名 26 岁在校女性，母语为佤语阿佤方言班帅土语。发音人身体素质好，无发音生理缺陷，无吸烟酗酒嗜好，录音时确认发音人无休息不良，咽喉鼻腔无感冒不适等情况。

表 2-3　阿佤方言语料发音人情况

| 发音人 | 性别 | 年龄 | 职业 | 教育程度 | 母语 | 所在地 | 参与实验 |
|---|---|---|---|---|---|---|---|
| ZAS | 女 | 26 | 学生 | 硕士 | 佤语阿佤方言 | 云南省普洱市西盟县 | 实验八 |

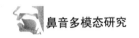

## 2.1.4　调查表情况

以凤凰苗语鼻冠音为例，可以看到实验词表是根据实验目的专门设计的。实验所使用的发音语料包括了一个包含 45 个词汇的词表。这 45 个词汇按照发音部位的不同可以进一步细分为 8 组，每组包含了特定部位的发音，包括鼻音、阻塞音、鼻冠音、NC 序列以及对应的送气音，总计每组含有 7 个词汇。然而，在其中的硬腭、软腭和小舌三个发音部位，由于难以找到合适的送气音，只包含了 4 个词汇。理论上，每个目标音段应该处于相同的环境中，以确保最小对立分析的有效性，例如音段 /m/、/p/、/mp/、/np/ 的前后元音都为 /ɒ/ 或 /a/。然而，在实际操作中，由于某些音段难以满足这样的条件，我们不得不退而求其次，以保证目标音段至少出现在 V_V（元音间）环境中，以进行近似的最小对立分析。具体的情况可以参考表 2–4。

这样的实验设计能够帮助我们深入了解不同发音部位在不同环境中的发音特点，以及在近似最小对立的条件下，对发音机制产生的影响。这对于研究语音学中的发音变体和音位之间的关系以及声学特征具有重要意义。表 2–4 中详细列出了各个组别的词汇及其对应的发音环境，有助于我们理解实验设计的具体情况。

表 2–4　凤凰苗语鼻冠音时长实验词表

| | 双唇 | | 齿龈（塞） | | 齿龈（塞擦） | | 卷舌 | |
|---|---|---|---|---|---|---|---|---|
| N | mɒ$^{35}$mɒ$^{35}$ | 表叔 | qɒ$^{214}$nɒ$^{33}$ | 痕迹 | qɒ$^{42}$nɒ$^{44}$ | 痰 | qɒ$^{214}$ɳo$^{22}$ | 鼓 |
| C | qɒ$^{214}$pa$^{33}$ | 腮 | qɒ$^{42}$ta$^{314}$ | 箱子 | qɒ$^{214}$tso$^{22}$ | 拳头 | qɒ$^{214}$tʂɒ$^{22}$ | 汉族 |
| CH | qɒ$^{214}$phe$^{53}$ | 事情 | qɒ$^{42}$thi$^{214}$ | 胃 | qɒ$^{214}$tsʰa$^{35}$ | 沙子 | qɒ$^{214}$tʂhe$^{44}$ | 车 |
| NC | tɒ$^{214}$mpa$^{35}$ | 猪 | qɒ$^{214}$ntɒ$^{35}$ | 树 | qɒ$^{214}$ntsen$^{35}$ | 坟墓 | tɤ$^{33}$ɳtʂa$^{42}$ | 破裂 |
| CH | tɒ$^{214}$mpha$^{42}$ | 蚂蚁 | teɯ$^{42}$ntha$^{35}$ | 相克 | qɒ$^{214}$ntshɯ$^{42}$ | 草 | mje$^{53}$ɳtʂha$^{35}$ | 英雄 |
| | 齿龈后 | | 硬腭 | | 软腭 | | 小舌 | |
| N | po$^{35}$ɳa$^{53}$ | 炖肉 | tɒ$^{42}$ɲe$^{53}$ | 水牛 | hɒ$^{35}$ŋɒ$^{42}$ | 低，矮 | — | |

（续表）

| | 齿龈后 | | 硬腭 | | 软腭 | | 小舌 | |
|---|---|---|---|---|---|---|---|---|
| C | pʋ$^{42}$teʋ$^{22}$ | 下巴 | te$^{214}$ce$^{22}$ | 小指 | qʋ$^{42}$kʋ$^{214}$ | 架子 | tʋ$^{42}$qa$^{214}$ | 鸡 |
| CH | qʋ$^{214}$tɕhʋ$^{44}$ | 尺子 | qʋ$^{214}$chan$^{33}$ | 圆圈 | qʋ$^{214}$khʋ$^{44}$ | 气味 | ʂʋ$^{33}$qha$^{42}$ | 晒干 |
| NC | qʋ$^{42}$ɳtɕi$^{214}$ | 剪刀 | qʋ$^{214}$ɳci$^{42}$ | 污垢 | pʋ$^{42}$ŋkʋ$^{44}$ | 夹子 | tʋ$^{42}$ŋqo$^{214}$ | 鸽子 |
| NCH | tʋ$^{42}$ɳtɕhʋ$^{214}$ | 水獭 | lʋ$^{53}$ɳche$^{42}$ | 一脚跳 | tɕɯ$^{42}$ŋkhʋ$^{42}$ | 作揖 | tɕɯ$^{42}$ŋqhe$^{42}$ | 高兴 |

注：鼻冠音后不送气塞音会带声化，而音系中并无单独带声塞音类，我们把这种现象看成自然的协同音变，按音系统性记为不带声塞音符号。在附录二表1中则记录了语音变体音值。

## 2.2　鼻音多模态实验配置

### 2.2.1　数据采集设备介绍

录音设备：一般使用高品质的话筒连接声卡。录音设备的基本原理是通过话筒将声音转为模拟电信号，再通过声卡的模数转换器（ADC）转换为数字信号，并存储在计算机中。有些多模态设备本身就会包含有一个声音信号的通道，例如下文介绍的 EGG 设备通常就带有一个话筒插口供实验使用。

声门观测系统：电子声门仪（electroglottograph，简称 EGG）也叫喉头仪，通常认为它可以测量声带在振动中随时间变化的接触程度，这是一种非侵入性的嗓音研究方法，对发声过程影响不大，对发音人身体无害。市面上有各种电子声门仪，例如 Laryngograph EGG-D200、EGG-D800、A100；Glottal Enterprises EG2-PCX；VoceVista Model 7050A；KayPentax Model 6103 等。以 Glottal Enterprise EG2-PCX 型号为例，图 2–2 是 EG2-PCX 主机的正反面及前面板指示灯，前面板上可操作使用哪块电池供电和信号的增益大小并有 3.5 mm 话筒接口和 EGG 电极接口；后面板可以选择连接需要的输出信号通道与种类（模拟或数字）并有一个 XLR 话筒接口。该设备的电极贴片分上下两个通道，可以测量上下通道的信号电势差以检测电极片与声带是否处于一个平面，并由前面板右上角上面的 LED 阵列灯提示，这一喉部位移信号也可被该设备录制，若要录制，则需要在后面板插上相应的输出口。下面的 LED 阵列灯提示 EGG 信号大小和电量剩余量。

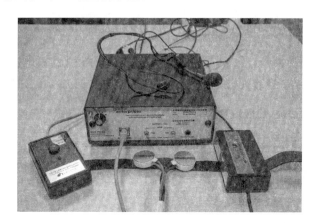

图 2-2　电子声门仪 EG2-PCX

让发音人佩戴麦克风和电极片，一对电极片分别固定在声带处的喉部皮肤两边，一个电极片发送电流，另一个接收，声带开合使电阻抗变化。在发声期间，声带打开，喉部的电阻抗增大，电流值减小；反之，声带闭合，声带接触面积增大，电阻抗减小，电流值增大。设备便通过这一原理，记录下发声期间声带开闭变化的信号。

超声成像仪：这种设备可用于获取语音发音时的舌位影像，帮助分析舌部运动。实验室部分数据使用的超声设备为 Ultrasonix Tablet Research 彩色超声，见图 2-3，它配备有 19 英寸（48、26 厘米）高分辨率触摸屏 LCD，可用作成像屏幕和基于触摸的用户界面，能提供快速有效的成像性能。配备的超声波发射探头型号为 EC9-5/10 Endovaginal Microconvex，它能发射的超声波频率范围为 9 MHz—5 MHz，焦距为 3 厘米—12 厘米，图像域为 148°。实验时，为使图像质量清晰，避免空气的干扰，需要在超声探头上涂上超声耦合剂，再对观测部位进行超声扫描。

部分实验在上海师范大学语言智能重点实验室的屏蔽静音室进行。如图 2-4 所示，所使用的硬件包括配备 Telemed MC4-2R20S-3 微凸探头的 Telemed

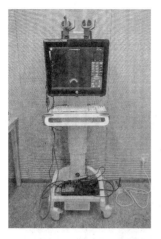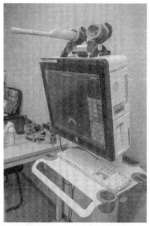

**图 2-3　超声设备 Ultrasonix Tablet Research**

MicroUs 便携式超声、固定头盔、AKG C544 头戴式话筒、Scarlett solo 声卡及 Thinkpad 笔记本电脑等，以采集发音时的中矢面舌形。超声图像和音频通过 Articulate Assistant Advanced（简称 AAA）软件同步采集。超声位深 80 mm，采样率 95 Hz，音频设置 22050 Hz 采样率和 16 位分辨率。

为减少数据受头动干扰，发音人被要求佩戴专用固定头盔，以稳定超声探头。在正式录音前，发音人熟悉实验材料和流程约 5 分钟。正式录音时，要求发音人以正常语速读 3 遍。读完所有内容后，保持位置不变，含满一口水，用于采集上腭线。

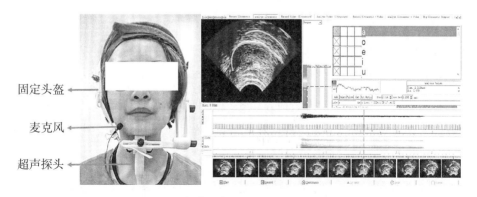

**图 2-4　超声设备 micro speech research**

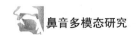

多导生理记录仪：多导生理记录仪可以同时对多种生理参数进行测量和分析，选购放大器及相应换能器可以完成以下生理信号测量：心电、脑电、肌电、眼电、胃肠电、有创血压、无创血压、dP/dt、体温、肌张力、呼吸波、呼吸流速、组织血流、血管血流、神经电位、细胞电位、氧气含量、二氧化碳含量、血氧饱和度、无创心排血量、光电脉搏容积、皮肤电阻、电刺激。上海师范大学语音实验室选购了采用 MP160 型 16 通道生理信号记录分析系统。

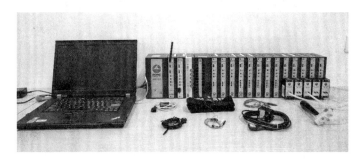

**图 2–5　多导生理仪 MP160**

图 2–5 所示是美国 BIOPAC 公司 MP160 系统，可以用普通个人电脑工作，系统维护简便，生理信号存入计算机，无需连续纸记录仪。可以使用 ACK 软件分析实验室内 MP160 系统记录的生理信号。

可选有线或无线遥测装置，该装置可以在 50—80 米范围内进行生理信号测量。在线或离线数字滤波功能可对原始信号进行抗干扰处理。可在放大器上选择增益。采样率可以自由设定，最大达到 40 万点 / 秒。三种显示方式：走屏（chart）、重叠（scope）、XY 坐标（X/Y）。触发控制或记录可以选择内触发或外触发。刺激器输出可以由软件设计输出波形大小、形状、间隔。

可以在计算机屏幕上测量计算，系统提供多个计算功能，可进行信号平滑、叠加、微分、积分、傅里叶变换、频谱分析、模板查找、信号平均、峰值探测（用于提取淹没在噪声中的微弱信号）等。公式设计功能使操作者能够自己设计计算公式，对各个通道的信号进行各种数学运算，例如：加、减、乘、除、绝对值、开方、指数、对数、三角函数、反函数等。软件设计灵活，使用者可以根据试验要求设计计算公式并存储下来，同类实验可直接调用。

鼻流计和鼻音计：鼻流计是测量发音人说话时鼻部和口部气流量大小的设备，用于发音的空气动力学研究；鼻音计是测量发音人说话时鼻音能量和口音能量大小的设备，用于发音的声学研究。上海师范大学语音实验室引进使用由英国 ROSE 公司研发制作的双模鼻流计 SNORS 和鼻音计 nasometry。

图 2–6 中是双模鼻音鼻流计 SNORS（super nasal-oral ratiometry system），配置双腔面罩（SNORS mask），分成人和儿童（4 岁以上）两种，用于采集声音和口鼻气流。发音人可手持面罩将其固定在口鼻上，面罩上的硅胶边沿贴合面部轮廓以保证密封性。在面罩的鼻腔和口腔中包含着快速响应气流传感器和麦克风，可实现空气动力学和有限的声学分析。面罩通过数据线连接一个控制器（SNORS unit），通过控制器可以控制音量以实现优化的音频录制级别，控制器通过 USB 可连接电脑，并通过与其配套的语音分析软件 icSpeech 录音。

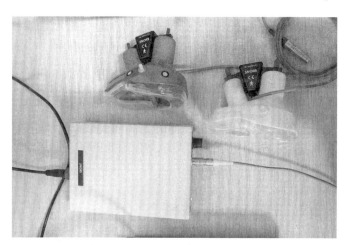

**图 2–6　双模鼻音鼻流计 SNORS**

图 2–7 中的鼻音计 nasometry 是一种手持测量装置，用于检测鼻音和口音能量。它使用了一个轻质的声学分离隔板，在隔板前后位置分别配备了鼻腔和口腔高指向性消噪麦克风。声学分离隔板采用了大小不同的面部轮廓，只需旋转鼻部和口腔麦克风，可使其指向最适合脸部轮廓的一侧。nasometry 通过

USB 可直接连接电脑，同样用语音分析软件 icSpeech 录音。

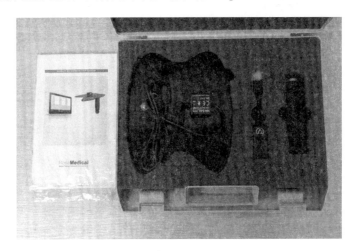

图 2-7　鼻音计 Nasometry

　　需要说明的是，SNORS 的内置麦克风可同步表现声学鼻音率，但并非专为鼻音率设计，宜使用专业的鼻音计 nasometry 做声学鼻音率对比分析，我们在实验中同时使用了专门的鼻音计与鼻音鼻流计数据做对比。据研发者介绍，SNORS 采集到的声音有以下特点：（1）SNORS 面罩的主体材质是硬质塑料，受面罩的材料限制，声音透过性较差，实验中获得的语音并不十分清晰自然。（2）口鼻麦克风是没有噪音消除的功能的。（3）口鼻麦克风的声学采样率为 8000 Hz，这一采样率为固定值，不可调节，该值对一般鼻音研究足够了，但不利于做高频声学分析。

　　动态电子腭位仪：动态电子腭位仪（electropalatography，简称 EPG）是用来观察舌腭接触情况的实验仪器，能够实时记录言语活动中舌面和硬腭的接触过程，在言语产生和言语病理等领域应用较多。实验室使用 Rose Medical 公司的 Linguagraph 动态电子腭位仪，搭配 icSpeech 软件，用于记录口腔腭位的动态变化，帮助分析发音过程中的口腔姿态。该系统硬件主要包括主控器、电极板、手环、62 电极假腭（如图 2-8）和假腭连接。实验时，发音人需掌握手柄或戴上手环，将假腭嵌套入上颚，卡紧牙齿。当舌头接触假腭时，相应部位的电极随即被激活电极位置如图 2–9 所示，电极、手环和主控器形成一个完整电路，腭位信号通过主控器和数据线传输入电脑连接示意图见图 2–10。

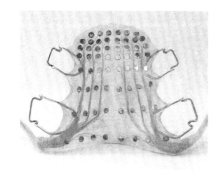

图 2–8　62 电极假腭

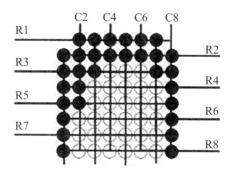

图 2–9　电极位置标识

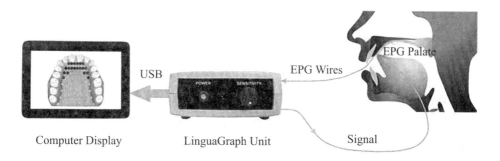

图 2–10　EPG 线路连接示意图

电磁发音仪：电磁发音仪用于采集舌头的调音运动，同时也可以检测下唇、下颌以及头部的运动（见图 2–11）。

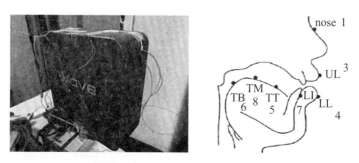

图 2–11　电磁发音仪 NDI Wave 的磁场发射器和感应传感器布置

市面上该设备主要有两种，一种是 CarstenAG501 发音仪，很早便得到开发利用；另一个是本实验室使用的 NDI Wave。该仪器有 8 通道和 16 通道两种配置，可以进行实时数据采集，仪器简洁小巧、使用方便，传感器一次性、干净卫生。

NDI Wave 电磁发音仪由四部分组成，有系统控制器、磁场发射器、传感器接口模块和定位传感器。Wave 系统控制单元为跟踪传感器提供必要的磁场环境，传感器利用磁场采集位置数据并传送数据到主机；与此同时，声卡采集双通道音频信号传送到主机，左通道为话筒信号，右通道为 Wave 的位置采样同步信号用来实现位置数据与音频同步。传感器有两种，包括普通传感器和参考传感器。普通传感器可自由使用，通常粘贴在舌或唇上，如图 2–11 所示，可以用来探测五个自由度的变化，包括三个方位和两个角度的移动。参考传感器通常粘贴在鼻梁用来补偿发音时的头部运动，可用于探测六个自由度的变化，包括三个方位和三个角度的运动。

安装在电脑上的配套采集数据的 WavevFront 软件，可以设置采样率、选择磁场范围、同步位置数据和音频数据，其界面可实时观测传感器运动、存储普通传感器和参考传感器的三维位置数据。

采集舌头运动数据时，通常在舌头上粘贴三个传感器，分别距离舌尖 1 厘米、3 厘米和 5 厘米，三个传感器之间相距 2 厘米。因为所有的传感器都含有三维坐标和两个角度值，所以在实验操作中采集的三维数据，除了可以监测舌面上移动点的位置，也可以监测移动点与舌面相切的角度。

其他设备：除上述设备外，我们还需要高质量的录音室、计算机、各种连接线材等来确保信号的采集和传输。

## 2.2.2 多模态数据同步采集过程

以在发音机制多模态研究中 7 种信号同步采集过程为例。图 2–12 为实验设置的简易模型，如图所示，在采集中，主要通过多导生理记录仪和超声仪建立连接。多导生理记录仪可以根据不同的信号分为数字信号和模拟信号两类子系统，并在数字信号子系统中进一步分为语音和噪音信号的输入，以及 EPG 系统中动态电子腭位的获取。超声仪则用于采集发音时舌体的运动影像。

多导生理记录仪的放大器模块通过三个独立的气流气压传感器分别采集口流、口压和鼻流信号，模拟输入模块面板上连接着 RME 声卡，通过多线路同时输入，可以采集声波信号、声门信号和电子腭位同步信号。同时，采集超声图像。通过将前述四种模式的信号通路串联在一起，确保信号的同步采集。

在存储数据结果时，语音和噪音信号分别保存为 wav 格式的文件。EPG 子系统自动保存两个文件，一个是以 icx 为后缀的文件，另一个是以 wma 为后缀的语音文件。超声图像仪子系统保存为 avi 视频格式文件。多导生理记录仪子系统保存为以 acq 为后缀的文件，同时也保存一个以 wma 为后缀的语音文件。

综上所述，多模态信号的同步采集涉及多种不同类型的信号，每个子系统都有其特定的信号采集方式和文件格式。这样的综合数据采集和存储方案将有助于深入理解发音机制的多方面细节，并为进一步的分析和研究提供有力支持。

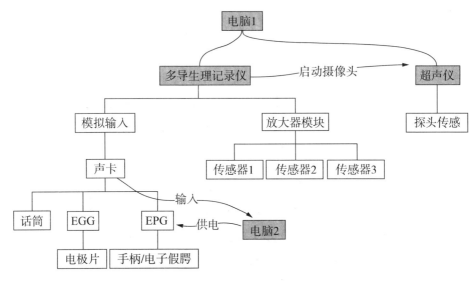

**图 2–12 多模态实验设置简易模型**

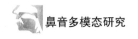

## 2.3 鼻音多模态数据参数

### 2.3.1 语音数据标注

为了处理数据，我们使用了跨平台的多功能语音学专业软件 Praat 进行语音标注和脚本提取，以及 Microsoft Excel 进行数据汇总和绘图。在数据处理过程中，按照以下步骤进行操作：

首先，我们使用 Praat 进行语音标注。采用统一的标准，基于语谱图上的声波信号，我们选择元音段的起始点和结束点。具体而言，以第一个明显周期波作为元音的起始点，以最后一个明显周期波作为元音的结束点，从而对每个词进行音段切分并进行标注。

我们编写 Praat 脚本，用于从标注文件中提取元音的第一共振峰（F1）、第二共振峰（F2）、基频（F0）值以及时长。在测量中，由于每个音节的长度不同，我们将标注段等分为 10 个部分，然后读取这些等分点上的基频值，以便忽略不同音节间的时长差异。

提取得到的参数被汇总、分类，并使用 Microsoft Excel 进行数据处理。我们在 Excel 中进行整理，根据需要对数据进行分类、排序等操作，以便进一步地分析。

最后，我们使用 Excel 软件来绘制图表，以可视化地展示提取到的参数和数据。通过图表，我们可以更清楚地观察和理解数据之间的关系，从而得出结论和展示研究结果。

通过使用 Praat 进行语音标注。如图 2–13 所示。

利用 Praat 脚本、Python、R、Matlab 等语言以及各类商业软件自动提取参数，再结合 Microsoft Excel、SPSS、R、Python 等统计相关软件语言进行数据处理和绘图，我们能够高效地处理多模态信号的数据，从而深入分析发音机

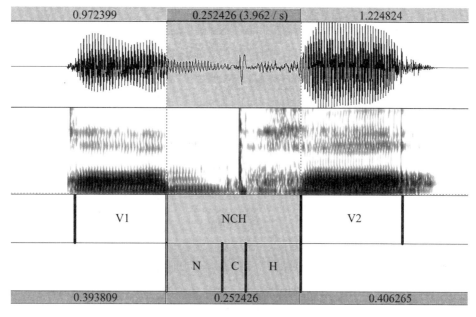

图 2–13 Praat 语音标注示例

制的各个方面。

## 2.3.2 EGG 参数

EGG 信号可以提取的基础参数有：闭商（CQ）、开商（OQ）、速度商（SQ）等。在 EGG 信号的一个周期中，谷值代表了声带打开最大，声带接触面积最小时；峰值代表了声带闭合接触最紧，声带接触面积最大时。通常使用 EGG 信号的一阶导数 DEGG 方法或 20%—50% 的尺度法寻找声带的开启点和关闭点。如图 2–14 声带的开启点 c 到关闭点 d 这一段时间叫开相（open phase），从闭合点 a 到开启点 c 为闭相（closed phase），两者之和为一个周期。渐开相（opening phase），是从声带接触面积最大值开始到声带接触面积逐渐减小至声门开启点之间的区间；渐闭相（closing phase），是从声门关闭点开始声带接触面积逐渐增大到接触最大值之间的区间，开相与周期的比值为开商，闭相与周期的比值为闭商，渐开相与渐闭相的比值为速度商。

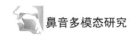
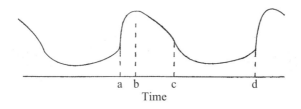

图 2-14　EGG 信号示例

### 2.3.3　EPG 参数

（1）假腭功能分区

假腭功能分区是定义腭位参数的基础，对电子假腭设置参数要先对假腭进行功能区划分。腭位分区是根据舌头本身的生理结构和言语产生的规律把硬腭分成若干个和语音实践相关的区域。一般地，舌尖与齿龈或齿龈后接触，不与硬腭或者软腭接触；舌体与硬腭或者软腭区域接触，而不与齿龈接触；图 2-15 是根据 Hardcastle、Jones 和 Knight（1989）的分法，根据发音部位的疏密划分电子假腭的功能分区，左图把电子假腭分为齿龈区（包括假腭前三排 22 个电极）、硬腭区（包括第 4 到 6 排 24 个电极）和软腭区（包括第 7、8 排 16 个电极），右图把电子假腭分为前腭区（包括前 4 排 30 个电极）和后腭区（包括后 4 排 32 个电极）。

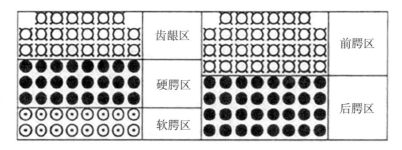

图 2-15　假腭功能分区图

（2）假腭功能区域接触面积指数

假腭功能区域接触面积指数是根据实验的研究目的对假腭进行功能区域划

分，然后计算各个功能区的接触面积。计算方法是发音时某个功能区的电极接触个数与该区域总的电极个数的比值。

假腭功能区域接触面积指数主要包括：舌腭接触最大帧的接触总面积比（total contact，简称 TC）、齿龈区域的接触面积（alveolar contact，简称 AC）、硬腭区域的接触面积（palatal contact，简称 PC）、软腭区域接触面积（velar contact，简称 VC）、前腭部位的接触面积（anterior contact，简称 Ant）、后腭部位的接触面积（posterior contact，简称 Pos）。

（3）接触电极分布指数

接触电极分布指数有三个：靠前性指数（contact anteriority，简称 CA）、靠后性指数（contact posteriority，简称 CP）、趋中性指数（contact centrality，简称 CC）。靠前性指数：主要反映的是舌腭接触时的趋前程度，同时反映舌腭接触时收紧点的位置，CA 值越大，表明舌腭收紧点的位置越靠前，也就是发音舌位点越靠前。靠后性指数：主要反映舌腭接触的靠后程度，它的取值范围在 0—1 之中，CP 的值越大表示舌腭接触就越靠后。趋中性指数：主要反映的是发音时舌腭收紧的程度，也就是舌位的高低，CC 值越大表明舌腭收紧的程度越大，即舌位越高。

（4）舌腭接触重心

接触面积重心（contact center of gravity，简称 Cog）也是最常用的腭位接触指数，这个参数主要是测量接触电极在假腭前后部位上的分布特征，接触重心越大，假腭前部的接触电极就越多，表明发音部位越靠前。

### 2.3.4　Ultrasound 参数

使用软件 Movie Studio Platinum 16.0，可以对录制的语料进行分析。该软件专注于图像处理，可以从 avi 格式文件中分离出视频轨道和音频轨道，并将视频逐帧分离出来。用户可以根据需要进行大小裁剪，并将结果批量渲染为 jpg 格式的图片。此外，软件还支持在音视频轨道上进行标注，以便寻找特定

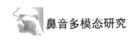

目标帧。

　　处理过的图片可以被导入到 Edgetrak（1.0.0.2）中，这是一种计算机程序，专门用于自动追踪超声图像中的舌形曲线。Edgetrak 可以捕捉超声图像中白色曲线的下边缘，并建立（x，y）坐标轴。操作步骤包括手动选择舌形曲线上的一些点，然后 Edgetrak 使用动态曲线模型确定图像中舌形边缘的位置。软件以图像左上角为原点建立坐标系，因此可以获取每个点的二维坐标，并将数据以二维矩阵的形式保存到文本文件中。

　　导出的二维文本文件可以使用 R 语言软件包进行统计分析。在比较舌形曲线时，可使用基于 gss 统计包的 SS ANOVA 分析，以检验不同元音的舌形是否存在显著差异。SS ANOVA（平滑样条方差分析）是一种用于统计分析超声图像捕捉的舌形差异的技术。通过平滑样条和贝叶斯置信区间，可以确定最能代表数据的舌形及语料变化的情况。此方法参考了 Davidson（2006）的研究，该研究介绍了如何利用平滑样条进行超声舌形分析。我们在研究中还使用了 AAA 软件提取和分析超声数据，详见第六章。

### 2.3.5　双模鼻音鼻流计参数

　　鼻音度（nasality）主要包含以下两种：

　　（1）空气动力学鼻音度（aerodynamic nasalance）：利用鼻流计 SNORS 采集到的口鼻气流能量，简称"鼻流率"，是指发音时鼻腔总气流能量占整个发音气流能量的百分比，计算公式为：

$$空气动力学鼻音度 = \frac{鼻腔气流强度}{鼻腔气流强度 + 口腔气流强度} \times 100\%$$

　　（2）声学鼻音度（acoustic nasalance），利用 Nasometry 采集到的口鼻气流能量，简称"鼻音率"，是指鼻腔总声能的百分比，计算公式为：

$$声学鼻音度 = \frac{鼻腔能量}{鼻腔能量 + 口腔能量} \times 100\%$$

鼻流率和鼻音率计算出的百分比数值都在 0%—100% 之间。鼻流率大，就是在一定时间里（单位时间）鼻腔气体的流出量在总流出量（鼻腔气体流出量＋口腔气体流出量）中占比大；鼻音率大，就是一定时间里（单位时间）鼻音的能量在声音总能量（鼻音能量＋口音能量）中占比大，反之，鼻音度就小。空气动力学鼻音度涉及发音过程中腭咽的闭合，声学鼻音度涉及感知的鼻音。

## 2.3.6 EMA 参数

磁场发射器处于发音人身体的右侧，择鼻梁作为定位传感器，相当于坐标轴当中的原点。根据磁场发射器的参数设置，发音人身后为 Y 轴的正值，反方向为负值，发音人上方是 X 轴的正值，反方向为负值，发音人右侧为 Z 轴正值，左侧为负值。因本实验需要考察的元音的舌位运动方向都处于舌面中间中矢面上，即舌位运动仅发生在以鼻梁定位传感器为原点的坐标系的 X 轴和 Y 轴上，不存在 Z 轴（即左右方向）上面数值的变化。从发音人相对于磁场发射器的相对位置来看，提取的实验数据，Y 轴数值为正，X 轴数值为负。

由于鼻梁粘贴的参考传感器（Ref）是由两个 5D 传感器组合而成，占据传感器连接模块的两个通道，且该传感器形状是立体的长条，与发音人的鼻梁符合，即参考传感器与舌面不正交，此角度大小因人而异，由鼻梁的高低与倾斜程度决定。在实验过程中，该角度通过一个粘贴有两个传感器的咬合板来测量，一个传感器为 OS，即上下正切牙的咬合点，另一个传感器为 MS，粘贴在 OS 的（相对于发音人的）正后方 4 厘米处。通过得到咬合板和鼻梁参考传感器之间的固定角度和相对关系，创建旋转矩阵，将得到的传感器位置旋转到以咬合平面和唇平面交线为 Z 轴的新三维坐标系中。

举个例子，如图 2–16，经咬合面和唇平面数据矫正之后的舌位图代表了中矢平面。

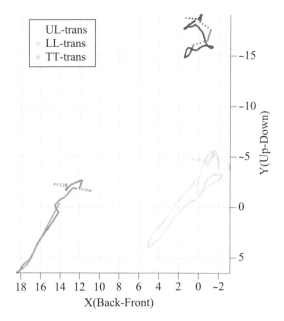

**图 2–16** 中矢面舌位图转换后的传感器分布（中矢面）散点图（单位：mm）（详见文末彩图附录）[①]

在 Praat 语音分析软件中进行音段标注，便于对照、分类。标注目标音段，提取出元音段时间开始点和结束点，同时计算出元音时间中点，将元音发音的时间中点数据视作发音稳定段，并提取这时间点的位置数据，代表元音的目标位置。

## 2.3.7 数据统计分析

完成了多模态试验后，把实验的数据结果导入到 Excel 表格中，按照研究需要分类整理。在这一步需要注意几点表格布局的数据规范：

（1）每一行只记录一条数据；

---

① 因受限于正文的黑白印刷，故在正文中的部分黑白图片在文末"彩图附录"中以彩图形式重制，以便和正文中关于彩色图示的讨论相对应，以供参考，此类余同。

（2）每一列只包含一个属性；

（3）不要有多重表头；

（4）不存在空值和不必要信息；

（5）不存在合并单元格。

在数据处理过程中，并非所有人都事先了解过数据规范，我们实验室在处理过程中，也遇到过不符合数据格式规范的情况，给后续的数据分析带来了许多麻烦。规范的数据格式既可以节省时间，也可以方便直观地观察规律。

数据清理也是必不可少的一步。例如鼻音度的实验数据，我们可以根据鼻流率敏感度阈限值和鼻音率敏感度阈限值，对数据进行清理。

在得到了规范的数据后，接下来对数据做统计学分析就可以使用 SPSS、R 语言等。还是以鼻音度实验数据为例，我们针对同类型音节和相同音位的语音样本，进行了最大值、最小值、均值、标准差等统计分析。

完成统计分析后，要将数据可视化，我们上海师范大学语音实验室较多使用编程语言来完成数据可视化，使用的语言主要是 R、Python 和 Matlab。当然，市面上也有许多比较成熟的商用软件，例如 Origin、SPSS 等。

# 第三章　鼻音的声学特征研究

## 3.1　鼻音时长特征研究

复杂的半鼻音的时间结构是经常讨论的问题，其中鼻冠音是典型代表，在我国很多少数民族语音中也非常常见。本节将以凤凰苗语为例进行讨论。

### 3.1.1　不同音段类型的总时长

凤凰苗语具有数量众多的鼻冠音，发音部位包括双唇、齿龈、齿龈后、卷舌、龈腭（palato-alveolar）、硬腭、软腭、小舌 8 个部位，并且有送气与不送气的对立。凤凰苗语中的鼻冠音由鼻音成分与清的阻塞音成分构成，它的总时长及组成成分的时长特征还没有被深入研究过。本节将通过宽带语图展示同部位的鼻音、阻塞音、鼻冠音及 NC 辅音序列的时长对比。以齿龈部位为例，图 3–1 显示了 /n/，/t/，/ⁿt/，/n#t/ 四个音段的时长对比。语音样本来自凤凰苗语词汇 /qɒ²¹⁴nɒ³³/ 痕迹、/qɒ⁴²ta³¹⁴/ 箱子、/pɒ⁴²ntɒ⁴²/ 手指、/pan⁴²tʁ³⁵/ 脚板。如图 3–1 所示，简单音段 /n/、/t/ 与复杂音段 /ⁿt/、/n#t/ 的时长存在较大差异，后者的时长大于前者。鼻辅音 /n/ 的时长最小，此处为 161 ms，清塞音 /t/ 的时长与之接近，为 163 ms。鼻冠音 /ⁿt/ 的时长最长，为 210 ms，与鼻辅音 /n/ 相比，其鼻音成分的时长与鼻辅音接近，但是多出了塞音成分。NC 序列 /n#t/ 的时长小于鼻冠音的时长，为 176 ms，与鼻冠音相比，其鼻音成分较短，但塞音成分更长。

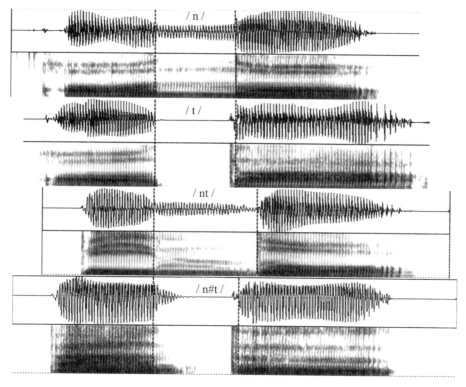

**图 3-1 音段 /n/，/t/，/ⁿt/，/n#t/ 的时长对比图**

注：竖线表示音段的起点和结束点，起点线对齐以方便区分其时长差异。第三个图中的标注 /ⁿt/ 表示鼻冠音 /ⁿt/。语图时窗长度为 800 ms。

从图 3-1 中我们看到：（1）复杂音段（鼻冠音与 NC 序列）的时长大于简单音段（鼻音与塞音）的时长；（2）NC 序列的时长小于鼻冠音的时长。对于前一点我们可以理解为，复杂音段的鼻音成分与单个的鼻音或塞音的时长接近，但是比鼻音多出了塞音成分，比塞音多出了鼻音成分，所以其总时长大于简单音段的时长。但是鼻冠音与 NC 序列同样由鼻音成分与阻塞音成分构成，为什么后者的时长要小于前者？当然，以上两点结论只是我们从单个发音人的单次发音样本中观察到的一个初步结果，此时我们还不能确定这样的时长特征是一种偶然的巧合还是具有总体性规律，即以上的时长差异是由偶然因素（发音人、发音部位、声音样本、录音过程中的偶然因素等）造成的，还是纯粹由复杂音段

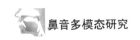

与简单音段、NC 序列与鼻冠音之间的差异造成的。因此，要观察其是否具有总体性规律，需要在大量的数据基础上加以统计推断才能得出确切可靠的结论。

下文我们将通过发音人在不同发音部位上的三次发音数据来观察不同音段类型间的时长差异。图 3–2 用盒形图展示了发音人 M 的全部发音数据（8 个发音部位，每个词重复 3 次）。单个盒形图由一个矩形框与上下两条横线构成，通过盒形图我们可以方便地观察到数据的主体覆盖范围、极值与奇异值等。矩形框覆盖了数据的主体范围，其上下边界分别是数据中的上下四分位数（一组数据由小到大排序后位于 75% 与 25% 处的数值），矩形框内的粗横线为中位数，矩形框外的横线为数据的极大值与极小值。图 3–1 中的黑点为数据中的奇异值。

从图 3–2 中可以看出，在 4 个发音部位的所有音段类型中，时长最长的是音段 NCH，即送气鼻冠音的时长最长，最短的是鼻音或阻塞音。在双唇、齿龈和卷舌 3 个部位中，鼻音 N 与阻塞音 C 的时长接近，在齿龈后部位中，鼻音与阻塞音的时长差异较大，即鼻音的时长更短。在 C、NC、N#C 3 个音段中，时长最大的是鼻冠音 NC，N#C 序列次之，最小的是 C。在双唇与齿龈后两个部位中，NC 与 N#C 的时长差异较小，二者的时长非常接近，前者略大于后者，而在齿龈与卷舌两个部位中，NC 的时长远远大于 N#C。与之对应的送气音的情况也是如此，其时长从小到大的顺序为 CH<N#CH<NCH。由于送气成分的存在，送气音的时长比对应的不送气音的时长要长。齿龈 – 硬腭、硬腭、软腭、小舌 4 个部位的时长对比见图 3–3（由于难以找到合适的发音语料，我们只对这 4 个部位的非送气音的时长情况做对比）。

图 3–3 反映的时长信息与图 3–2 存在差异。在齿龈 – 硬腭与硬腭两个部位中，音段 C、NC、N#C 的时长差异与图 3–2 一致，同样是 C<NC<N#C，但在硬腭部位中，鼻冠音与塞音的差异较大，与 NC 序列的差异较小。在软腭与小舌部位中，音段的时长模式与以上的情况有所不同，其时长顺序为 C<N<NC<N#C，其中时长最小的是塞音，最大的是 NC 序列。同时，在这两个部位中，鼻音的时长远远大于塞音的时长。

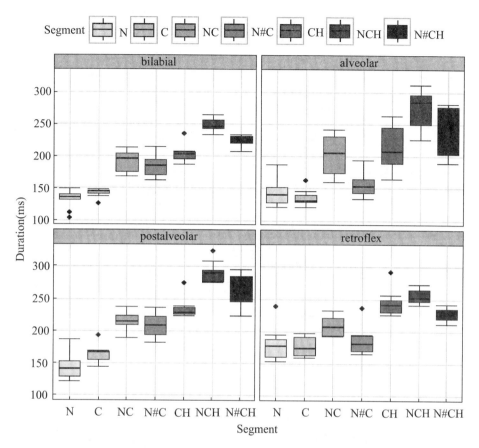

**图 3–2　不同音段类型在双唇、齿龈、齿龈后、卷舌 4 个发音部位的总时长盒形图**

注：横坐标为音段类型（N：鼻音，C：阻塞音，NC：鼻冠音，N#C：鼻韵尾与
阻塞音构成的 NC 序列，带 H 的为送气音），纵坐标为时长，单位为 ms。

虽然各音段类型的时长存在差异，但我们还不清楚这样的差异在统计学上是否具有显著性意义，因此有必要对其进行统计分析。我们对音段类型的平均时长分别进行双样本 t 检验（双尾）。我们感兴趣的是音段 N、NC、N#C 以及 CH、NCH、N#CH 之间时长差异的显著性，因此将每两种音段类型分为一组，共六组，然后分别对每组音段的平均时长进行 t 检验。表 3–1 列出了各组音段平均时长的 t 检验结果。纵向为六组音段类型，横向为发音部位，每个发音部位下设 t 值与 p 值，显著性水平定为 α=0.05 及 α=0.01。p 值下的 "*" 表示统计

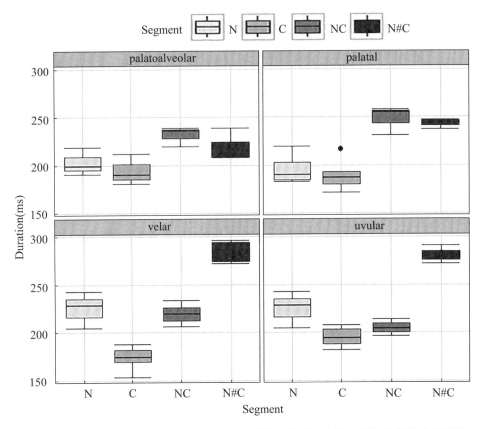

图 3-3　不同音段类型在齿龈 – 硬腭、硬腭、软腭、小舌 4 个发音部位的总时长盒形图
注：横坐标为音段类型（N: 鼻音，C: 阻塞音，NC: 鼻冠音，N#C: 鼻
韵尾与阻塞音构成的 NC 序列），纵坐标为时长，单位为 ms。

结果具有显著性意义，不带"*"表示不具有显著性意义（p＞0.1），单个"*"表
示显著（p＜0.05），两个"*"表示非常显著（p＜0.01）。表 3-1 为 t 检验统计值
与显著性的汇总表（8 个发音部位，每个发音部位考察 9 组音段类型的时长差
异显著性，共 72 组 t 值与 p 值）。从表 3-1 可以看出，在考察的音段类型当中，
大部分音段的时长差异具有显著性意义（共 59 组为显著，占 82%，13 组为不
显著，占 18%）。其中最明显的是 NC — N#C 这一组音段，其时长差异在 5 个
发音部位中都不具有显著性意义，说明在这 5 个发音部位中，鼻冠音与 NC 序
列的时长比较接近，前者的时长略大于后者，二者的差异并不明显。从发音部

位来看，在卷舌音各组音段中，只有 N — NC、NCH — N#CH 两组音段的时长具有显著性差异，其余各组的时长都比较接近。时长差异显著性最明显的是双唇音与齿龈后音，其中只有一组音段的时长不具有显著性差异。

表 3–1 不同音段类型平均时长的 t 检验结果（显著性水平为 α=0.05 及 α=0.01）

| 发音部位 | 双唇 | | 齿龈 | | 龈后 | | 卷舌 | |
|---|---|---|---|---|---|---|---|---|
| 统计值 | t 值 | p 值 | t 值 | p 值 | t 值 | p 值 | t 值 | p 值 |
| N — NC | −7.94 | ** | −3.71 | ** | −7.97 | ** | −2.75 | * |
| N — N#C | −5.63 | ** | −1.19 | 0.25 | −6.78 | ** | −0.57 | 0.58 |
| NC — N#C | −0.56 | 0.59 | −2.99 | * | −0.74 | 0.47 | −1.65 | 0.14 |
| CH — NCH | −5.65 | ** | −3.79 | ** | −5.65 | ** | −1.28 | 0.22 |
| CH — N#CH | −2.68 | * | −1.12 | 0.28 | −2.12 | * | 1.54 | 0.19 |
| NCH — N#CH | −5.3 | ** | −2.47 | * | −2.54 | * | −2.74 | * |
| 发音部位 | 龈腭 | | 硬腭 | | 软腭 | | 小舌 | |
| 统计值 | t 值 | p 值 | t 值 | p 值 | t 值 | p 值 | t 值 | p 值 |
| N — NC | −2.81 | * | −5.04 | * | 0.53 | 0.64 | 1.69 | 0.19 |
| N — N#C | −1.19 | 0.3 | −7.05 | ** | −5.21 | * | −4.48 | * |
| NC — N#C | −1.11 | 0.34 | −0.55 | 0.63 | 14.43 | ** | 9.99 | ** |

## 3.1.2 鼻冠音与 NC 序列的内部时长

通过上一节的分析，我们对不同发音部位的音段总时长有了一定了解。其中最明显的是阻塞音、鼻冠音、NC 序列的时长呈现出一定的规律性，即三者的时长顺序为 C<N#C<NC，对应的送气音的情况也是如此，即 CH<N#CH<NCH。值得注意的是，三者时长差异的显著性在不同发音部位中有所区别，比如 NC 和 N#C 的时长只在齿龈、软腭和小舌三个部位中具有显著性差异，在其余部位中，鼻冠音的时长只是略大于 NC 序列的时长，不具有显著性。不同部位的鼻音也具有不同的时长结构。总体上看，各发音部位的鼻音时长普遍小于鼻冠音的时长，但软腭鼻音例外，其时长均大于同部位的塞音与鼻冠音。

然而，仅仅通过对音段总时长的分析我们还无法了解鼻冠音与 NC 序列的内部时长结构，即鼻音成分与阻塞音成分各自所占的比例。本节我们将通过条形图展示鼻冠音与 NC 序列的内部构成成分，并与鼻音及阻塞音的时长做比较。对于送气音，我们还标出了送气成分的时长。图 3-4 为各音段在 4 个发音部位中的平均时长，用堆积条形图表示。通过该图我们不仅能观察各音段的总时长，也能看到复杂音段中鼻音成分、阻塞音成分、送气成分的时长。

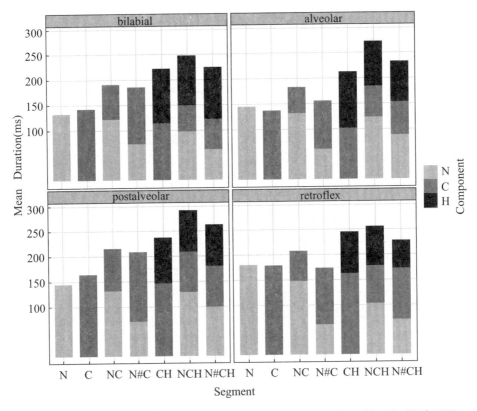

**图 3-4  不同音段类型在双唇、齿龈、齿龈后、卷舌 4 个发音部位的平均时长条形图**
注：横坐标为音段类型（N：鼻音，C：阻塞音，NC：鼻冠音，N#C：鼻韵尾与阻塞音构成的 NC 序列，带 H 的为送气音）。纵坐标为平均时长，单位为 ms。图例中的符号 N 表示送气成分，C 表示塞音、塞擦音的阻塞部分，H 表示送气成分。

从图 3-4 中可以看出，鼻冠音的鼻音成分时长大于 NC 序列中的鼻音成分，前者约占该音段总时长的 2/3，后者约占 1/3。与鼻音相比，前者的时长与鼻音时长接近，后者的时长远远小于鼻音时长。从阻塞成分看，鼻冠音中的阻塞成分小于 NC 序列中的阻塞成分，前者占该音段总时长的 1/3，后者占 2/3。同理，后者的时长与阻塞音 C 的时长更为接近。送气音与非送气音的内部时长结构有所不同。在送气的鼻冠音和 NC 序列中，由于送气成分的存在，其鼻音成分所占的比例小于非送气音的对应比例。鼻冠音中鼻音成分的比例小于 2/3，NC 序列中的比例小于 1/3，并且二者的时长远远小于鼻音的时长。在送气音中，送气成分所占的比例较大，在双唇、齿龈部位中，送气成分的比例大于 1/3，齿龈后与卷舌部位中，其比例略小于 1/3。因此在送气的鼻冠音与 NC 序列中，阻塞音成分（包括送气部分）的时长大于鼻音成分的时长，这与非送气音的情况有所不同，因为在不送气的鼻冠音中，鼻音成分占较大比例。

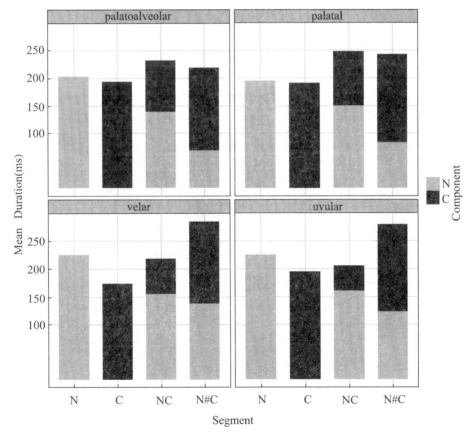

**图 3–5　不同音段类型在齿龈 – 硬腭、硬腭、软腭、小舌 4 个发音部位的平均时长条图**

与图 3–2 的情况类似，图 3–5 同样只分析不送气音的平均时长情况。与图 3–2 不同的是，图 3–5 反映出不同的鼻音时长信息。在齿龈 – 硬腭、硬腭、软腭、小舌这 4 个发音部位中，鼻音的时长都比较长（接近或超过 200 ms）。在鼻冠音与 NC 序列中的鼻音成分与阻塞音成分所占的比例情况与图 3–2 有相同之处，也有不同之处。相同之处在于，鼻冠音中的鼻音成分大于 NC 序列中的鼻音成分（阻塞音成分的情况与此相反）；不同之处在于量的区别：在齿龈 – 硬腭和硬腭两个部位中，鼻冠音和 NC 序列的鼻音成分所占比例分别小于 2/3 和 1/3，而在软腭和小舌两个部位中，鼻音成分所占的比例远远大于 2/3 和 1/3，并且 NC 和 N#C 两个音段中的鼻音成分时长很接近，但 N#C 中的塞音成分远远大于前者，导致了 N#C 的总时长也大于 NC 的时长。

### 3.1.3　小结

我们探讨的主要问题是凤凰苗语中鼻冠音的时长问题。我们关注的主要有两个方面：第一，鼻冠音的时长是否大于同部位的鼻音或阻塞音的时长；第二，鼻冠音的时长是否小于由鼻韵尾与阻塞音构成的 NC 序列的时长。通过前文的分析，我们知道，8 个发音部位中有 6 个部位的鼻冠音的时长大于同部位的鼻音或阻塞音的时长，小于 NC 序列的时长，只有软腭和小舌两个部位例外，其鼻冠音的时长大于同部位塞音的时长，但小于鼻音和 NC 序列的时长。通过对各音段时长差异的 t 检验结果表明，在我们考察的 72 组音段中，82% 音段的时长具有显著性差异，18% 不具有显著性差异，说明各音段的时长差异存在量上的区别，也就是说，在有的发音部位中，音段间的平均时长存在显著性差异，而在有的发音部位中，音段间的时长比较接近。例如，鼻音和鼻冠音的时长差异只有在软腭和小舌两个发音部位中不显著，在其余 6 个发音部位中均存在显著性差异。

## 3.2 鼻音音高特征研究

本节将继续以凤凰苗语为例讨论复杂鼻音音节中音高的表现。观测鼻音对音高的影响。

### 3.2.1 凤凰苗语的鼻冠音降低后接基频均值

图 3–6 为凤凰苗语中含有塞音和鼻冠音的 4 个例词（/pa²⁴/ 百，/pha²⁴/ 破，/mpa²⁴/ 猪，/mpha²⁴/ 铺）的三维语图。从图中可以看出，首字 /pa²⁴/ 的元音基频约为 182.7 Hz，以此为基准，则 /pha²⁴/ 的基频值略高于该值，而 /mpa²⁴/ 和 /mpha²⁴/ 略小于该值。说明塞音和鼻冠音对后接元音产生的影响不同：送气塞音后的元音基频更高，鼻冠音后的元音基频更低。

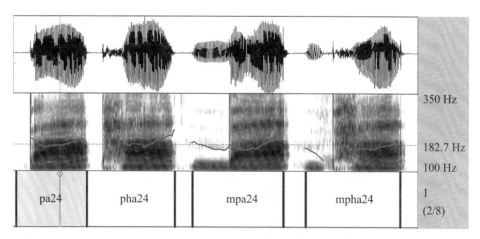

**图 3–6  凤凰苗语塞音与鼻冠音后接元音的基频差异（语音样本来自发音人 F2）**

图 3–6 所表现出的声学模式（不同辅音类型对后接元音基频均值的影响）在不同发音人中有所不同。图 3–7 为元音基频值按照辅音类型进行平均的结果（5 位发音人的所有声音样本）。横坐标为发音人，纵坐标为后接元音的基频均值，每位发音人的元音基频均值按照辅音类型排列（每个条形代表一种辅

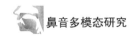

音类型，从左到右依次为 C：不送气塞音、CH：送气塞音、NC：不送气鼻冠音、NCH：送气鼻冠音）。从图 3–7 中可以看出不同发音人的元音基频均值所表现出的差异。其整体趋势是男性发音人的基频均值低于女性发音人；并且元音基频均值在 5 位发音人中有着共同的声学特点：从大到小依次为 CH＞C＞NC，只有发音人 F2 的 C 和 NC 的基频均值非常接近。送气鼻观音 NCH 的元音基频在不同发音人中有所不同，主要体现在辅音类型 NC 和 NCH 上：发音人 M1、M2 的 NC＜NCH，F1 和 F2 的 NC 与 NCH 几乎相等，而 F3 的 NC＞NCH。

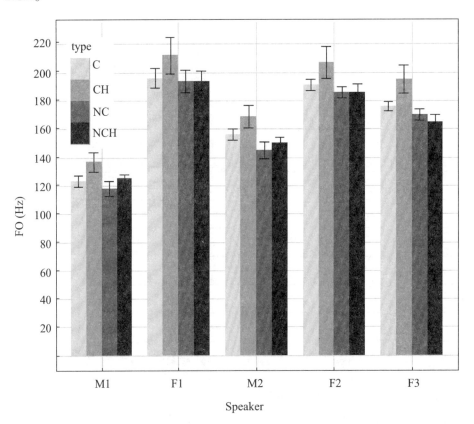

**图 3–7　塞音与鼻冠音的后接元音基频均值的差异（5 位发音人，M 为男性，F 为女性）**

## 3.3　鼻音音强特征研究

鼻音计是测量鼻音相对音强（鼻音音强与总音强的比值，即声学鼻音度，也作鼻音率）的常用设备。本节以鼻音发音的特殊情形，即狭窄鼻道的鼾症儿童的鼻音来观测鼻音音强，以便更直观理解鼻音相对音强与鼻咽通道的关系。我们发现，鼾症儿童尽管鼻道受阻狭窄，他们的鼻音反而听起来更重，鼻音相对音强（鼻音率）同样比健康对照组大。可见，声学鼻音度与腭咽开口度二者并不是简单正相关。

普通话中有三个鼻音：/m/、/n/、/ŋ/。其中，/m/、/n/ 可以作为声母，/n/、/ŋ/ 可以作为韵尾。这些鼻音在音节组合中会根据语音环境的变化而改变其鼻音率。我们认为鼻音的位置、后接的元音、音节的声调都会对鼻音的鼻音率产生影响，从而导致差异。

鼾症儿童在发鼻音时，能量通过鼻腔通道时可能会受到腺样体肥大的影响，从而使得鼻音的鼻音度发生一定的变化。我们使用鼻音计来测量鼻音的声学鼻音度，以观察鼾症儿童鼻音声学鼻音度的变化规律。

在本节中，对于鼻音作为声母的情况，主要包括两种情况：一种是在 NV 类型的音节中后接单元音韵母，另一种是在 NVN 类型的音节中后接鼻韵尾韵母。汉语普通话中的鼻音声母包括 /m/ 和 /n/，它们在不同音节类型和声调中的声学鼻音度存在一定的变化规律。

### 3.3.1　普通话鼻音做声母时的声学鼻音度

普通话鼻音做声母有两种情况，一是在 NV 类音节中后接单元音韵母，二是在 NVN 类音节中后接鼻韵尾韵母。汉语普通话鼻音声母有 /m/、/n/ 两个，它们在不同音节类型、不同声调中的声学鼻音度存在一定的变化规律。

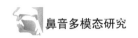

#### 3.3.1.1　NV 类音节中的鼻音声母

根据声母后接元音的不同对样本数据进行均值、标准差的统计，我们可以观察不同元音对鼻音声学鼻音度的影响情况。详见表 3–2 所示：

表 3–2　NV 类音节中声母鼻音率

|  | _a | _e[①] | _o | _i | _u | _y |
|---|---|---|---|---|---|---|
| m | 56.7(2.8) | — | 57.2(3.1) | 58.7(3) | 57.8(2.9) | — |
| n | 58.6(3.3) | 59.3(2.8) | — | 60.4(3) | 59.2(3.2) | 59.7(3.2) |
| N | 57.7(3.2) | 59.3(2.8) | 57.2(3.1) | 59.5(3.1) | 58.5(3.1) | 59.7(3.2) |

#### 3.1.1.2　NVN 类音节中的鼻音声母

根据音节中鼻音所组合的元音的不同对样本数据进行均值、标准差的统计，我们可以观察不同元音对鼻音声学鼻音度的影响情况。详见表 3–3 所示：

表 3–3　NVN 类音节中声母鼻音率

|  | a | e | i | o |
|---|---|---|---|---|
| m(_n) | 58.2(2.7) | 58.5(2.6) | 59.6(3) |  |
| n(_n) | 59.6(3.6) | 59.9(3.3) | 61.2(3.1) |  |
| m(_ŋ) | 57.7(2.9) | 58.3(2.8) | 59.3(3.1) |  |
| n(_ŋ) | 59.2(4.3) | 59.5(3.3) | 60.9(3.1) | 60.1(2.8) |
| N(_N) | 58.7(3.5) | 58.9(3.1) | 60.3(3.2) | 60.1(2.8) |

### 3.3.2　普通话鼻音做韵尾时的声学鼻音度

普通话鼻音做韵尾有两种情况，一是在 VN 类音节中前接单元音韵母，二是在 NVN 类音节中充当韵尾。汉语普通话中可以做韵尾的鼻音有 /n/、/ŋ/ 两个，它们在不同音节类型、不同声调中的鼻音率存在一定的变化规律。

---

① /e/、/ɤ/、/ə/ 在表中都用 /e/ 表示。

### 3.3.2.1　VN 类音节中的鼻音韵尾

根据韵尾前接元音的不同对样本数据进行均值、标准差的统计，我们可以观察不同元音对鼻音的鼻音率的影响情况。详见表 3–4 所示：

**表 3–4　VN 类音节中韵尾鼻音率**

| _n | 54.6（5.9） | 57.3（5.1） | 59.6（4.3） | 58.9（4.7） |
|---|---|---|---|---|
| _ŋ | 55.4（5） | 56.7（4.7） | 57.5（5） | 54.6（4.3） |
| _N | 55（5.5） | 56.9（4.9） | 58.5（4.8） | 56.8（5） |

### 3.3.2.2　NVN 类音节中的鼻音韵尾

根据音节中鼻音所组合的元音的不同对样本数据进行均值、标准差的统计，我们可以观察不同元音对鼻音的鼻音率的影响情况。详见表 3–5 所示：

**表 3–5　NVN 类音节中韵尾鼻音率**

| | a | e | i | o |
|---|---|---|---|---|
| （m_）n | 57.3（5.3） | 59.4（4） | 61.5（3.9） | |
| （n_）n | 57.2（5.7） | 60（4.5） | 61.9（4） | |
| （m_）ŋ | 58.1（4.9） | 58.8（4.3） | 61.1（4.1） | |
| （n_）ŋ | 56.6（9.1） | 59.1（3.6） | 60.9（3.9） | 58.2（3.7） |
| （N_）N | 57.3（6.5） | 59.3（4.1） | 61.4（3.9） | 58.2（3.7） |

### 3.3.3　阻塞性睡眠呼吸暂停综合征儿童鼻音音节声学鼻音度

患有腺样体肿大或扁桃体肿大的儿童，可能会出现阻塞性睡眠呼吸暂停综合征（OSA），这种情况下打鼾可能成为其中的一个标志，通俗称之为"鼾症儿童"。腭扁桃体位于舌腭弓与腭咽弓之间，如果扁桃体肥大，会导致口咽部狭窄，同时对该区域周围的肌肉产生一定程度的压迫；腺样体位于鼻咽的后壁，腺样体肥大可能会导致鼻腔和鼻咽部的狭窄。与未患病的正常儿童相比，鼾症儿童由于发音生理上的改变，其语音的鼻音率也会有所变化。我们将正常儿童作为对照组，通过对鼾症儿童和正常儿童的语音鼻音率进行测量，发现两组鼻

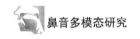 

音率之间有显著差异。

### 3.3.3.1 元音的鼻音率对比

我们按照音节类型对鼾症儿童及正常儿童的元音鼻音率进行差异性比较。详见表3-6所示：

表3-6 V类音节中元音鼻音率对比

| 元音 | 实验组 | 对照组 | 差异性（Sig） |
| --- | --- | --- | --- |
| a | 43.55±3.383 | 42.14±3.252 | 0.161 |
| i | 47.59±2.454 | 44.70±2.705 | 0.000 |
| y | 46.92±2.002 | 43.59±2.362 | 0.000 |
| e | 43.69±2.480 | 41.07±2.263 | 0.001 |
| o | 43.27±2.103 | 40.02±1.867 | 0.000 |
| u | 44.77±2.020 | 41.72±2.342 | 0.000 |

从表3-6中差异性一列可以看到，在V类音节中，只有元音 /a/ 的Sig>0.05，说明数据实验组和对照组没有显著性差异，其他所有单元音两组数据Sig<0.05，说明实验组和对照组之间都具有显著性差异。对比实验组和对照组的鼻音率均值，可以发现，实验组数据均高于对照组数据，我们对两组的鼻音率均值进行差值运算，用实验组的均值减对照组的均值，得到表3-7：

表3-7 V类音节中元音鼻音率均值差

| a | e | o | i | u | y |
| --- | --- | --- | --- | --- | --- |
| — | 2.6 | 3.3 | 2.9 | 3.1 | 3.3 |

从表3-7中的数据可以看到，元音 /ɤ/ 的鼻音率均值实验组比对照组高2.6，元音 /o/ 高3.3，元音 /i/ 高2.9，元音 /u/ 高3.1，元音 /y/ 高3.3，由于 Sig 小于0.05，说明差异是具有显著性的。总结可得，V类音节中鼾症儿童的元音鼻音率比正常儿童高约2.8。

观察组内元音在V类音节中的鼻音率表现情况，对照组元音鼻音率按从高到低的顺序排列为：/i/＞/y/＞/a/＞/u/＞/ɤ/＞/o/，元音 /i/ 的鼻音率最高，元音 /o/ 的鼻音率最低。实验组的元音排列顺序与其不完全一致。鼾症儿童 V 类音节中的元音鼻音率表现规律与正常儿童的元音鼻音率表现规律不同。

表 3–8　NV 类音节中元音鼻音率对比

| 声母 | 韵腹 | 实验组 | 对照组 | 差异性（Sig） |
|------|------|--------|--------|--------------|
| m_ | a | $48.4 \pm 2.6$ | $45.7 \pm 2$ | 0.001 |
| | o | $48.7 \pm 3.3$ | $46.3 \pm 2.6$ | 0.013 |
| | i | $54.1 \pm 3.1$ | $52.3 \pm 1.5$ | 0.024 |
| | u | $50.6 \pm 2.8$ | $48.3 \pm 2.2$ | 0.005 |
| | V | $50.5 \pm 2.7$ | $48.2 \pm 1.8$ | 0.002 |
| n_ | a | $48.8 \pm 2.2$ | $46.1 \pm 1.6$ | 0.000 |
| | e | $50 \pm 2.6$ | $47.8 \pm 1.9$ | 0.003 |
| | i | $54.4 \pm 2.7$ | $52.3 \pm 1.6$ | 0.005 |
| | u | $50.7 \pm 2.9$ | $48.3 \pm 2.6$ | 0.006 |
| | y | $53.3 \pm 2.2$ | $50.9 \pm 3$ | 0.002 |
| | V | $51.4 \pm 2$ | $49.1 \pm 1.9$ | 0.000 |

从表 3–8 中差异性一列可以看到，在 NV 类音节中，所有元音两组数据 Sig 均小于 0.05，说明实验组和对照组之间都具有显著性差异。对比实验组和对照组的鼻音率均值，可以发现，实验组数据均高于对照组数据，我们对两组的鼻音率均值进行差值运算，用实验组的均值减对照组的均值，得到表 3–9。

表 3–9　NV 类音节中元音鼻音率均值差

| | a | e | o | i | u | y |
|------|-----|-----|-----|-----|-----|-----|
| m_ | 2.7 | — | 2.4 | 1.8 | 2.3 | — |
| n_ | 2.7 | 2.2 | — | 2.1 | 2.4 | 2.4 |

从表 3–9 中的数据可以看到，前接声母 /m/ 时，元音 /a/ 的鼻音率均值实验组比对照组高 2.7，元音 /o/ 高 2.4，元音 /i/ 高 1.8，元音 /u/ 高 2.3；前接声母 /n/ 时，元音 /a/ 的鼻音率均值实验组比对照组高 2.7，元音 /ə/ 高 2.2，元音 /i/ 高 2.1，元音 /u/ 高 2.4。元音 /y/ 高 2.4，由于 Sig 小于 0.05，说明差异是具有

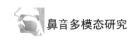

显著性的。总结可得，NV 类音节中鼾症儿童的元音鼻音率比正常儿童高约 2.3。

对照组和实验组的元音在声母 /n/ 后的鼻音率均高于其在声母 /m/ 后。观察组内不同元音在同一声母后的鼻音率差异，前接声母 /m/ 时，对照组元音鼻音率按从高到低的顺序排列为：/i/＞/u/＞/o/＞/a/，实验组的元音排列顺序与其保持一致；前接声母 /n/ 时，对照组元音鼻音率按从高到低的顺序排列为：/i/＞/y/＞/u/＞/ə/＞/a/，实验组的元音排列顺序与其保持一致。高元音鼻音率较其他元音的鼻音率更高。在鼻音声母后元音鼻音率的高低排列顺序与单元音的排列顺序相较发生了改变，元音 /a/ 排列位置下降至最末，其他元音的排列顺序保持不变。总结可得，实验组和对照组的不同元音在 NV 类音节中的鼻音率表现基本一致，鼾症儿童 NV 类音节中的元音鼻音率表现规律符合正常儿童的元音鼻音率表现规律。

表 3–10　VN 类音节中元音鼻音率对比

| 韵尾 | 韵腹 | 实验组 | 对照组 | 差异性（Sig） |
|---|---|---|---|---|
| _n | a | 47.8±3.5 | 46.2±2.2 | 0.044 |
| | e | 49.6±2.8 | 45.7±4.1 | 0.000 |
| | i | 52.3±3.4 | 49.6±4.2 | 0.018 |
| | y | 50.5±3.6 | 47.3±3.6 | 0.004 |
| | V | 50.1±2.8 | 47.2±3 | 0.001 |
| _ŋ | a | 47.7±3.1 | 46.2±2.1 | 0.077 |
| | e | 48.5±2.8 | 45.2±4.1 | 0.001 |
| | i | 50.4±3.2 | 48.3±2.9 | 0.023 |
| | y | 47.6±3 | 44.9±3.2 | 0.005 |
| | V | 48.5±2.1 | 46.2±2.5 | 0.001 |

从表 3–10 中差异性一列可以看到，在 VN 类音节中，只有元音 /a/ 与后鼻音韵尾 /ŋ/ 组合时其 Sig＞0.05，说明数据实验组和对照组没有显著性差异，其他所有元音两组数据 Sig 均小于 0.05，说明实验组和对照组之间都具有显著性差异。对比实验组和对照组的鼻音率均值，可以发现，实验组数据均高于对

照组数据，我们对两组的鼻音率均值进行差值运算，用实验组的均值减对照组的均值，得到表 3–11。

表 3–11　VN 类音节中元音鼻音率均值差

|     | a   | e   | i   | y   |
| --- | --- | --- | --- | --- |
| _n  | 1.6 | 3.9 | 2.7 | 3.2 |
| _ŋ  | —   | 3.3 | 2.1 | 2.7 |

从表 3–11 中的数据可以看到，后接韵尾 /n/ 时，元音 /a/ 的鼻音率均值实验组比对照组高 1.6，元音 /ə/ 高 3.9，元音 /i/ 高 2.7，元音 /y/ 高 3.2；后接韵尾 /ŋ/ 时，元音 /ə/ 的鼻音率均值实验组比对照组高 3.3，元音 /i/ 高 2.1，元音 /y/ 高 2.7，由于 Sig 小于 0.05，说明差异是具有显著性的。总结可得，VN 类音节中鼾症儿童的元音鼻音率比正常儿童高约 2.6。

对照组和实验组的元音在韵尾 /n/ 前的鼻音率均高于其在韵尾 /ŋ/ 前。观察组内不同元音在同一韵尾前的鼻音率差异，后接韵尾 /n/ 时，对照组元音鼻音率按从高到低的顺序排列为：/i/＞/y/＞/a/＞/ə/，实验组的元音排列顺序与其不一致，为：/i/＞/y/＞/ə/＞/a/；后接韵尾 /ŋ/ 时，对照组元音鼻音率按从高到低的顺序排列为：/i/＞/a/＞/ə/＞/y/，实验组的元音排列顺序与其不一致，为：/i/＞/ə/＞/a/＞/y/。总结可得，实验组和对照组的不同元音在 VN 类音节中的鼻音率表现并不完全一致，鼾症儿童 VN 类音节的元音鼻音率表现规律与正常儿童的元音鼻音率表现规律不同。

表 3–12　NVN 类音节中元音鼻音率对比

| 音节 | 韵腹 | 实验组 | 对照组 | 差异性（Sig） |
| --- | --- | --- | --- | --- |
| m_n | a | 49±2.4 | 46.4±1.5 | 0.001 |
|     | e | 51.3±2.1 | 47.5±1.8 | 0.000 |
|     | i | 55.3±2.5 | 52.5±1.6 | 0.001 |
|     | V | 51.8±2.1 | 48.8±1.5 | 0.000 |

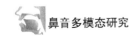

（续表）

| 音节 | 韵腹 | 实验组 | 对照组 | 差异性（Sig） |
|---|---|---|---|---|
| n_n | a | 49.4±2.9 | 47.4±1.6 | 0.020 |
| | e | 51.2±2.5 | 48.5±1.5 | 0.001 |
| | i | 55.2±2.8 | 52.8±1.6 | 0.005 |
| | V | 52±2.6 | 49.6±1.4 | 0.003 |
| m_ŋ | a | 49.9±3.3 | 47.2±1.8 | 0.006 |
| | e | 51.4±2.7 | 48.2±2.5 | 0.002 |
| | i | 55.1±3 | 51.7±2.2 | 0.001 |
| | V | 52.1±2.6 | 49±1.9 | 0.000 |
| n_ŋ | a | 49.7±2.8 | 47±1.8 | 0.003 |
| | e | 51.1±2.3 | 48.3±2 | 0.001 |
| | i | 54.6±3.1 | 51.7±1.6 | 0.001 |
| | o | 51.1±2.2 | 48.2±1.9 | 0.000 |

从表 3-12 中差异性一列可以看到，在 NVN 类音节中，所有元音两组数据 Sig 均小于 0.05，说明实验组和对照组之间都具有显著性差异。对比实验组和对照组的鼻音率均值，可以发现，实验组数据均高于对照组数据，我们对两组的鼻音率均值进行差值运算，用实验组的均值减对照组的均值，得到表 3-13。

表 3-13　NVN 类音节中元音鼻音率均值差

| | a | e | i | o |
|---|---|---|---|---|
| m_n | 2.6 | 3.8 | 2.8 | — |
| n_n | 2 | 2.7 | 2.4 | — |
| m_ŋ | 2.7 | 3.2 | 3.4 | — |
| n_ŋ | 2.7 | 2.8 | 2.9 | 2.9 |

从表 3-13 中的数据可以看到，前接声母 /m/ 后接韵尾 /n/ 时，元音 /a/ 的鼻音率均值实验组比对照组高 2.6，元音 /ə/ 高 3.8，元音 /i/ 高 2.8；前接声母 /n/ 后接韵尾 /n/ 时，元音 /a/ 的鼻音率均值实验组比对照组高 2，元音 /ə/ 高 2.7，元音 /i/ 高 2.4；前接声母 /m/ 后接韵尾 /ŋ/ 时，元音 /a/ 的鼻音

率均值实验组比对照组高 2.7，元音 /ə/ 高 3.2，元音 /i/ 高 3.4；前接声母 /n/ 后接韵尾 /ŋ/ 时，元音 /a/ 的鼻音率均值实验组比对照组高 2.7，元音 /ə/ 高 2.8，元音 /i/ 高 2.9，元音 /o/ 高 2.9，由于 Sig 小于 0.05，说明差异是具有显著性的。总结可得，NVN 类音节中鼾症儿童的元音鼻音率比正常儿童高约 2.8。

音节韵尾为 /n/ 时，实验组和对照组声母 /m/ 后元音的鼻音率基本低于声母 /n/，除元音 /i/ 不同，音节韵尾为 /ŋ/ 时，则实验组声母 /m/ 后元音的鼻音率高于声母 /n/，对照组后接元音 /ə/ 时，声母 /m/ 后元音的鼻音率高于声母 /n/，其他则相反；音节声母为 /m/，实验组和对照组的元音在韵尾 /n/ 前的鼻音率基本低于其在韵尾 /ŋ/ 前，除元音 /i/ 不同音节，声母为 /n/，则实验组元音在韵尾 /n/ 前的鼻音率均高于其在韵尾 /ŋ/ 前，对照组相反。观察组内不同元音在同一声母韵尾间的鼻音率差异，当声母为 /n/ 韵尾为 /ŋ/ 时，实验组元音鼻音率按从高到低的顺序排列为：/i/＞/o/＞/ə/＞/a/，与对照组不一致，对照组的元音排列顺序为：/i/＞/ə/＞/o/＞/a/；其他情况下，实验组与对照组的元音鼻音率排列顺序保持一致，为：/i/＞/ə/＞/a/。总结可得，实验组和对照组的不同元音在 NVN 类音节中的鼻音率表现不完全一致，其鼻音率表现规律鼾症儿童与正常儿童表现规律不同。

### 3.3.3.2 鼻音的鼻音率对比

我们按照鼻音在音节中的组合位置对鼾症儿童及正常儿童的元音鼻音率进行差异性比较。

表 3–14 NV 类音节中声母鼻音率对比

| 音节 | 元音 | 实验组 | 对照组 | 差异性（Sig） |
|---|---|---|---|---|
| m_ | a | 57.1±2.7 | 53.8±2.1 | 0.000 |
| | o | 56.8±3.3 | 54±1.9 | 0.000 |
| | i | 58.6±2.7 | 57±1.3 | 0.024 |
| | u | 57.8±2.6 | 55±1.2 | 0.000 |
| | V | 57.5±2.5 | 54.9±1.3 | 0.000 |

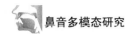
（续表）

| 音节 | 元音 | 实验组 | 对照组 | 差异性（Sig） |
|---|---|---|---|---|
| n_ | a | 58.5±3.1 | 56.6±2.7 | 0.041 |
| | e | 59±2.7 | 57.5±1.8 | 0.039 |
| | i | 59.9±3 | 58.9±1.4 | 0.174 |
| | u | 59.4±2.6 | 57.1±1.6 | 0.002 |
| | y | 59.6±3 | 58.5±1.5 | 0.086 |
| | V | 59.3±2.2 | 57.7±1.4 | 0.011 |

从表 3–14 中差异性一列可以看到，在 NV 类音节中，鼻音 /n/ 做声母与元音 /i/、/y/ 组合时其 Sig 大于 0.05，说明数据实验组和对照组没有显著性差异，其他情况下两组数据 Sig 均小于 0.05，说明实验组和对照组之间都具有显著性差异。对比实验组和对照组的鼻音率均值，可以发现，实验组数据均高于对照组数据，我们对两组的鼻音率均值进行差值运算，用实验组的均值减对照组的均值，得到表 3–15。

表 3–15　NV 类音节中声母鼻音率均值差

| | a | e | o | i | u | y |
|---|---|---|---|---|---|---|
| m_ | 3.3 | — | 2.8 | 1.6 | 2.8 | — |
| n_ | 1.9 | 1.5 | — | 1 | 2.3 | 1.1 |

从表 3–15 中的数据可以看到，声母 /m/ 后接元音 /a/ 时的鼻音率均值实验组比对照组高 3.3，元音 /o/ 高 2.8，元音 /i/ 高 1.6，元音 /u/ 高 2.8；声母 /n/ 后接元音 /a/ 的鼻音率均值实验组比对照组高 1.9，元音 /ə/ 高 1.5，元音 /i/ 高 1，元音 /u/ 高 2.3，元音 /y/ 高 1.1，由于 Sig 小于 0.05，说明差异是具有显著性的。总结可得，NV 类音节中腭症儿童的鼻音的鼻音率比正常儿童高约 2。

NV 类音节中，对照组声母 /n/ 的鼻音率高于声母 /m/，实验组同。鼻音后接元音不同，其鼻音率有高有低，鼻音率值从高到低按照后接元音排列，声母为 /m/ 时，实验组排序为：/i/＞/u/＞/a/＞/o/，对照组排序为：/i/＞/u/＞/o/＞/a/，两组不完全一致；声母为 /n/ 时，实验组排序为：/i/＞/y/＞/u/＞/ə/＞/a/，对照组排序为：/i/＞/y/＞/ə/＞/u/＞/a/，两组不完全一致。可见，实验组和对照组的不同元音在 NV 类音节中的鼻音率表现不完全一致。总结可得，声母 /n/ 的鼻音率高于声母 /m/ 这一规律龋症儿童与正常儿童相符，后加不同元音时声母的鼻音率表现规律则并不相符。

表 3–16　NVN 类音节中声母鼻音率对比

| 声母 | 韵腹 | 韵尾 | 实验组 | 对照组 | 差异性（Sig） |
|---|---|---|---|---|---|
| m_ | a | _n | 58.1±2.6 | 54.8±1.2 | 0.000 |
|  | e |  | 58.3±2.6 | 55±1.4 | 0.000 |
|  | i |  | 59.7±3.1 | 56.7±1.1 | 0.002 |
|  | a | _ŋ | 58.2±2.4 | 54±1.3 | 0.002 |
|  | e |  | 58.3±2.3 | 54.7±1.4 | 0.002 |
|  | i |  | 59.4±2.7 | 56.4±1.2 | 0.011 |
|  | V | N | 58.7±2.4 | 55.3±0.9 | 0.000 |
| n_ | a | _n | 60.1±3.9 | 55.9±3.1 | 0.000 |
|  | e |  | 60.1±3.1 | 57±1.2 | 0.000 |
|  | i |  | 60.7±3.1 | 58.3±1.4 | 0.000 |
|  | a | _ŋ | 59.5±4 | 55.8±2 | 0.002 |
|  | e |  | 59.9±3.1 | 57±1.5 | 0.004 |
|  | i |  | 61.2±2.6 | 58.4±1.7 | 0.001 |
|  | o |  | 60.2±2.9 | 56.5±1.5 | 0.000 |
|  | V | N | 60.2±3 | 57±1.3 | 0.001 |

从表 3–16 中差异性一列可以看到，在 NVN 类音节中，所有鼻音声母两组数据 Sig 均小于 0.05，说明实验组和对照组之间都具有显著性差异。对比实验组和对照组的鼻音率均值，可以发现，实验组数据均高于对照组数据，我们

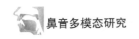

对两组的鼻音率均值进行差值运算，用实验组的均值减对照组的均值，得到表 3-17。

表 3-17　NVN 类音节中声母鼻音率均值差

|  | a | e | i | o |
|---|---|---|---|---|
| m(_n) | 3.3 | 3.3 | 3 |  |
| m(_ŋ) | 4.2 | 3.6 | 3 |  |
| n(_n) | 4.2 | 3.1 | 2.4 |  |
| n(_ŋ) | 3.7 | 2.9 | 2.8 | 3.7 |

从表 3-17 中的数据可以看到，韵尾为 /n/ 时，声母 /m/ 后接元音 /a/ 的鼻音率均值实验组比对照组高 3.3，元音 /ə/ 高 3.3，元音 /i/ 高 3；韵尾为 /ŋ/ 时，声母 /m/ 后接元音 /a/ 的鼻音率均值实验组比对照组高 4.2，元音 /ə/ 高 3.6，元音 /i/ 高 3。韵尾为 /n/ 时，声母 /n/ 后接元音 /a/ 的鼻音率均值实验组比对照组高 4.2，元音 /ə/ 高 3.1，元音 /i/ 高 2.4；韵尾为 /ŋ/ 时，声母 /n/ 后接元音 /a/ 的鼻音率均值实验组比对照组高 3.7，元音 /ə/ 高 2.9，元音 /i/ 高 2.8，元音 /o/ 高 3.7。由于 Sig 小于 0.05，说明差异是具有显著性的。总结可得，NVN 类音节中腭症儿童鼻音声母的鼻音率比正常儿童高约 3.3。

后接鼻韵母时，实验组和对照组声母 /m/ 的鼻音率均低于声母 /n/。音节韵尾为 /n/ 或 /ŋ/ 时，实验组和对照组声母 /m/ 的鼻音率高低按元音排序为：/i/＞/ə/＞/a/，两者一致；韵尾为 /n/ 时，实验组声母 /n/ 的鼻音率高低按元音排序为：/i/＞/ə/＝/a/，与对照组基本一致，韵尾为 /ŋ/ 时，实验组声母的鼻音率高低按元音排序为：/i/＞/o/＞/ə/＞/a/，与对照组不一致，对照组为：/i/＞/ə/＞/o/＞/a/。总结可得，实验组和对照组的不同元音在 NVN 类音节中的鼻音率表现不完全一致，腭症儿童 NVN 类音节的元音鼻音率表现规律与正常儿童的元音鼻音率表现规律不同。

表 3–18　VN 类音节中韵尾鼻音率对比

| 韵尾 | 韵腹 | 实验组 | 对照组 | 差异性（Sig） |
|------|------|--------|--------|---------------|
| _n | a | 57.9±6.2 | 57.4±2.7 | 0.70 |
|  | e | 60±4.1 | 58.6±4 | 0.27 |
|  | i | 61.1±3.3 | 59.5±4 | 0.14 |
|  | y | 60.7±4.4 | 59.4±4.6 | 0.30 |
|  | V | 59.8±4.1 | 58.6±2.8 | 0.05 |
| _ŋ | a | 58.3±4.7 | 55.7±3.6 | 0.444 |
|  | e | 58.3±4.4 | 57.4±3.7 | 0.592 |
|  | i | 58.8±4.6 | 58.2±3.2 | 0.533 |
|  | y | 55.9±4 | 55.1±4 | 0.259 |
|  | V | 57.7±3.6 | 56.6±2.8 | 0.280 |

从表 3–18 中差异性一列可以看到，在 VN 类音节中，所有鼻音韵尾两组数据 Sig 均大于 0.05，说明实验组和对照组之间不具有显著性差异。

VN 类音节中，对照组韵尾 /n/ 的鼻音率高于声母 /ŋ/，实验组同。鼻音前接元音不同，其鼻音率有高有低，鼻音率值从高到低按照后接元音排列，韵尾为 /n/ 时，实验组排序为：/i/＞/y/＞/ə/＞/a/，与对照组一致；韵尾为 /ŋ/ 时，实验组排序为：/i/＞/ə/＝/a/＞/y/，对照组排序为：/i/＞/ə/＞/a/＞/y/，基本一致。可见，实验组和对照组的不同元音在 VN 类音节中的鼻音率表现基本一致。总结可得，实验组和对照组的鼻音在 VN 类音节中的鼻音率表现基本一致，鼾症儿童 VN 类音节中的鼻音的鼻音率表现规律符合正常儿童的元音鼻音率表现规律。

表 3–19　NVN 类音节中韵尾鼻音率对比

| 韵尾 | 韵腹 | 声母 | 实验组 | 对照组 | 差异性（Sig） |
|------|------|------|--------|--------|---------------|
| _n | a | m_ | 59.9±4.3 | 57±4.3 | 0.060 |
|  | e |  | 61.9±3 | 58.1±3.9 | 0.005 |
|  | i |  | 62.7±3.7 | 61.2±2.4 | 0.182 |

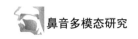

（续表）

| 韵尾 | 韵腹 | 声母 | 实验组 | 对照组 | 差异性（Sig） |
|---|---|---|---|---|---|
| | a | | 60.9±5.3 | 57.5±4.6 | 0.055 |
| | e | n_ | 62.8±3.3 | 58.2±4 | 0.002 |
| | i | | 63.1±4.7 | 61.2±2.4 | 0.168 |
| | V | N_ | 61.9±3.4 | 58.9±2.8 | 0.009 |
| | a | | 60.5±5.2 | 56.5±3.1 | 0.013 |
| | e | m_ | 61.2±3.4 | 57.6±2.8 | 0.002 |
| | i | | 62.8±3.5 | 59±2.8 | 0.002 |
| _ŋ | a | | 60.3±4.8 | 57±2.5 | 0.019 |
| | e | n_ | 61±3.3 | 58.6±2 | 0.016 |
| | i | | 62.2±3.3 | 58.3±2.8 | 0.001 |
| | o | | 60.2±2.5 | 56.1±2.4 | 0.000 |
| | V | N_ | 61.2±3.1 | 57.6±2 | 0.000 |

从表 3–19 中差异性一列可以看到，在 NVN 类音节中，韵尾 /n/ 前接元音 /a/、/i/ 时实验组和对照组数据 Sig 大于 0.05，说明实验组和对照组之间不具有显著性差异，其他所有鼻音韵尾两组数据 Sig 均小于 0.05，说明实验组和对照组之间具有显著性差异。对比实验组和对照组的鼻音率均值，可以发现，实验组数据均高于对照组数据，我们对两组的鼻音率均值进行差值运算，用实验组的均值减对照组的均值，得到表 3–20。

表 3–20　NVN 类音节中韵尾鼻音率均值差

| | a | e | i | o |
|---|---|---|---|---|
| （m_）n | — | 3.8 | — | |
| （n_）n | — | 4.6 | — | |
| （m_）ŋ | 4 | 3.6 | 3.8 | |
| （n_）ŋ | 3.3 | 2.4 | 3.9 | 4.1 |

从表 3–20 中的数据可以看到，声母为 /m/ 时，韵尾 /n/ 前接元音 /ə/ 的

鼻音率均值实验组比对照组高 3.8，声母为 /n/ 时高 4.6。声母为 /m/ 时，韵尾 /ŋ/ 前接元音 /a/ 的鼻音率均值实验组比对照组高 4，元音 /ə/ 高 3.6，元音 /i/ 高 3.8；声母为 /n/ 时，韵尾 /ŋ/ 前接元音 /a/ 的鼻音率均值实验组比对照组高 3.3，元音 /ə/ 高 2.4，元音 /i/ 高 3.9，元音 /o/ 高 4.1，由于 Sig 小于 0.05，说明差异是具有显著性的。总结可得，NVN 类音节中鼾症儿童鼻音韵尾的鼻音率比正常儿童高约 3.7。

鼻音韵尾在 NVN 类音节中，总体来看实验组和对照组韵尾 /n/ 的鼻音率基本高于韵尾 /ŋ/。音节声母为 /m/ 或 /n/ 时，实验组和对照组韵尾 /n/ 的鼻音率高低按元音排序为：/i/＞/ə/＞/a/，两者一致，韵尾为 /ŋ/ 的鼻音率高低按元音排序为：/i/＞/ə/＞/a/，与对照组一致；声母为 /m/ 时，韵尾 /ŋ/ 的鼻音率高低按元音排序为：/i/＞/ə/＞/a/，与对照组一致，声母为 /n/ 时，实验组韵尾 /ŋ/ 的鼻音率高低按元音排序为：/i/＞/ə/＞/a/＞/o/，与对照组不一致，对照组为：/ə/＞/i/＞/a/＞/o/。总结可得，实验组和对照组的不同元音在 NVN 类音节中的鼻音率表现不完全一致，鼾症儿童 NVN 类音节中韵尾 /n/ 的鼻音率均高于韵尾 /ŋ/ 这一规律与正常儿童的相符，前接不同元音时韵尾的鼻音率表现除声母为 /n/ 时韵尾 /ŋ/ 的表现规律与正常儿童不同，其他都相符合。

综上可知，鼾症儿童发音鼻音率高于正常儿童，两组数据之间存在显著性差异。但有几组数据不存在显著性差异，分别是 V 类音节中的元音 /a/，VN 类音节中后接鼻音韵尾 /ŋ/ 的元音 /a/ 及鼻音韵尾 /n/、/ŋ/，NV 类音节中与元音 /i/、/y/ 组合的声母 /n/，以及 NVN 类音节中前接元音 /a/、/i/ 时的鼻音韵尾 /n/。就组内音素的鼻音率表现规律而言，鼾症儿童与正常儿童的鼻音率表现规律部分相符，但并不完全一致。

# 第四章　鼻音的空气动力学特征

鼻音空气动力学特征与鼻音声学特征都是鼻音最常分析的特征。主要有两种鼻音度（nasality）特征量化方法：空气动力学鼻音度和声学鼻音度。相应地有两种类型的实验设备：分开口鼻测量鼻音相对音强的称为鼻音计，有隔板型和面罩型；分开口鼻测量鼻音相对气流强度的称为鼻流计，有压差型和加速度型。为避免混乱，文中统一按上述区分术语。本章以天水方言的鼻音声母和阻塞性睡眠呼吸暂停患者的两种鼻音度研究为例，着重探究空气动力学鼻音度问题。

## 4.1　正常气道鼻音空气动力学特征

本节以 NV 型、NVN 型音节中的鼻辅音为主要研究对象，分析天水方言三个鼻音声母 /m/、/ɳ/、/ŋ/ 和鼻音韵尾 /ŋ/ 的空气动力学鼻音率及对应的声学鼻音率。一般地，鼻音的产生是由声道的口腔部分在某处受到堵塞，同时软腭下降，打开鼻腔通路，由声带振动而产生的带声声源主要经过鼻腔共鸣之后从鼻孔辐射出来。从语音发音生理机制来解释，/m/、/ɳ/、/ŋ/ 这三个声母因口腔内受阻不同，气流由肺部呼出，流经声门达腭咽处，口腔受阻完全闭塞，气流只由鼻腔释放。

### 4.1.1　天水方言鼻音声母的鼻音度

本节主要研究天水方言鼻音声母 /m/、/ɳ/、/ŋ/ 在 NV 和 NVN 型音节中的鼻音度情况，包括后接不同元音及三种声调对鼻声母鼻音度的影响。

#### 4.1.1.1　NV 型音节中鼻音声母的鼻音度

对天水方言中鼻音与单元音组合 /ma/、/mi/、/mɛ/、/mu/、/mɔ/、/ŋɛ/、/ŋɔ/、/ŋi/ 这 8 个音节中的鼻音声母的鼻音率和鼻流率分别提取最大值、最小值、均值。经过统计分析得到如下数据，详见表 4–1、4–2 所示：

表 4–1　NV 型音节中鼻音声母的鼻音度（%）

| | 鼻音率 | | | 鼻流率 | | |
|---|---|---|---|---|---|---|
| | 最大值 | 最小值 | 均值 | 最大值 | 最小值 | 均值 |
| m | 93.2 | 67.3 | 88.7（3.5） | 100 | 70.6 | 93.4（7.2） |
| ɳ | 93.9 | 76.1 | 88.6（5.6） | 100 | 87.1 | 97.7（3.0） |
| ŋ | 94.3 | 73.9 | 88.2（4.4） | 100 | 97.3 | 99.7（0.6） |

表 4–2　NV 型音节中后接不同元音的鼻音声母的鼻音度（%）

| | 鼻音率 | | | 鼻流率 | | |
|---|---|---|---|---|---|---|
| | 最大值 | 最小值 | 均值 | 最大值 | 最小值 | 均值 |
| m（a） | 93.2 | 88.5 | 90.3（1.5） | 100 | 87.9 | 98.2（3.2） |
| m（i） | 93.2 | 79.4 | 88.7（3.1） | 100 | 71.9 | 87.2（7.9） |
| m（ɛ） | 93.0 | 87.8 | 90.8（1.6） | 100 | 91.1 | 97.1（2.2） |
| m（ɔ） | 91.8 | 83.2 | 88.6（2.2） | 100 | 80.8 | 94.2（5.5） |
| m（u） | 91.1 | 67.3 | 85.8（5.8） | 100 | 70.6 | 86.7（9.6） |
| ŋ（ɛ） | 94.3 | 81.3 | 89.8（3.4） | 100 | 97.3 | 99.5（0.9） |
| ŋ（ɔ） | 91.2 | 73.9 | 86.8（4.6） | 100 | 100 | 100（0.0） |
| ɳ（i） | 93.9 | 76.1 | 88.6（5.6） | 100 | 87.1 | 97.7（3.0） |

从表 4–1 可以看出，天水方言语音中，三个鼻辅音的鼻音率和鼻流率各自的数值差距都不是太大，鼻音声母的鼻音率值没有太大差异由大到小依次排序为：/m/＞/ɳ/＞/ŋ/。鼻流率表现出明显不同，从高到低依次排序为：/ŋ/＞/ɳ/＞/m/。鼻辅音的鼻音率值都在 85% 以上，鼻流率值都在 90% 以上。从表 4–2 中的数据发现，NV 型音节中鼻音声母的鼻音率范围在 85%—95% 之间，

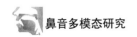

鼻流率范围在 85%—100% 之间。后接元音会影响鼻音声母的鼻音度，鼻音率和鼻流率一致表现为在低元音前的鼻音声母鼻音度高于在高元音前的，如声母是 /m/ 时，受不同元音影响，鼻音声母鼻音率的大小顺序为：/m(ε)/>/m(a)/>/m(i)/>/m(ɔ)/>/m(u)/。鼻流率由高到低依次排序为：/m(a)/>/m(ε)/>/m(ɔ)/>/m(i)/>/m(u)/。排序显示，声母 /m/ 的鼻音率和鼻流率的变化趋向基本一致；也反映出，后接元音的发音部位与鼻音声母的发音部位距离越大，它对鼻声母的影响就越小。因为在天水方言音中，能与声母 /ŋ/、/ɳ/ 相拼的单元音很有限，所以不能如 /m/ 那样去做比较。从表 4-2 中相同元音不同声母的数据可以看出，鼻音率和鼻流率都有 /ŋ(ε)/>/m(ε)/、/m(i)/>/ɳ(i)/；这同样也反映了鼻声母与后接元音的发音部位的空间距离相对越大，元音对声母的影响越小。

总的来说，天水方言音 NV 型音节中鼻音声母后接不同元音时，鼻音率和鼻流率都有不同程度的减小，说明鼻音在后接元音的影响下，受到了一定程度的弱化。弱化程度的大小取决于后接元音与鼻音两者发音部位的空间距离。

我们对 NV 型音节三种声调下的鼻音度做了均值统计，得到如表 4-3 中的数据。

表 4-3　NV 型音节不同声调下后接不同元音鼻音声母的鼻音度（%）

| | 鼻音率 | | | 鼻流率 | | |
|---|---|---|---|---|---|---|
| | 平声 | 上声 | 去声 | 平声 | 上声 | 去声 |
| m(a) | 89.6(7.0) | 88.6(6.6) | 90.1(6.3) | 98.3(2.7) | 97.4(2.3) | 97.7(2.8) |
| m(i) | 91.6(3.9) | 90.1(4.0) | 88.8(5.4) | 96.2(4.5) | 95.3(4.8) | 93.9(5.7) |
| m(ε) | 90.5(5.9) | 90.5(4.4) | 91.5(4.3) | 96.2(2.6) | 95.3(8.3) | 93.9(5.6) |
| m(ɔ) | 89.7(5.6) | 86.3(6.3) | 88.0(7.0) | 97.9(2.9) | 98.0(3.8) | 97.3(4.0) |
| m(u) | 83.8(7.6) | 81.6(8.5) | 81.9(7.9) | 89.7(6.7) | 90.4(7.3) | 90.6(7.0) |
| ŋ(ε) | 90.8(4.2) | 92.4(4.0) | 93.1(3.4) | 100.0(0.0) | 99.9(0.2) | 100.0(0.0) |
| ŋ(ɔ) | 92.0(4.4) | 90.9(4.1) | 88.8(5.9) | 99.0(1.3) | 100.0(0.0) | 100.0(0.0) |
| ɳ(i) | 92.1(5.5) | 92.1(5.0) | 91.4(6.7) | 97.6(2.5) | 97.8(2.9) | 97.5(3.9) |

声调对鼻音率的影响总的来看，上声音节中鼻音声母的鼻音率较低，平声的较高，去声的鼻音率高低不稳定，一般高于或次于平声。声调对鼻音声母的鼻流率的影响存在一定的随机性。

#### 4.1.1.2　NVN 型音节中鼻音声母的鼻音度

在与不同元音组合时，通过对 NVN 型音节中鼻音声母的鼻音度做最大值、最小值、均值、标准差的统计，我们可以观察鼻音声母的鼻音度范围及不同元音对鼻音声母鼻音度的影响。

表 4–4　NVN 型音节中鼻音声母的鼻音度（%）

| | 鼻音率 | | | 鼻流率 | | |
|---|---|---|---|---|---|---|
| | 最大值 | 最小值 | 均值 | 最大值 | 最小值 | 均值 |
| m | 98.2 | 70.3 | 88.2(6.7) | 100 | 99.9 | 100 |
| ŋ̩ | 97.7 | 78.3 | 91.3(4.6) | 100 | 100 | 100 |
| ŋ | 98.7 | 73.9 | 91.9(5.1) | 100 | 100 | 100 |

表 4–5　NVN 型音节中与不同元音组合时鼻音声母的鼻音度（%）

| | 鼻音率 | | | 鼻流率 | | |
|---|---|---|---|---|---|---|
| | 最大值 | 最小值 | 均值 | 最大值 | 最小值 | 均值 |
| m(ã) | 96.8 | 80.8 | 88.7(4.1) | 100 | 99.9 | 99.9(0.2) |
| m(ãŋ) | 97.1 | 74.2 | 88.8(5.3) | 100 | 100 | 100(0.1) |
| m(iŋ) | 98.3 | 79.6 | 89.8(4.5) | 100 | 99.0 | 99.0(0.3) |
| m(əŋ) | 96.8 | 73.3 | 87.4(4.7) | 100 | 99.9 | 99.9(0.2) |
| ŋ(ã) | 99.4 | 81.2 | 91.0(4.3) | 100 | 100 | 100(0.0) |
| ŋ(əŋ) | 96.6 | 81.8 | 90.8(4.7) | 100 | 100 | 100(0.0) |
| ŋ̩(iŋ) | 97.7 | 86.4 | 92.7(3.3) | 100 | 100 | 100(0.0) |

表 4–4 和表 4–5 中的鼻音度值数据可以观察到，NVN 型音节中鼻音声母的鼻音率范围在 88%—92% 之间。三个鼻音声母的鼻流率几乎没有差异，均达到 100% 左右，也就是说在 NVN 型音节中这三个鼻音声母发音时的鼻气流

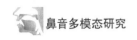
强度一样且都很强。它们的鼻音率有所区别，从高到低依次排序为：/ŋ/＞/ɳ/＞/m/。这与 NV 型音节中鼻音声母鼻流率大小的次序相同。

表 4-6　NVN 型音节不同声调下鼻音声母的鼻音度（%）

| | 鼻音率 | | | 鼻流率 | | |
|---|---|---|---|---|---|---|
| | 平声 | 上声 | 去声 | 平声 | 上声 | 去声 |
| m(ã) | 87.7（5.0） | 89.0（3.6） | 89.5（3.7） | 99.9（0.3） | 99.9（0.3） | 100（0.0） |
| m(ãŋ) | 89.4（6.0） | 88.3（4.6） | — | 100（0.1） | 100（0.0） | — |
| m(iŋ) | 91.5（3.7） | 88.6（5.4） | 89.5（4.2） | 99.8（0.5） | 100.0（0.0） | 99.9（0.3） |
| m(ŋ) | 87.7（7.3） | 87.4（4.7） | 87.1（4.3） | 100（0.0） | 99.9（0.3） | 99.9（0.3） |
| ŋ(ã) | 90.9（3.7） | 90.3（5.8） | 91.7（3.3） | 100（0.0） | 100（0.0） | 100（0.0） |
| ŋ(əŋ) | 90.8（4.7） | — | — | 100（0.0） | 100（0.0） | 100（0.0） |
| ɳ(iŋ) | 91.8（3.3） | — | 93.5（3.2） | 100（0.0） | — | 100（0.0） |

从表 4-6 可见，声调对 NVN 型音节中鼻音声母的鼻音率有一定的影响，上声音节中声母鼻音度一般是最低的。去声音节的鼻音率在 /ŋ(ã)/、/m(ã)/ 音节中比平声的高，在 /m(iŋ)/、/m(iŋ)/ 音节中比平声低。反之，声调对鼻流率的影响不大，三种声调下鼻音声母的鼻流率均接近或达到 100%.

### 4.1.2　天水方言鼻韵尾的鼻音度分析

普通话有 /n/、/ŋ/ 两个鼻韵尾，而天水方言中没有前鼻韵尾 /n/，只有后鼻韵尾 /ŋ/。天水人讲普通话时前后鼻音不分，原因就在于此。与鼻韵尾相拼的单元音韵母主要有 /ɑ/、/i/、/ə/、/u/、/y/，本节考察天水方言鼻音尾在 VN 和 NVN 型音节中的鼻音度情况，以及不同单元音及三种声调对鼻尾鼻音度的影响。

#### 4.1.2.1　（C）VN 型音节鼻音尾的鼻音度

我们通过对（C）VN 型音节中前接不同元音和不同声调下鼻音韵尾的鼻音度做统计分析，来观察元音、声调对鼻尾鼻音度的影响。

表 4–7　（C）VN 型音节前接不同元音鼻韵尾的鼻音度（%）

| | 鼻音率 | | | 鼻流率 | | |
|---|---|---|---|---|---|---|
| | 最大值 | 最小值 | 均值 | 最大值 | 最小值 | 均值 |
| （Cɑ)-ŋ | 90.7 | 23.4 | 58.8（9.0） | 82.9 | 25.3 | 57.4（12.2） |
| （Ci)-ŋ | 92.8 | 52.0 | 75.6（9.9） | 96.8 | 27.8 | 69.5（15.3） |
| （Cə)-ŋ | 92.9 | 53.0 | 79.1（9.0） | 92.9 | 31.1 | 68.2（11.9） |
| （Cu)-ŋ | 94.6 | 47.7 | 74.5（9.4） | 94.8 | 41.6 | 69.4（12.5） |
| （Cy)-ŋ | 90.6 | 50.6 | 74.0（10.3） | 89.5 | 37.9 | 69.3（14.2） |

从表 4–7 来看，（C）VN 型音节中鼻音尾的鼻音率范围主要分布在 70%—80% 之间，鼻流率范围主要分布在 57%—70% 之间。鼻音度的标准差说明鼻尾的发音存在较大的人际差异，尤其表现在鼻音率上。最大值和最小值表现鼻尾鼻音度的变动范围，鼻音度最大值能达到 90%，最小值分布在鼻化范围内，由此可直观看出，鼻尾存在弱化、脱落的情况。前接元音不同，对鼻尾的鼻音度有一定的影响。分别来看，就鼻音率而言，鼻音度从大到小依次排序为：/（ə)-ŋ/＞/（i)-ŋ/＞/（u)-ŋ/＞/（y)-ŋ/＞/（ɑ)-ŋ/。从鼻流率来看，除元音 /ɑ/ 后接鼻尾的鼻音度最低，其他各元音后鼻尾的鼻音度相差不大，从均值来看表现为高元音后鼻韵尾鼻音度大，低元音后接鼻尾鼻流率低，鼻尾鼻流率从大到小依次排序为：/（i)-ŋ/＞/（u)-ŋ/＞/（y)-ŋ/＞/（ə)-ŋ/＞/（ɑ)-ŋ/。

在 SPSS 中用 Kruskal-Wallis 检验考察（C）VN 音节中前接元音对鼻韵尾的影响，结果显示 Sig=0.000＜0.05。进一步对这四个音节中鼻韵尾的鼻音率和鼻流率进行事后多重比较。对鼻音率数据的统计分析结果显示：/（ɑ)-ŋ/和 /（y)-ŋ/ 之间存在显著性差异（Sig=0.00＜0.05），/（ɑ)-ŋ/ 和 /（u)-ŋ/ 之间存在显著性差异（Sig=0.00＜0.05），/（ɑ)-ŋ/ 和 /（i)-ŋ/ 之间存在显著性差异（Sig=0.00＜0.05），/（ɑ)-ŋ/ 和 /（ə)-ŋ/ 之间存在显著性差异（Sig=0.00＜0.05），/（y)-ŋ/ 和 /（u)-ŋ/ 之间不存在显著性差异（Sig=1.000＞0.05），/（y)-ŋ/ 和 /（i)-ŋ/ 之间不存在显著性差异（Sig=1.00＞0.05），/（y)-ŋ/ 和

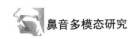

/（ə）-ŋ/ 之间存在显著性差异（Sig=0.007＜0.05），/（u）-ŋ/ 和 /（i）-ŋ/ 之间不存在显著性差异（Sig=1.000＞0.05），/（u）-ŋ/ 和 /（ə）-ŋ/ 之间存在显著性差异（Sig=0.001＜0.05），/（u）-ŋ/ 和 /（ə）-ŋ/ 之间存在显著性差异（Sig=0.021＜0.05）。可见，前接元音舌位高低不同，鼻尾在鼻音率上存在显著性差异，也就是说，天水方言鼻韵尾的鼻音率大小主要与前接元音舌位的高低有关。对鼻流率数据的统计分析后的结果与鼻音率大致相同：/（ɑ）-ŋ/ 与 /（y）-ŋ/、/（i）-ŋ/、/（u）-ŋ/、/（ə）-ŋ/ 之间均存在显著性差异（Sig=0.00＜0.05），/（y）-ŋ/、/（u）-ŋ/、/（y）-ŋ/ 和 /（ə）-ŋ/ 两两之间不存在显著性差异（Sig=1.000＞0.05）。可见，前接元音舌位高低不同，鼻尾在鼻流率上也存在显著性差异。

综上，天水方言鼻尾的鼻音度主要表现为前接高元音鼻音度比低元音高，鼻尾鼻音度受前接元音舌位高低影响较大。

按声调的不同对（C）VN 型音节中鼻尾的鼻音度做均值计算，得到数据如表 4-8 所示：

表 4-8　（C）VN 型音节不同声调下鼻韵尾的鼻音度（%）

|  | 鼻音率 | | | 鼻流率 | | |
|---|---|---|---|---|---|---|
|  | 平声 | 上声 | 去声 | 平声 | 上声 | 去声 |
| （Cɑ）-ŋ | 72.0（9.1） | 72.2（9.1） | 72.0（9.0） | 54.7（12.3） | 56.3（11.2） | 60.3（12.0） |
| （Ci）-ŋ | 78.2（10.6） | 72.0（9.4） | 79.4（7.9） | 70.0（15.6） | 66.2（13.6） | 71.6（16.2） |
| （Cə）-ŋ | 80.6（9.0） | 76.8（9.5） | 81.8（7.7） | 67.7（10.5） | 66.1（12.7） | 71.3（11.0） |
| （Cu）-ŋ | 78.5（8.6） | 73.3（11.6） | 79.7（8.1） | 66.9（12.5） | 68.3（12.1） | 73.0（12.8） |
| （Cy）-ŋ | 77.9（9.4） | 71.8（11.3） | 77.1（9.8） | 67.4（14.8） | 68.7（13.7） | 72.9（13.5） |

由表 4-8 看到，（C）VN 型音节中鼻韵尾的鼻音度在不同声调下表现出一定的差异。三种声调中，鼻音率和鼻流率都表现为去声鼻音度最大，上声最低，平声低于去声或与去声相当。但这种影响不具有普遍性，/ɑ-ŋ/ 音节中不同声调下鼻尾的鼻音率没有明显差异。

### 4.1.2.2 NVN 型音节鼻韵尾的鼻音度

通过对 NVN 型音节中鼻音韵尾的鼻音度做最大值、最小值、均值、标准差的统计，我们可以观察鼻韵尾的鼻音度范围及不同元音对鼻音韵尾鼻音度的影响。

表 4-9 NVN 型音节鼻韵尾的鼻音度（%）

| | 鼻音率 | | | 鼻流率 | | |
|---|---|---|---|---|---|---|
| | 最大值 | 最小值 | 均值 | 最大值 | 最小值 | 均值 |
| （ma）-ŋ | 83.1 | 32.9 | 52.1（13.5） | 77.4 | 36.1 | 53.1（11.1） |
| （mi）-ŋ | 85.1 | 51.4 | 73.9（8.3） | 96.0 | 30.8 | 69.4（18.6） |
| （mə）-ŋ | 90.6 | 63.4 | 81.5（7.0） | 87.3 | 31.5 | 67.2（14.4） |
| （ŋə）-ŋ | 90.2 | 65.9 | 81.5（8.4） | 84.9 | 65.9 | 76.3（7.4） |
| （ŋi）-ŋ | 91.4 | 55.7 | 79.3（11.7） | 81.4 | 57.2 | 74.0（7.9） |
| （NV）-ŋ | 91.3 | 32.9 | 72.5（14.7） | 96.0 | 30.8 | 67.1（15.3） |

观察表 4-9 中数据，可以看到 NVN 型音节中鼻尾的鼻音率的分布范围在 52%—82% 左右，鼻流率的分布范围在 53%—77% 左右。从标准差来看，鼻尾的发音存在较大的人际差异，最大值和最小值的来看，鼻尾的鼻音度变动范围较大，意味着 NVN 音节中的鼻尾也存在弱化和脱落的情况。从整体数据来看，元音 /i/ 后的鼻尾，鼻音率最高，在不同元音组合时，鼻尾的鼻音度会不同。/a/ 后接鼻尾的鼻音度最低。从鼻音率而言，与不同元音组合时鼻韵尾的鼻音率从大到小依次排序为：/（mə）-ŋ/、/（ŋə）-ŋ/＞/（ŋi）-ŋ/＞/（mi）-ŋ/＞/（ma）-ŋ/；从鼻流率来看，鼻尾的鼻流率从大到小依次排序为：/（ŋə）-ŋ/＞/（ŋi）-ŋ/＞/（mi）-ŋ/＞/（mə）-ŋ/＞/（ma）-ŋ/。和（C）Vŋ 音节鼻音率和鼻流率的排序相比，元音 /a/ 后鼻尾的鼻音度都比较低，这表明 /a/ 后的鼻尾存在较明显的弱化和脱落。

总的来看，在 NVN 型音节中，与元音 /ə/、/i/ 组合后接鼻尾 /ŋ/ 的鼻音度都很高，/a/ 后鼻韵尾的鼻音度最低。

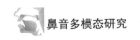

我们对除 /ŋəŋ/（只有平声调）之外的其他四个音节鼻韵尾的三种声调下鼻音度做统计分析，得到数据如表4—10所示：

表4—10　NVN型音节不同声调下鼻韵尾的鼻音度（%）

| | 鼻音率 | | | 鼻流率 | | |
|---|---|---|---|---|---|---|
| | 平声 | 上声 | 去声 | 平声 | 上声 | 去声 |
| (ma)-ŋ | 57.9(13.8) | 46.3(11.1) | — | 56.1(13.0) | 50.1(8.7) | — |
| (mi)-ŋ | 76.6(6.4) | 70.2(11.2) | 74.9(6.3) | 70.6(23.1) | 64.1(16.3) | 73.5(16.7) |
| (mə)-ŋ | 82.4(5.8) | 79.3(4.2) | 82.8(9.0) | 65.7(12.0) | 61.3(18.5) | 77.0(7.3) |
| (ɳi)-ŋ | 78.6(6.9) | — | 83.4(5.9) | 73.7(5.2) | — | 75.9(7.7) |
| (NV)-ŋ | 76.7(12.4) | 64.3(17.2) | 80.1(8.0) | 68.1(14.4) | 58.0(15.3) | 75.5(10.8) |

观察表4—10数据，可以看到声调对NVN型音节中鼻韵尾的鼻音度有一定的影响，鼻音率和鼻流率呈现出一致性规律，一般是去声的鼻音度最大，平声次之，上声最小。男性发音人M3发 /m(i)ŋ/ 时测得的三个音节的鼻尾鼻流率在30%—40%左右，低于其他几位发音鼻尾鼻音度值，鼻音率也比较低，在50%—60%之间，说明该发音人在发 /m(i)ŋ/ 这一音节时鼻尾弱化，也说明不同发音人在发同一音节时也会存在鼻化度强弱差异。

## 4.1.3　小结

通过考察NV和NVN音节中鼻音声母的鼻音度可得出如下结论：/ŋ/ 的鼻音度最大，/ɳ/ 的次之、/m/ 最小。NV型音节中鼻音声母的鼻音率范围鼻辅音的鼻音率值主要分布在85%以上，鼻流率值一般在90%以上。NVN型音节中鼻音声母的鼻音率范围在88%—92%之间。三个鼻音声母的鼻流率几乎没有差异，均在100%左右。张磊（2012）也发现鼻音的鼻音度大小与鼻音的发音部位相关，/ŋ/ 的成阻部位是舌根，气流就可以完全进到鼻腔里，所以鼻化度就比较大，而 /n/、/m/ 的成阻部位分别在齿龈和双唇，发音部位靠前，鼻化度不及 /ŋ/ 大。

我们对 NV、NṼ、NVN 型音节中鼻声母 /ŋ/、/ȵ/、/m/ 的鼻音率和鼻流率做了总体统计，绘制出图 4–1，以观察鼻音声母鼻音度的整体情况。

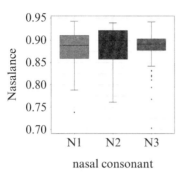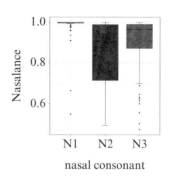

**图 4–1　鼻音声母鼻音率（左）、鼻流率（右）箱线图**

从图 4–1，我们可以直观地看到鼻音声母 N1-/ŋ/、N2-/ȵ/、N3-/m/ 的鼻音率和鼻流率的具体变化有一些差异，正如以上得到的实验结果显示的，三个声母鼻音率的均值相差不大，而鼻流率则不同，鼻音声母 /ŋ/ 的鼻流率显著高于 /ȵ/、/m/。

天水方言鼻音声母的特征表现为：天水方言鼻音声母的时长集中在 50 ms 左右，鼻音声母鼻音度主要集中分布在 87%—93% 之间。

我们还探讨了天水方言 /l/ 的音位变体情况。天水方言边音 /l/ 的鼻音度较高，在性别因素上，女性发边音时的鼻音度高于男性。边音的鼻音度变动范围较大，我们以纯口元音、鼻化元音、鼻音的鼻音度范围做参考标准，从鼻音度的整体表现、音际和人际差三方面分析，认为天水方言 /l/ 存在鼻音变体 /n/、鼻化变体 /ɬ/、边音变体 /l/ 三种形式，一般鼻化变体 /ɬ/ 多出现在元音 /ɛ/、/ɔ/、/u/ 前。

最后，对天水方言鼻韵尾 /ŋ/ 的鼻音度进行考查。在 CVN 音节中，VN 型音节中鼻音尾的鼻音率分布范围主要在 70%—80% 之间，鼻流率分布范围主要在 57%—70% 之间；在 NVN 型音节中鼻音尾的鼻音率分布范围主要在 52%—82% 左右，鼻流率的分布范围主要在 53%—77% 左右。可以看到，/ɑ/

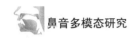

在 NVN 音节后鼻尾的鼻音度的分布范围变大。我们对 VN、NVN 型音节中前接不同元音时鼻声母 /ŋ/ 的鼻音率和鼻流率做了总体统计,绘制出图 4–2,以观察鼻韵尾鼻音度的整体情况。

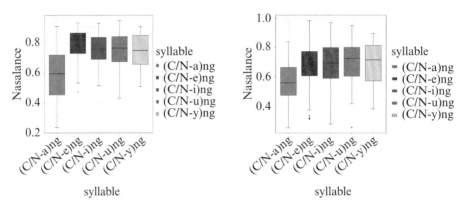

图 4–2　天水方言鼻音韵尾鼻音率(左)鼻流率(右)箱线图

从图 4-2 我们可以直观地看到,前接不同元音时鼻韵尾鼻音率和鼻流率表现基本一致:鼻尾在 /(C/N-ə)-ŋ/、/(C/N-i)-ŋ/、/(C/N-u)-ŋ/、/(C/N-y)-ŋ/ 音节中比在 /(C/Nɑ)-ŋ/ 的鼻音度高。而不同表现在:鼻音率中鼻尾在 /(C/N-ə)-ŋ/ 中最高,鼻流率中鼻尾在 /(C/N-u)-ŋ/ 音节中最高。

天水方言鼻音韵尾的特征表现在:鼻音度分布范围基本在 65%—90% 左右,元音 /i/、/u/、/y/ 后接鼻尾鼻音度高,/ɑ/ 后鼻尾鼻音度的分布范围比较广泛,不及其他元音后鼻尾那么稳定。这一结果也符合董少文(1955)所述 [a] 后的鼻音韵尾 [n]、[ŋ] 比较弱,其他元音后的鼻音韵尾比较显著的结论。声调对于鼻尾的鼻音度有一定影响,上声音节中鼻尾的鼻音率和鼻流率都表现为最低,上声调音节中 /ɑ/ 后的鼻尾的鼻音度最低。

## 4. 2　狭小气道鼻音空气动力学特征

阻塞性睡眠呼吸暂停(obstructive sleep apnea,简称 OSA)是睡眠时上气道软组织反复塌陷阻塞引起的呼吸暂停和通气不足。大多数 OSA 患者存在上气道解剖结构异常的情况。与正常人相比，OSA 患者的语音表现出共鸣特征差异，OSA 患者言语信号的异常变化可以作为评价疾病严重程度的特征性信息。目前已有研究人员对不同呼吸暂停低通气指数（apnea hypopnea index，简称 AHI）的 OSA 患者进行语音分析，评估 OSA 患者的嗓音状态和发声功能，辅助判断病情程度。有研究依据 OSA 儿童的鼻气流量判断病情的严重性，发现鼻气流能为定位堵塞平面提供帮助。针对在成人 OSA 语音辅助定位清醒状态下狭窄平面、预测睡眠状态下可能塌陷的阻塞平面的研究中的空白，作者希望通过分析 OSA 患者的鼻流量和鼻流率的变化特点，探讨其影响因素，探索语音辅助诊断 OSA、定位易发生阻塞平面的有效参数，为开发无创精准定位定量的诊断工具提供新方向。

### 4.2.1　材料与方法

#### 4.2.1.1　研究对象

纳入标准：选取以睡眠打鼾伴夜间呼吸暂停为主诉就诊，住院经多导睡眠图（polysomnography，简称 PSG）确诊的 66 例 OSA 患者纳入研究组。其中，12 例轻度（$5 \leq AHI < 15$），16 例中度（$15 \leq AHI < 30$），36 例重度（$AHI \geq 30$），13 例单纯 OSA 对照组（$AHI < 5$）。

排除标准：排除有咽喉部手术史、颌面部畸形、患上呼吸道肿瘤、神经肌肉疾病等。详参表 4–11。

表 4–11　各组一般资料

| 项目 | 对照组 | 轻度组 | 中度组 | 重度组 |
|---|---|---|---|---|
| 例数 | 13 | 12 | 16 | 36 |
| 性别（男/女） | 33/2 | 38/3 | 16/0 | 34/2 |
| 年龄（岁） | 39.6±9 | 39.8±11.2 | 41.44±11.39 | 38.28±9.63 |

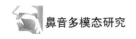

（续表）

| 项目 | 对照组 | 轻度组 | 中度组 | 重度组 |
|---|---|---|---|---|
| AHI（次/小时） | 2.97±1.32 | 8.74±2.17 | 22.95±4.78 | 59.85±17.96 |
| BMI（千克/平方米） | 26.8±2.9 | 27.5±3.6 | 27.14±3.13 | 26.66±2.55 |
| 最低血氧饱和度（%） | 75.54±11.15 | 76.15±9.06 | 82.19±5.96 | 73.28±9.09 |
| 颈围（厘米） | 38.57±2.88 | 38.46±2.82 | 38.56±2.18 | 38.61±2.94 |

#### 4.2.1.2　鼻辅音鼻流数据测试方法

实验研究经复旦大学附属眼耳鼻喉科医院伦理委员会审理批准，主试由上海师范大学语言研究所语言学及应用语言学专业硕士生担任，发音人为复旦大学附属眼耳鼻喉科医院 OSA 患者。在测试前统一说明测试方法及具体步骤、介绍仪器的规范方法，让患者提前熟悉测试材料并签署知情同意书。

#### 4.2.1.3　测试字表

选用声母 /m/，与韵母 /a、o、i、u、ai、ei、ao/ 相拼，配合不同的声调，共 24 个单字。详参表 4–12。

表 4–12　发音字表

| | a | o | i | u | ai | ei | ao |
|---|---|---|---|---|---|---|---|
| m | 妈麻马骂 | 摸膜抹墨 | 咪迷米 | 模母木 | 埋买卖 | 没每妹 | 猫毛卯帽 |

#### 4.2.1.4　鼻气流采集方法

使用 Rose Medical Solutions Ltd. 生产的双模鼻流计 SNORS，SNORS 能够检测说话期间的鼻腔和口腔气流，提供对腭咽功能的非侵入性客观评估。用配套的 icSpeech 软件记录测试期间的声音、气流信号。使患者保持自然、舒适的坐姿朗读单字字表，发出语音期间戴严面罩，罩住口鼻，避免漏气。双腔面罩将口鼻隔开分成两个部分，硅胶材质密封说话期间的鼻腔和口腔气流，以此实现发出语音期间的语音空气动力学分析。

#### 4.2.1.5　鼻流参数分析方法

用 praat 软件将 NV 音节单字的鼻音段标出，鼻音的一二共振峰频率比较低，颜色比较浅，鼻音与元音结合，会在高共振峰处有转轨，再结合听感，尽可能准确地将鼻音与元音区分开。利用 python 程序提取出整个鼻辅音段在 icSpeech Professional 软件中对应的 nasal airflow intensity 的最大值和平均值，nasal airflow intensity 为面罩内置空气流量传感器检测到的低通滤波后的鼻气流量，能够检测到非常轻微的鼻气流变化。鼻流率即空气动力学鼻音度，计算公式为 n/（n+o）×100%（n 代表鼻流量，o 代表口流量，反映鼻腔气流占总气流的百分比），鼻流率在 0%—100% 之间，数值越大鼻化程度越高，能够反映鼻咽闭合的能力，评估鼻腔共鸣功能。发鼻辅音时，软腭下垂，气流经鼻腔流出，口腔气流极小，本研究不过多关注口腔气流。

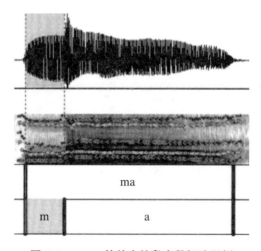

**图 4-3　praat 软件中的鼻音段标注示例**

#### 4.2.1.6　统计方法

在 SPSS 26 统计软件中，对各项指标进行统计学分析。正态分布的计量资料用 $\mu \pm \sigma$ 表示，组间比较采用独立样本 t 检验；非正态分布的资料用 M（IQR）表示，组间比较用 mann-whitney 方法进行非参数检验，用 spearman 秩相关进行双变量相关分析得出相关系数。$p < 0.05$ 表示差异有统计学意义。

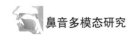

### 4.2.2 实验结果

#### 4.2.2.1 坐位单字 NV 音节中鼻音段的鼻气流

如表 4–13 所示，对照组的最大鼻流量数值最高，轻度组、中度组、重度组的最大鼻流量依次递减，对照组的最大鼻流量分别与轻度组、中度组、重度组的最大鼻流量表现出显著差异（$p < 0.05$）。在研究组内，即轻度组、中度组、重度组之间两两比较无显著差异。

表 4–13　OSA 组与对照组 NV 音节鼻音段最大鼻流量比较结果（%）

| 组别 | 最大鼻流量 | p 值 |
|---|---|---|
| 对照组 | 13.74 ± 7.60 | |
| 轻度组 | 6.91 ± 3.22 | 0.008 |
| 中度组 | 6.27 ± 2.65 | 0.001 |
| 重度组 | 5.77 ± 2.96 | <0.001 |

表 4–14　OSA 组与对照组 NV 音节鼻音段最大鼻流率比较结果（%）

| 组别 | 最大鼻流率 | p 值 |
|---|---|---|
| 对照组 | 96.21（2.39） | |
| 轻度组 | 88.48（9.83） | 0.001 |
| 中度组 | 87.78（16.24） | <0.001 |
| 重度组 | 89.14（14.53） | <0.001 |

如表 4–14 所示，单纯鼾症对照组最大鼻流量数值最大，轻、中、重度三组的最大鼻流率数值十分接近，OSA 三组的最大鼻流率两两之间不具有统计学意义的差异，对照组最大鼻流率分别与轻、中、重度组最大鼻流率的差异具有统计学意义。

#### 4.2.2.2 NV 音节元音段鼻流分析

如表 4–15 所示，NV 音节元音段的最大鼻流量，对照组最大，轻度组、中度组、重度组的最大鼻流量显示出逐渐变小的规律，最大鼻流量轻度组＞中度组＞重度组，对照组与轻度组、中度组、重度组最大鼻流量的差异具有统计学意义（p＜0.05）。轻度组、中度组、重度组三者之间的最大鼻流量无显著差异（p＞0.05）。

表 4–15　OSA 组与对照组元音段所有音节鼻流量比较结果（％）

| 组别 | 最大鼻流量 | p 值 |
|------|-----------|------|
| 对照组 | 6.61（6.99） | |
| 轻度组 | 4.69（6.83） | ＜0.00 |
| 中度组 | 4.61（6.03） | ＜0.00 |
| 重度组 | 4.22（5.40） | ＜0.001 |

表 4–16　OSA 组与对照组元音段鼻流率比较结果（％）

| 组别 | 平均鼻流率 | p 值 | 最大鼻流率 | p 值 |
|------|-----------|------|-----------|------|
| 对照组 | 44.13（26.90） | | 49.29（19.99） | |
| 轻度组 | 35.06（23.29） | ＜0.001 | 43.79（23.75） | ＜0.00 |
| 中度组 | 33.46（23.72） | ＜0.00 | 42.43（19.33） | ＜0.001 |
| 重度组 | 35.16（24.21） | ＜0.00 | 42.54（20.78） | ＜0.00 |

如表 4–16 所示，OSA 患者轻、中、重度组的平均鼻流率和最大鼻流率都十分接近，三组之间无显著差异。对照组的平均鼻流率和最大鼻流率与轻、中、重度组的平均鼻流率和最大鼻流率显示出具有统计学意义的差异。

## 4.3　讨论

OSA 发生、发展的主要机制与气道坍塌导致的咽腔内空气动力学异常相关。OSA 患者气道明显小于正常值，鼻腔狭窄导致上气道狭窄，舌体和咽侧壁的体积增加是导致气道狭窄的主要解剖因素。气道狭窄，气道阻力升高，通

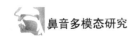

过的鼻流量小。实验结果显示，单纯鼾症组 NV 音节鼻音段的最大鼻流量数值最高，轻度组、中度组、重度组的最大鼻流量依次递减，单纯鼾症对照组的最大鼻流量分别与轻度组、中度组、重度组的最大鼻流量表现出显著差异。提示我们，OSA 组的上气道发生不同程度的病变，出现狭窄部位，对上气道产生不同程度的阻塞，气道狭窄，阻力大，鼻流量随着病情的加重，逐渐降低。

将所有元音音节放在一起进行统计学检验发现，轻度组、中度组、重度组 NV 音节元音段的最大鼻流量、平均鼻流率和最大鼻流率均低于单纯鼾症对照组，差异有统计学意义，轻度组、中度组、重度组之间两两比较无显著差异。所以，NV 音节元音段的鼻流量和鼻流率参数可以区分单纯鼾症与 OSA，但无法实现 OSA 病情程度的判断。将各个音节分开看，元音各音节的最大鼻流量、最大鼻流率、平均鼻流率，单纯鼾症对照组都与重度 OSA 组有显著差异。重度 OSA 患者上气道阻塞往往同时存在鼻腔、鼻咽、腭咽及舌咽等多平面阻塞，共鸣腔形状受到阻塞部位的影响最明显，单纯鼾症者和轻度 OSA 患者往往没有明显的阻塞部位。在本实验中，除 /o/ 外，各个元音音节对照组的最大鼻流量、平均鼻流率、最大鼻流率均与重度 OSA 组有显著差异。单纯鼾症和轻度 OSA 无明显阻塞部位，共鸣腔形状受阻塞部位影响小，单纯鼾症者各个音节的鼻流量和鼻流率参数与轻度患者之间不易出现显著差异。而重度患者往往出现多平面阻塞，上气道因肥大的舌体、肥厚后坠的软腭、悬雍垂及肿大的扁桃体等变得狭窄，上气道狭窄可增加气流阻力，进而导致鼻阻力增加。鼻阻力增加在本实验中表现为发声过程中重度 OSA 患者的最大鼻流量、最大鼻流率和平均鼻流率显著低于单纯鼾症患者。在本实验中，/m/ 后元音 /o/ 的表现较特殊，理论上单纯鼾症与重度 OSA 组的鼻流量、鼻流率参数有显著差异的可能性更大，此研究的结果却显示单纯鼾症 /o/ 的最大鼻流量与 OSA 轻、中、重三组均不具有显著差异，单纯鼾症 /o/ 的最大鼻流率只与中度组有显著差异，单纯鼾症 /o/ 的平均鼻流率与轻、中度组有显著差异。在本研究中 /o/ 是 /mo/ 音节中的元音段，/mo/ 音节实为 /muo/，/mo/ 是 /muo/ 的省略写法。本研究中 /o/ 也有 /u/ 的音征，/uo/ 起点元音是后高元音 /u/，舌位向下滑到后中元音。发音时舌位高且靠后，舌头向后缩，舌根隆起，此发音方法使单纯鼾症者和 OSA 患者的腭后气道都变窄，显示不出上气道阻塞或上气道软组织病变对单纯鼾症者和 OSA 患者影响的差异。

　　本研究发现研究对象 BMI 的大小会对患 OSA 病症产生显著的正向影响关系，研究对象的 BMI 越大，诊断为 OSA 的可能性越大。咽喉部脂肪增多会引起咽侧结构的塌陷，咽部顺应性增高。舌是重要的咽扩张肌，舌头是调节上呼吸道大小和形状的重要因素。舌根脂肪的增加可能会改变舌后区域舌头的形状，从而减小舌后气道的大小，增加睡眠呼吸暂停的风险。而且还可能对舌部肌肉功能产生不利影响，肌内脂肪的存在可能会降低舌的收缩力，影响舌头作为咽扩张肌的正常功能，使舌头不能正确地远离气道。因此，咽喉部脂肪增加、舌头脂肪增加及体积增大在肥胖 OSA 患者的病理生理过程中发挥着重要作用。气道形状已被证明是调节呼吸暂停期间气道关闭的重要因素，也影响着发声共鸣。

# 第五章　鼻音的嗓音发声特征研究

## 5.1　松紧鼻音的发声特征

和其他音类一样，鼻音也存在嗓音发声特征差异。普通话中的鼻音声母也好，鼻音韵尾也好，都属于常态嗓音，鼻音内部不存在明显的发声特征对立，而在方言民族语中确实存在发声特征区别的鼻音。如佤语、上海话中就有松紧鼻音的对立，本章以这两者为例，探究鼻音的嗓音发声特征。

### 5.1.1　松紧鼻音的声门波观测

本节提取了佤语鼻音音节 EGG 信号的鼻音声母段和后接元音的前 15 个周期的开商数据，观察松紧鼻音的发声特征。对数据的时长做了归一化处理，横轴段数 1—3 是鼻音段，4—6 是后接元音的前 15 个周期。

图 5–1 是佤语中四个鼻辅音声母音节的开商曲线，实线代表松鼻音，虚线代表紧鼻音。可以看到，每个松鼻音音节的开商都高于紧鼻音音节。从变化趋势来看，鼻音发音结束到元音发音前段，/m，n，ŋ/ 不论松紧音开商值都呈现下降趋势，紧鼻音 /ȵ/ 的开商值也是下降趋势，但松鼻音 /ȵ/ 有上升趋势。松鼻音 /ȵ/ 的元音前段比鼻音段的开商更高，或许证明该发音人在发这个音时，元音前段的松紧发声区分度比鼻音段更大。也许还有其他因素的影响，但从总体趋势上看，鼻音段的松紧区分也是明显的，具体可能影响的细节本章不做细究。

从绝对值上来看，鼻音段紧鼻音的开商绝对值都介于 45% 到 55% 之间，

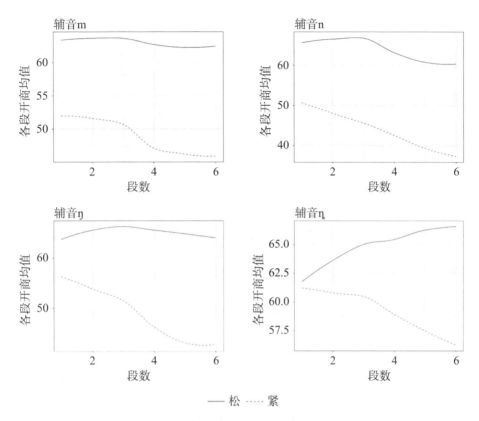

**图 5–1　佤语四个鼻辅音声母音节的开商曲线**

这是一个偏向于常态嗓音的数值，而松鼻音的开商绝对值介于 60% 到 70% 之间，是一个偏向于气嗓音的数值。

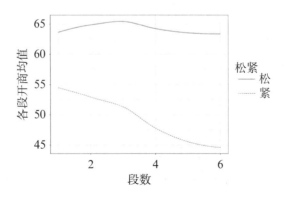

**图 5–2　佤语四种鼻音声母松紧两类的开商总趋势**

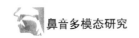

图 5–2 把四种鼻音声母音节按松紧两类做了统一的拟合，可以看到松紧鼻音两类的开商的总体趋势。从总体上来看，松鼻音类的开商大于紧鼻音类的开商，紧鼻音类全段的开商值逐渐降低，松鼻音类全段的开商值一直处于一个较高的状态。我们可以大致推断，佤语的松鼻音在发声时，声门的打开时间较长，声带更加松弛；而在发紧鼻音时，鼻音段发声时较一般的常态嗓音偏松，逐渐过渡到完全的常态嗓音。

紧鼻音的总体趋势也证明了紧鼻音在声带起振时，并不是如喉塞音那种声带紧绷的状态，启音状态并非声带硬接触而是自然接触启音。虽然紧鼻音这一说法会让人感觉这类鼻音的发声比较紧，但其实从数据上来看，这类鼻音是适度紧张的，它的启音阶段则是比较自然的。

### 5.1.2 松紧鼻音的声门高速摄影观察

本节使用实验室上海话声门高速摄影实验数据，探究上海话中的松紧鼻音问题。图 5–3 和图 5–4 分别展示松紧鼻音 /m/ 两个音节的发声起始前启音阶段的声门状态，发声开始时一个周期的声门状态和音节元音稳定段中一个周期的声门状态。可以看到，在发声开始前的启音阶段，紧鼻音的韧带声门部分有接触；松鼻音的韧带声门和软骨声门都是保持打开状态。到了发声开始的第一个周期，紧鼻音的一个振动周期里，声门闭合帧特别多，打开帧中打开的缝隙也比较狭窄；松鼻音的一个振动周期里，即使是声门闭合帧中，软骨声门也保持了漏气打开的状态，打开帧中的缝隙也比较大。在元音稳定段的振动周期里，紧鼻音的闭合帧减少，相对打开帧的占比也就增大，打开帧中声带的打开缝隙也稍有变大；松鼻音的闭合帧中，软骨声门的漏气现象略有减轻，但同样可以观察到漏气现象，并且打开帧中的打开缝隙依旧很大。

声门高速摄影的数据对松紧鼻音的发声状况观察是最为清晰明显的。可以看到，上海话紧鼻音的鼻音起始段闭合帧占比极高，且打开帧的打开缝隙很小，与后面元音稳定段闭合帧打开帧各占一半的接近常态嗓音的状况截然不同。

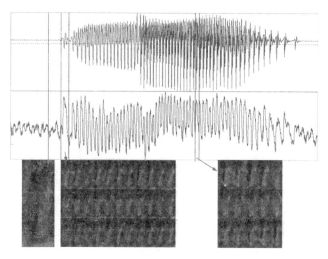

图 5–3　紧鼻音 /m/ 高速摄影蒙太奇图（详见文末彩图附录）

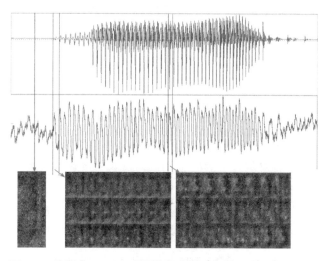

图 5–4　松鼻音 /m/ 高速摄影蒙太奇图（详见文末彩图附录）

对比佤语的松紧鼻音我们可以看到，上海话的紧鼻音好像更偏"紧"一点，在起始阶段声门的闭合时间更长，但由于这两组数据的实验条件、实验对象均不相同，因此我们无法直接比较得出清晰的结论。不过，这确实提醒了我们，虽然通常都使用松紧鼻音这一术语，但在不同语言中，松紧鼻音的具体生理表现各有差异，同一种音系对比特征背后不同的生理实现机制值得进一步实验研究。

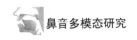 

## 5.2 鼻音送气的发声特征

鼻音的送气不送气区分是一个非常有意思的现象。在佤语中不仅仅有松紧鼻音对立，而且还有鼻音送气不送气的不同。

### 5.2.1 送气鼻音的发声特征

图5–5为送气鼻音的开商曲线图。从曲线图中我们可以大致看出，四个送气鼻音在辅音段较为一致，均值曲线几乎重叠，浊音段第1段和第2段的开商也集中在60%左右，送气段的开商集中在80%左右，在后接元音段，龈、硬腭鼻音的开商值要略高，唇、软腭鼻音在元音第3段的开商显著小于龈、硬腭鼻音。

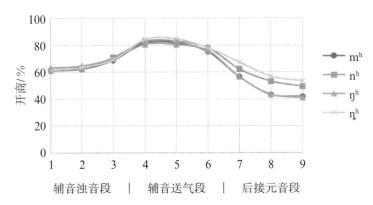

图5–5　送气鼻音开商均值曲线图（详见文末彩图附录）

### 5.2.2 不送气鼻音的发声特征

图5–6为不送气鼻音的开商曲线图，圆点标记松音节中的，矩形标记紧音节中的。双唇鼻音 /m/ 的开商曲线趋平，在松音节中的三段开商均值都集中在63%左右，而紧音节中开商均值在50%左右，松紧两组表现出了显著差异，

T 检验的 p 值显著小于 0.05。舌尖中鼻音 /n/ 在松音节中的开商均值为 65%，在紧音节中的开商均值从 50% 逐渐下降到 45%，松紧两组也有着显著差异。舌面后鼻音 /g/ 在第 1 段，即浊音段的前部，松音节中的开商均值大于紧音节中的开商均值，但松紧两组没有表现出显著差异，随后第 2 段和第 3 段，松音节中的开商均值逐渐增大，紧音节中的开商均值逐渐减小，松紧两组的差异逐渐增大。硬腭鼻音在松音节中的开商均值略大，但松紧两组没有表现出显著差异，第 3 段的松紧差异 p 值为 0.056，接近 0.05，到后接元音段的部分，差异逐渐显著，但数值差距仍较小，后接元音段的开商均值明显大于其他三个鼻音的后接元音段开商均值。总体来说，松音节和紧音节中不送气鼻音开商值的差异还是十分显著的，松音节中的开商均值显著大于紧音节中的开商均值。松音节中，不送气鼻音的开商均值集中在 63%—65% 之间，其后接元音段的开商均值也集中在 63%，均值曲线整体趋平。紧音节中，不送气鼻音在紧音节中的开商值从鼻音段就开始稳步下降了，鼻音第 1 段的总体开商均值为 54%，后接元音第 6 段的开商均值为 45%。对不同发音部位的鼻音开商均值进行的单因素方差分析结果显示，不送气鼻音不同发音部位之间的开商均值没有显著差异。

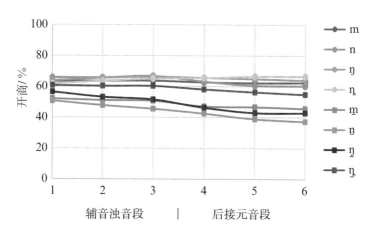

**图 5–6　不送气鼻音开商均值曲线图（详见文末彩图附录）**

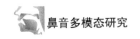

### 5.2.3 小结

综上，本小节我们统计分析了送气浊鼻音的开商表现，并将送气浊鼻音和松音节中的不送气浊鼻音，以及紧音节中的不送气浊鼻音在鼻音浊音段和后接元音的11—15周期段的开商表现进行了比较。总结如下：

（1）送气浊鼻音送气前浊音段的开商值较高，和松音节中的不送气浊鼻音浊音段的开商表现较为一致，有些居于松和紧之间；

（2）送气鼻音送气段的开商值更高，大都在80%左右；

（3）到送气鼻音的后接元音段，开商逐渐滑落到和紧元音的开商表现一致；

（4）在松紧特征表现最为明显的元音段，松音节中的元音段开商基本和前面的不送气浊鼻音的开商值持平，而松音节中的不送气浊鼻音浊音段的开商值和送气浊鼻音的送气前浊音段的表现一致。

这一表现，或许是对松紧特征中的"松"是气嗓发声态的一个补充证据。

"松"特征下发声时的声带状态较为松弛，为送气较弱的气嗓，送气浊鼻音的送气段开商更大，送气更强。该结果和朱晓农等（2009）文中指出的"浊送气是强气声，弛声是弱气声"，而佤语松音节中的元音为弛声的结论是一致的。

送气鼻音后的元音和紧元音的开商表现一致，几乎没有显著差异，即便个别音在统计时有表现出显著差异，但差值也较小，紧元音和送气鼻音后的元音与松元音之间的差值更大。把送气鼻音后的元音归入紧元音一类，从实际语音表现上和音系上来看都是可行的。松紧特征贯穿整个音节，位于音节首具有响音性质的浊鼻音段大多都已表现出显著差别，当然，松紧特征在元音段的发声表现差异最大。详见图5–7。

表5–1总结了3类鼻音的开商规律。

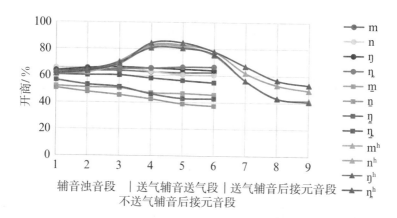

图5-7　鼻音开商均值曲线图（详见文末彩图附录）

表5-1　3类鼻音的开商规律

| 辅音 | 第1段 | 第2段 | 第3段 | 后接元音第3段 |
|---|---|---|---|---|
| m-mʰ | 紧<送气<松 | 紧<送气<松 | 紧<松<送气 | 送气、紧<松 |
| n-nʰ | 紧<送气、松 | 紧<送气<松 | 紧<松、送气 | 紧<送气<松 |
| ŋ-ŋʰ | 紧<送气、松 | 紧<送气<松 | 紧<松、送气 | 送气、紧<松 |
| ɳ-ɳʰ | — | — | 紧<送气 | 送气、紧<松 |
| 鼻音总体 | 紧<送气、松 | 紧<送气<松 | 紧<松<送气 | 紧、送气<松 |

# 第六章　鼻音的超声舌位特征研究

在言语的鼻音方面的相关研究中，实时磁共振成像（RT-MRI）、电磁发音仪（electromagnetic articulography，简称 EMA）、电子腭位仪（electropalatograph，简称 EPG）以及超声舌位仪（ultrasound tongue image，简称 UTI）等设备都是用作声道和舌位动态可视化的手段。超声设备可在自然发音状态下实现舌位实时可视化，是目前舌位可视化最常用的方案之一。本章以便携超声言语研究系统开展普通话鼻音舌位研究。

## 6.1　鼻音声母舌位特征

### 6.1.1　实验过程

（1）研究对象：选取 16 例 20—25 岁发音人（8 男 8 女）。发音人母语为汉语，普通话水平测试达到二级甲等及以上，无明显口音，均经过口腔运动检查，无言语、听力或任何认知缺陷。

（2）测试材料：字表共 45 项，包含 5 个持续元音和 40 个单字。

选择标准：简单常用字；涵盖普通话所有元音舌位及变体；声母为零声母或双唇音 b、p、m、f。

（3）数据处理：每个材料读 3 遍，选取中间的一遍发音进行分析。打标：首先将音频导入到 praat 中，生成相应的 TextGrid 文件，进行时间标注。打标的标准是根据听感和声学的第一、第二共振峰表现画出目标音段的范围，如果目标段是稳定段，由于目标舌形没有变化，考虑到减少后续计算量，只选取其中的一小段（约 0.15 秒，对应大约 14 帧舌形）；跟踪舌形边缘和上腭线并导出音段的极坐标（r，θ）（r 称为点的极径，θ 称为点的极角）；将 textgrid 音段标注文件导入到 AAA 中，利用软件的图像边缘跟踪，导出发音人的上腭线和元音音段舌形的坐标文件（用 11 个样条曲线控制点表示，如图 6–1 所示）。其中上腭线的提取是以喝水时的超声图像边缘线为基础画出大致曲线，由于上腭面和水面还可能存在空腔导致上腭线追踪偏低，所以还需利用发音人的发音舌位数据进行上腭线舌形曲线的微调；极径和极角的归一化：利用自编 python 脚本程序完成。首先，对元音标注段内的舌形曲线极坐标（r，θ）做平均，求出每个人元音舌形坐标。然后，分别用各自的极径最大值（简称"极大径"）和舌骨到下颌骨扇面角（简称"极大角"）归一化元音舌形坐标。最后，对所有发音人的归一化舌形进行组平均，组平均后的归一化值分别乘极大径和极大角的组均值，得到所有发音人均化后元音舌形曲线坐标，称为标准人舌形，最后利用标准人舌形值（称为标准值）绘制超声舌位图（oringin 制图）。

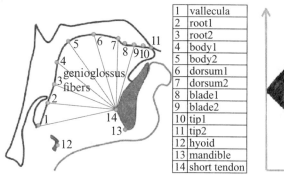

| 1 | vallecula |
|---|---|
| 2 | root1 |
| 3 | root2 |
| 4 | body1 |
| 5 | body2 |
| 6 | dorsum1 |
| 7 | dorsum2 |
| 8 | blade1 |
| 9 | blade2 |
| 10 | tip1 |
| 11 | tip2 |
| 12 | hyoid |
| 13 | mandible |
| 14 | short tendon |

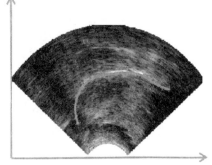

图 6–1

## 6.1.2 实验结果

普通话鼻音声母有两个，分别是 m 和 n。以 n（拿）为例，通过观察鼻音声母舌位的发音空间和时间结构，可分别作图如图 6–2 和图 6–3：

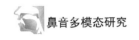

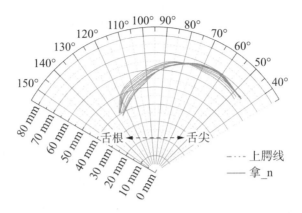

**图6-2　舌位发音空间（n-拿）（详见文末彩图附录）**

如图6-2所示，红色实线束是鼻音段逐帧的舌形曲线，显示向灰色上腭线的齿龈位置抵近。说明鼻音发音时口腔内舌尖在齿龈部位成阻，齿龈是声母 n 的发音目标。如图6-3所示，所有线条中，红实线（点10）和绿实线（点11）随着帧时轴方向从高到低做最大幅度运动，反映鼻音声母 n 到韵母 a 的持阻到除阻过程，与声波信号可以完全对应。

## 6.2　鼻音韵尾的舌位特征

### 6.2.1　鼻音韵尾的发音目标

我们采集了不同鼻音韵尾舌位15字 *8人数据，这些字包括8个 -n 尾：-n（an、en、in、vn、ian、uen、van、uan）和7个 -ng 尾：-ng（ang、ong、eng、ing、iang、uang、iong），绘制了普通话鼻韵尾的发音目标。如图6-4是发音人1的舌位图，可以清楚地看到，红色系组是后鼻音 -ng 尾，舌体向后抬升；而蓝色系组是前鼻音 -n 尾，舌体向前抬升。它们是不同的舌体运动目标，分别对应后鼻音韵尾和前鼻音韵尾。具体来说，图6-4蓝色系前鼻音可以分成拱曲度不同的两组，分别对应高低不同的主元音对韵尾 n 发音的影响。更详细的情况如图6-5和图6-6所示，低元音 -a 的舌前（点9—10）和舌中（点5—

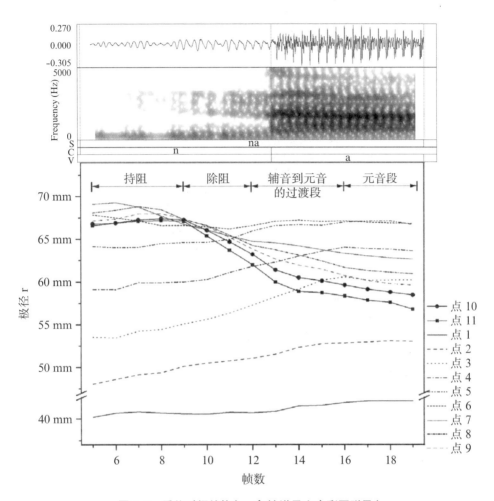

图 6–3　舌位时间结构（n- 拿）（详见文末彩图附录）

6）从低处升高到 -n 目标位置会因协同发音使 -n 目标舌位略降；而高元音 i- 的舌面到 -n 目标位置时，由于舌高变化小，-n 目标位置无明显变化。图 6–4 红色系后鼻音有部分舌形线显示还有舌体沟槽活动，也反映出主元音差异对韵尾 -ng 的影响，更详细的情况如图 6–7 和图 6–8 所示：低元音 -ɑ 的舌中较平，延续到鼻尾 -ng 的舌后（点 4—6）高发音目标的阶段，导致舌中显得最低有沟槽样式；而高元音 i- 的舌前（点 7-8）较高延续到鼻韵尾 -ng 的舌后（点 5—6）高发音目标的阶段，形成舌形拱曲度相对平缓且整体偏前的样式。

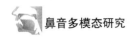
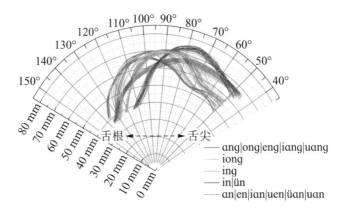

图6-4　发音人1（女）（详见文末彩图附录）

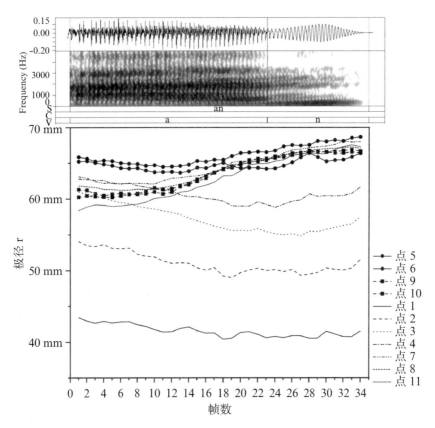

图6-5　韵尾 n（发音字：盘，发音人：hy）

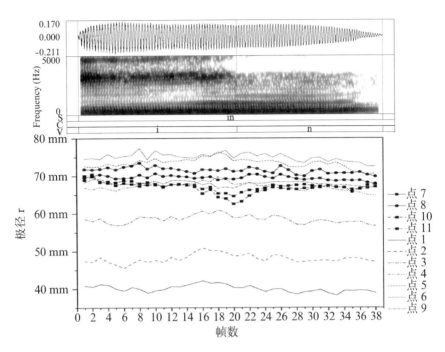

图 6-6　韵尾 n（发音字：音，发音人：hy）

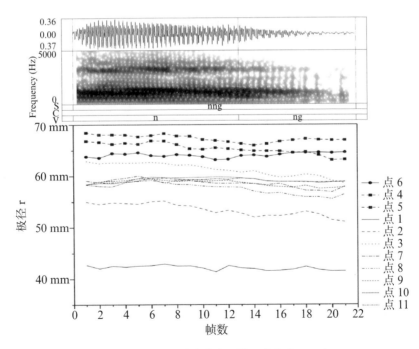

图 6-7　韵尾 ng（发音字：胖，发音人：hy）

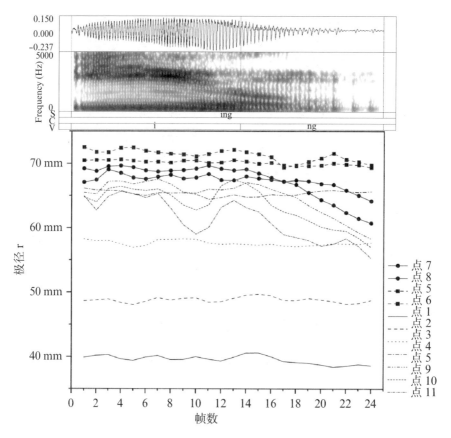

图 6–8　韵尾 ng（发音字：硬，发音人：hy）

## 6.2.2　鼻音韵尾的个体差异

我们对比其他 7 个发音人的韵尾舌形后发现，不同发音人的舌形曲线多有不同。大部分总体表现出较为明显的两组，但细节的小类区分有所不同。少量发音人表现为近似三类舌形趋势，如发音人 3 和发音人 8（详见图 6–10、图 6–15）。

影响个体发音目标舌形的因素有：个人发音习惯、方言色彩、韵尾强弱等多种因素，可以根据具体情况做进一步研究。有规律的个体特征可以成为特定人识别的参考。

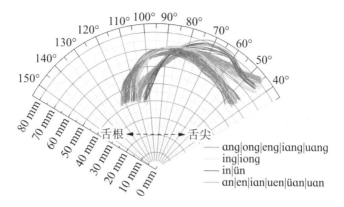

图 6–9　发音人 2（女）（详见文末彩图附录）

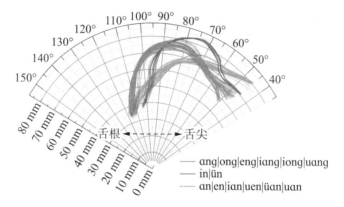

图 6–10　发音人 3（女）（详见文末彩图附录）

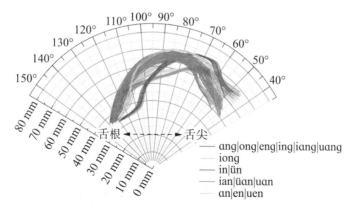

图 6–11　发音人 4（女）（详见文末彩图附录）

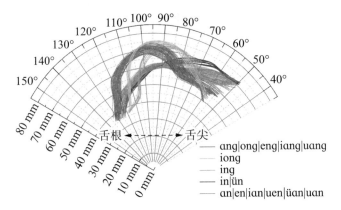

ang|ong|eng|iang|uang
iong
ing
in|ün
an|en|ian|uen|üan|uan

**图 6-12 发音人 5(女)(详见文末彩图附录)**

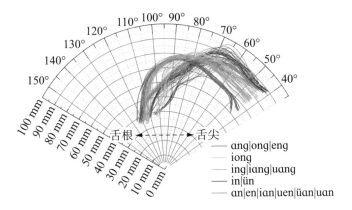

ang|ong|eng
iong
ing|iang|uang
in|ün
an|en|ian|uen|üan|uan

**图 6-13 发音人 6(男)(详见文末彩图附录)**

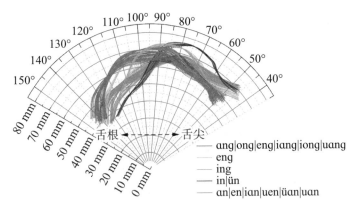

ang|ong|eng|iang|iong|uang
eng
ing
in|ün
an|en|ian|uen|üan|uan

**图 6-14 发音人 7(男)(详见文末彩图附录)**

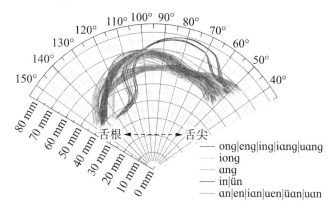

图 6-15　发音人 8（男）（详见文末彩图附录）

## 6.3　鼻音音节中元音舌位特征及应用

### 6.3.1　鼻音音节作为元音典型舌形

如上所见，鼻尾韵母中，鼻尾部分受前面主元音影响很大。反过来说，鼻尾韵母的主元音基本保持自己的发音目标，鼻尾对它影响不大。出于这个原因，如果一个元音不能独立做韵母，我们要学习它的舌形目标完全可以用它的鼻尾韵代替。在汉语普通话中，就有这么两个元音 /o/ 和 /ə/。发这两个音时，不能出现在单韵母中。bo、po、mo、fo 看起来是单韵母，但实际元音发 /uo/ 的音，/ə/ 也只出现在复韵母或儿化韵中。如图 6-16 所示。

拼音字母 o 出现在 8 个韵母中，具有 1 种舌位：/o/（红色实线，-ng 前时），舌高约占舌体纵向最大活动范围的 83%，在 67.5 mm 左右，收紧点在舌面后的位置。唇音声母后单韵母 o 可看成 uo 的简略，实际舌位与复韵母 uo 一样发 /uo/，蓝色虚线。其余 7 种复韵母中 o 的舌位也均为 /o/ 的舌位变体，舌体收紧点受前后音舌位协同影响有些变化，但都分布在 65 mm—70 mm 范围的后半高区间（短划线）。如图 6-17 所示。

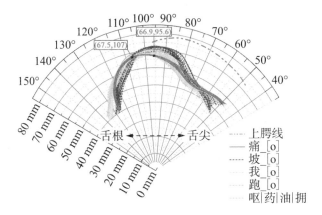

图 6–16　含 o 韵母（详见文末彩图附录）

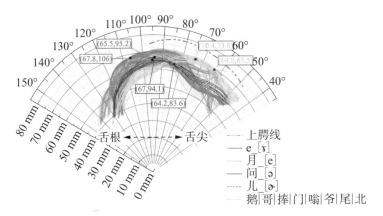

图 6–17　含 e 韵母（详见文末彩图附录）

拼音字母 e 出现在 11 个韵母中，具有 3 种舌位：/ɤ/（红色实线，单韵母 e 时）、/e/（绿色实线，üe 时）、/ə/（绿色实线，-n 前时）。e 字母的舌位整体在 60 mm—70 mm，活动空间比较自由。相对来说是后半高的，没有超过 70 mm，舌头收紧点在舌面前、中、后都有。需要注意的是 er 的舌面有个控制点，舌尖还有个控制点，是先发 [ə] 的音，然后舌尖翘起。

因此，其他元音拼音字母可以单独学习，而 /o/ 和 /ə/ 要在鼻音音节中学习更方便。

### 6.3.2　鼻音音节作为可视化语音教学的材料

从发音挂图示意图到发音图谱，可视化辅助一直是语音学习常用手段。如图 6–18 所列出的几个普通话语音学习常用可视化技术。

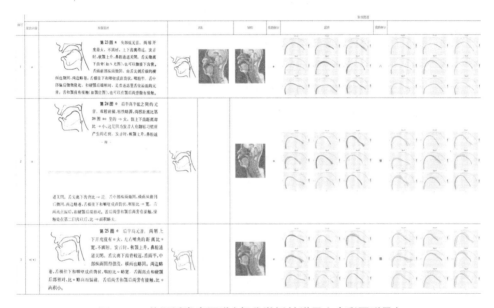

**图 6–18　普通话发音图谱（部分举例）（详见文末彩图附录）**

鉴于上述鼻音音节有带读进行元音学习的优势，我们基于超声动态舌位对普通话元音发音特点进行了研究，提出"11+1"元音舌位教学策略，和传统学习方法相比，具有动态可视化、系统性和准确性的优势。

在言语矫治和发音教学中，常常以《汉语拼音方案》（简称《方案》）为发音学习材料，教学多为跟读，缺乏基于实际发音舌位特征制定的系统性发音舌位训练方案。本研究分析了 16 位发音人在自然发音状态下的动态超声舌位后发现，普通话元音可以概括为 11 种舌位（其中 9 个舌位以舌面为收紧部位，2 个舌位以舌尖为收紧部位），外加一种元音的卷舌色彩的舌位。这些舌位，分别通过代表字训练该典型舌位发音。以 12 个代表字训练出来的元音典型舌位分

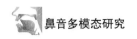

别拼同舌位的其他音，可以提高元音发音舌位的学习效率和准确性。代表字和典型舌位分别见表6-1和图6-19所示：

表6-1

| 拼音字母 | 具体舌位 | 代表字 | 韵母 |
|---|---|---|---|
| a | [ʌ] | 八 | a、ai、ao、ia、iao、ua、uai、an、ang、ian、iang、uan、uang、üan |
| | [ɛ] | 盐 | ian |
| o | [o] | 痛 | ou、ao、uo、iao、iou、ong、iong |
| e | [ɤ] | 鹅 | e、eng、ueng |
| | [e] | 月 | ei、ie、üe、uei |
| | [ə] | 问 | en、er、uen |
| i | [i] | 椅 | i、ai、ei、ia、ie、iao、iou、uai、uei、ian、in、iang、ing、iong |
| | [ɿ] | 四 | ɿ |
| | [ʅ] | 纸 | ʅ |
| u | [u] | 五 | u、ou、iou、ua、uo、uai、uei、uan、uen、uang、ueng |
| ü | [y] | 雨 | ü、üe、üan、ün |

传统的语音教学通常基于拼音先以发持续元音的方法学 a，o，e，i，u，ü 的舌位，然后再用其发音舌位拼复合韵母和其他音节的发音。这种教学顺序和发音训练方法在训练 u 和 ü 时问题不大，因为他们的舌位比较单一。但是在学 a，o，e，i 时会有很大误导，因为他们有多种舌位变体。

首先，对于不能自成音节的 o 来说，因没有发单元音 /o/ 的常用字，拼音 o 持续发音时的舌位，会因个人理解出现偏差，用这种方法训练出来的舌位去拼读其他韵母也会不准确。基于超声舌位统计，拼音 o 只有一种舌位 /o/，跟在 bo、po、mo、fo 后的单韵母 o，发双元音 /uo/。发音训练中，因 /o/ 不能独立为韵母，元音 /o/ 的舌位可以通过其鼻尾韵来学习，这是因为鼻尾通过软腭降低来完成发音不会因协同发音使元音 /o/ 舌位出现较大的变化，鼻尾韵 ong 学到的 /o/ 元音发音舌位可以用来拼读其他音。

其次，对于能够自成音节的 a、e、i 来说，虽然可以通过持续元音的方法训练，但是独立作为音节的音和实际音节中组合条件下的发音舌位是不一样的，也会造成误导。比如 ɑ 在 ian 这个韵母中，ɑ 发半低元音 /ɛ/，比 ɑ 独立成音节时发的低元音 /ʌ/ 来说，舌位略高，如果直接将 /ʌ/ 发音舌位拼读 ian 中的 ɑ，发音就不自然。又比如，拼音字母 i 持续发音的舌位也无法代入到 zi、zhi 中发音，因为它们收紧部位分别是舌尖的舌尖元音 /ɿ/、/ʅ/，只是和舌面元音 /i/ 共用了一个拼音符号，拼音 i 有 /i/、/ɿ/、/ʅ/ 3 种舌位，差别很大。再比如拼音 e 有三种舌位 /ə/、/ɤ/、/e/，做单韵母时发后半高的 /ɤ/，在 ie、üe 的韵母中发前半高 /e/，在 en、uen、uei 中发央元音 /ə/。发持续音时，舌位实际上存在一个 /ə/ 到 /ɤ/ 的变动范围。如果用这个本身就变动的舌位来拼读带 e 的韵母是不准确的。

此外，还需要注意避免音系简单归纳造成的误导。比如 ɑ 在 ian 中发 /ɛ/，bo、po、mo、fo 后面的 o 实际发 /uo/。同时，也要避免音系专家个人记音见解的误导。比如要注意在复合韵母中 o 的舌位是 /o/ 不是 /ɔ/；ao 中 o 的舌位也是 /o/ 不是 /u/；ie、üe 中 e 的舌位是 /e/ 不是 /ɛ/。

基于上述结论，我们提出"11+1"（11 种舌位 +1 种卷舌动程）元音舌位发音教学策略。首先是教的内容方面，如图 6–19 所示，本研究通过聚类分析归纳了《方案》中 6 个字母的 11 种具体舌位、代表字和相同舌位的韵母，利用典型舌位的代表字类推学习同舌位的韵母。与传统直接教 6 个拼音字母的独立发音不同在于：通过常用的代表字学发音舌位更全面准确。相较而言，ɑ 字母多加了一个韵母 ian 中 /ɛ/ 的学习；o 换成在韵母 ong 中学习元音舌位；i 增加 zhi、zi 的整体认读学习；e 增加了韵母 üe 中前半高 /e/ 和韵母 uen 中央元音 /ə/ 的学习；以 er 为例，增加了 1 种元音舌位的儿化动程的学习，儿化动程可以类推到其他元音的发音。教学顺序上参考表 6–1 进行分类训练。先利用代表字学好典型舌位，再根据对应韵母列选择对应材料进一步在语流当中进行舌位变体的训练。此外，在具体教学中，还需注意结合超声舌位图具体问题具体分析，比如超声舌位显示 /i/、/ɿ/、/ʅ/ 除了收紧位置是舌尖和舌面的区别之外，

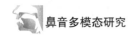

还有舌后的不同，/ɻ/、/ʅ/ 舌后要比 /i/ 隆起，/ɻ/ 要比 /ʅ/ 更高一些。

我们根据超声舌位数据，对普通话 9 个舌面元音和 2 个舌尖元音的发音舌位空间特征进行了描写，也展示了儿化的舌头动程的时间特征。并据此提出了言语障碍的教学训练方案。复合元音和元辅音组合的发音动程以及如何应用于教学实际和临床康复有待进一步研究。

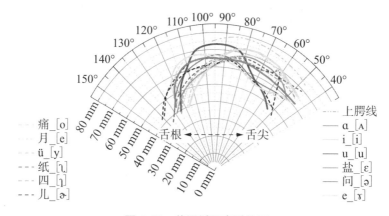

图 6-19　普通话元音舌位图

# 第七章　鼻音的动态腭位特征研究

鼻音发音时，会在口腔的某个部位阻断气流，成阻的部位即鼻音的音姿部位，是发音器官靠近的发音目标。在贵港壮语中，有不同发音部位的三套鼻辅音，而且还有带先喉塞的复杂鼻音。说起复杂鼻音，往往要讨论其常见代表鼻冠音，在坪上区苗语中有非常丰富的鼻冠音。本章以贵港壮语和坪上区苗语为例，通过动态腭位观察各类鼻音发音目标。

## 7.1　普通鼻音和先喉塞鼻音的腭位特征

### 7.1.1　龈鼻音

以广西贵港壮语为例。有 5 个舌尖中龈音，包括不送气清塞音 /t/、内爆音 /ɗ/、浊鼻音 /n/、喉塞鼻音 /ʔn/、浊边音 /l/。详见表 7–1 所示：

表 7–1　舌尖中音后接元音 /i，a，u/ 时舌腭接触最大帧的示意图

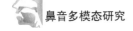

（续表）

| 舌尖中音　韵母首元音 | i | a | u |
|---|---|---|---|
| n |  |  |  |
| ʔn |  |  |  |
| l |  |  |  |

先喉塞音 /ʔn/ 没有与 /i、u/ 相拼的例字，所以只分析在后接 /a/ 情况下的参数。从 /t、ɖ/ 可以看出，在后接不同元音时，C2 和 C7 两列的电极接触情况差异较大，说明不同的元音环境对舌尖中塞音的舌腭接触状况能够产生影响，而松紧鼻音在 C2 和 C7 两列的电极接触情况未发现显著差异，说明先喉塞鼻音发音差异的确主要是喉部状态不同。舌腭接触参数如表 7–2 所示：

表 7–2

|  | CA | CP | CC | COG | TC | AC | PC | VC |
|---|---|---|---|---|---|---|---|---|
| t | = | a<i、u | i<a、u | u<i<a | a<i<u | i<u<a | a<i<u | a<i<u |
| ɖ | i<a | = | a<i | i<a | a<i | a<i | a<i | = |
| n | i、u<a | i<a、u | i<a、u | u<a<i | i<u<a | i<u<a | i<a<u | i<a、u |

## 7.1.2　龈腭鼻音

贵港壮语中有两个舌面前音，分别是舌面前不送气浊鼻音 /ȵ/ 和先喉塞音 /ʔȵ/。舌面前鼻音在发音时，舌面前部抵住上齿龈和硬腭前部，舌头边缘与臼齿接触，堵住气流，使鼻音在持阻过程中气流从鼻腔流出，声带颤动。而 /ʔŋ/ 是前喉塞鼻音，其发音方法与 /ŋ/ 相同，但在发音 /ŋ/ 之前有个紧喉的动作。因为贵港壮语的例字中没有与单元音 /i、a、u/ 相拼的字，所以下面将从后接不同复合元音的单音节例字中分析这两个舌面前音的腭位数据。

在不考虑元音环境的情况下，我们可以分析两个舌面前音的各项腭位参数的差异。鼻音 /ŋ/ 的 TC、VC 值较 /ʔŋ/ 高，而 AC、PC 值之间基本没有差异，表明 /ʔŋ/ 发音时舌后相对较低。鼻音 /ŋ/ 在 COG 上较 /ʔŋ/ 小，说明先喉塞鼻音 /ʔŋ/ 在发音时前腭的接触更多。鼻音 /ŋ/ 的 CA、CC、CP 值也都高于先喉塞音 /ʔŋ/，表明在发音时鼻音 /ŋ/ 的舌位更靠前。

在考虑后接不同元音的情况下，我们可以看到，/ʔŋ/ 和 /ŋ/ 接不同元音时的各项腭位参数也有所不同。综合本文的数据，我们可以得出结论：长短元音对先喉塞音 /ʔŋ/ 的舌腭接触是有影响的，长元音时更后，接触面更大。

总之，腭位参数表明，贵港壮语中的两个舌面前鼻音有不同舌位。舌面前鼻音 /ŋ/ 在发音时的舌位要高且靠前，而同部位的先喉塞鼻音 /ʔŋ/ 舌前也在高位置上发音，但舌后偏低呈现出一个前高后低的姿态。同时，不同元音的影响也使得先喉塞鼻音 /ʔŋ/ 的发音舌位产生变化，尤其是长元音对其影响较大，让舌位偏后且接触面增大。详见表 7–3 所示：

表 7–3

| | CA | CP | CC | COG | TC | AC | PC | VC | POS | ANT |
|---|---|---|---|---|---|---|---|---|---|---|
| ŋaːi | 97% | 95% | 92% | 4.12 | 60% | 68% | 58% | 50% | 56% | 63% |
| ŋin | 99% | 92% | 91% | 4.39 | 73% | 86% | 79% | 44% | 59% | 87% |
| ŋuŋ | 100% | 91% | 92% | 5.04 | 63% | 100% | 54% | 25% | 28% | 100% |
| ʔŋaːi | 91% | 87% | 90% | 4.63 | 52% | 68% | 58% | 19% | 31% | 73% |
| ʔŋaːu | 91% | 88% | 92% | 4.33 | 66% | 73% | 88% | 25% | 53% | 80% |
| ʔŋau | 96% | 88% | 89% | 4.72 | 58% | 82% | 58% | 25% | 34% | 83% |

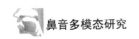

### 7.1.3 软腭鼻音

贵港壮语中的舌面后音共有 6 个，包括舌面后软腭不送气清塞音 /k/、舌面后不送气浊鼻音 /ŋ/、同部位先喉塞鼻音 /ʔŋ/、舌面后不送气圆唇塞音 /kw/、舌面后圆唇鼻音 /ŋw/ 和同部位先喉塞鼻音 /ʔŋw/。

发音时，舌面后不送气清塞音 /k/ 的舌位是后部上抬与软腭接触，软腭后部上升，鼻腔通路闭塞，声带不振动，稍弱的气流爆发成声。舌面后不送气圆唇塞音 /kw/ 在舌面后不送气清塞音 /k/ 的发音动作上加上圆唇动作，嘴唇稍微向前凸起。舌面后不送气浊鼻音 /ŋ/ 的发音时，舌根向后缩并向上抬起，抵住软腭，气流从鼻腔通道涌出，声带颤动。同部位先喉塞音 /ʔŋ/ 发音需要在浊鼻音 /ŋ/ 发音前带上紧喉的动作。舌面后圆唇鼻音 /ŋw/ 在发音时，在发浊鼻音 /ŋ/ 的基础上加上圆唇动作，而同部位先喉塞音 /ʔŋw/ 需要在舌面后圆唇鼻音 /ŋw/ 的发音基础上加上紧喉动作。

贵港壮语的舌面后音中，只有舌面后不送气清塞音 /k/ 与主元音 /i、a、u/ 相拼，其他 5 个舌面后音都只与元音 /a/ 相拼。本节首先探讨舌面后不送气清塞音 /k/ 的舌腭接触特征，以及在后接不同元音时的舌腭接触情况，接着分析 5 个舌面后音在后接元音 /a/ 时各项腭位参数的变化，以及舌腭接触特征。详见表 7–4 所示：

表 7–4

|  | POS | ANT | VC | PC | AC | TC | COG | CP | CA | CC |
|---|---|---|---|---|---|---|---|---|---|---|
| ka | 34% | 0% | 63% | 4% | 0% | 18% | 0.864 | 99% | 17% | 76% |
| kwa | 34% | 0% | 63% | 4% | 0% | 18% | 0.864 | 99% | 17% | 76% |
| ŋa | 34% | 0% | 63% | 4% | 0% | 18% | 0.955 | 99% | 18% | 75% |
| ʔŋa | 16% | 0% | 31% | 0% | 0% | 8% | 0.9 | 93% | 8% | 14% |
| ŋwa | 28% | 0% | 56% | 0% | 0% | 15% | 0.722 | 98% | 9% | 68% |
| ʔŋwa | 19% | 0% | 38% | 0% | 0% | 10% | 0.5 | 97% | 4% | 43% |

在后接元音 /a/ 时，这 6 个舌面后音的 ANT 和 AC 值都为 0%，说明舌腭前半部分没有产生接触；先喉塞音 /ʔŋ/、舌面后圆唇鼻音 /ŋw/ 和同部位先喉塞音 /ʔŋw/ 的 PC 值为 0%，说明这 3 个舌面后音在硬腭部位没有产生接触；而舌面后不送气清塞音 /k/、舌面后不送气圆唇塞音 /kw/ 和舌面后不送气浊鼻音 /ŋ/ 的 PC 值只有 4%，说明这 3 个舌面后音在硬腭部位有接触，但是接触面较小。从 CA 值上我们可以看出，不送气清塞音 /k/、不送气圆唇塞音 /kw/ 和不送气浊鼻音 /ŋ/ 在发音时舌位要比先喉塞音 /ʔŋ/、圆唇鼻音 /ŋw/ 和同部位先喉塞音 /ʔŋw/ 的要稍靠前些；从 CC 值上我们可以看出在发音时舌位最高的是不送气清塞音 /k/、不送气圆唇塞音 /kw/，舌位最低的是先喉塞音 /ʔŋ/；从 CP 和 VC 值上可以看出这 6 个舌面后音的发音部位都很靠后，基本都在软腭部位成阻。

上述结果表明：舌面后不送气清塞音 /k/ 在发音时会受后接元音的影响，其成阻部位会有所变化；在后接元音 /i/ 的条件下，成阻部位会前移至硬腭前部，而受后接元音 /u、a/ 的影响较小，成阻部位都在软腭区域。总体上看，这 6 个舌面后音在发音时的成阻部位都处于软腭部位，但是发音时成阻部位最靠前的是舌面后不送气浊鼻音 /ŋ/，舌位最高的是舌面后不送气清塞音 /k/、舌面后不送气圆唇塞音 /kw/。

### 7.1.4　贵港壮语辅音发音空间

贵港壮语有 18 个辅音可与不同元音组合，为了观察鼻音腭位在整个辅音体系中的表现，我们利用后接元音 /a/ 时的 CC 值（纵坐标，值越大舌位越高）和 CA 值（横坐标，值越大越靠前）绘制了辅音的分布图。在该图中，我们按照电子假腭的功能分区进行划分：100%—70% 为齿龈区，70%—30% 为硬腭区，30% 以下为软腭区。

从图 7–1 中可以看出，贵港壮语中约有 70% 的辅音发音部位位于硬腭的前半部分。根据 CA 值，我们将贵港壮语的辅音分为三个层次。位于最前面的

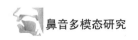

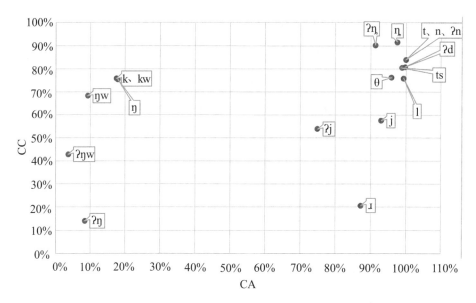

图 7-1　贵港壮语辅音腭位分布

有舌尖前音 /t、ɖ、n、ʔn、l/，舌尖中音 /ts/，齿间音 /θ/ 和舌尖后音 /ɻ/。另外，舌面音 /ȵ、ʔȵ、j、ʔj/ 的 CA 值都超过 70%，但这并不意味着它们的成阻部位在齿龈区，而是因为它们的舌腭接触面积很大，导致 CA 值较大。最后，舌面后音 /k、kw、ŋ、ŋw、ʔŋ、ʔŋw/ 位于最后。在这六个舌面后音中，成阻部位的前后位置依次为 /k、kw＞ŋ＞ŋw＞ʔŋ＞ʔŋw/。

根据 CC 值，我们将贵港壮语的辅音收紧点程度分为高、中、低三个位置。在高位置中有 /ȵ、ʔȵ、t、n、ʔn、ɖ、ts、θ、l、k、kw、ŋ/（CC 值在 70% 以上）。在次高位置中有 /j、ʔj、ʔŋw/（CC 值在 70%—30%）。最低位置中有 /ɻ、ʔŋ/（CC 值在 30% 以下）。

综合图 7-1 中的信息，我们可以得出以下结论：贵港壮语的齿间清擦音 /θ/ 的成阻部位还有齿龈区，舌体位置较高，发音时舌体上抬。舌尖音在龈区成阻，有高低不同的舌位分布，其中龈鼻音舌位最高，仅次于龈腭鼻音。舌面前龈腭鼻音的成阻部位从齿龈区延伸至硬腭前部，舌面位置很高。

齿间音和舌尖前音在元音影响下变化不明显，但相较而言，齿间音受元音影响幅度较大。不同舌尖中音对元音的影响不同，清塞音 /t/ 对 /i/ 影响较小，先喉塞音和边音对 /i/ 影响较大，鼻音受元音影响较小。在后接不同元音的情况下，舌面前鼻音 /ʔɲ/ 的发音受到影响，影响的顺序依次为 /au>aːu>aːi/。两个舌面中音在后接元音时发音部位有变化，其中 /i/ 的影响最大，但发音器官的主要发音动作并未受到影响。舌面后音发音时的成阻部位基本都位于软腭位置，不送气清塞音 /k/ 在发音时受后接元音的影响，其成阻部位会发生变化。

贵港壮语的辅音腭位总体分布来看，鼻音有三类：舌尖龈鼻音、舌前腭龈鼻音、舌后软腭鼻音。并且每类鼻音都有松紧对立，即普通鼻音和较紧的前喉塞鼻音，在软腭位置还有圆唇鼻音。总体来说，较紧的前喉塞鼻音的发音部位与对应的普通鼻音比较略为偏后，圆唇特征让鼻音的舌高偏中间。鼻音在口部发音部位上与对应的口音并无差别。

## 7.2　鼻冠音的腭位特征

坪上区苗语鼻冠音可以作为复杂鼻音研究的典型材料。坪上区苗语的鼻冠音对应很整齐，按照发音部位和发音方法可以分为：双唇鼻塞音 /mp/、/mpʰ/，舌尖前鼻塞擦音 /nts/、/ntsʰ/，舌尖中鼻塞音 /nt/、/ntʰ/，舌尖后鼻塞音 /ɳʈ/、/ɳʈʰ/，舌尖后鼻塞擦音 /ɳtʂ/、/ɳtʂʰ/，舌面前鼻塞擦音 /ɲtɕ/、/ɲtɕʰ/，舌后鼻塞音 /ŋk/、/ŋkʰ/，小舌鼻塞音 /ɴq/ /ɴqʰ/。同部位的塞音、塞擦音和复辅音都有与之相对应的鼻冠音。本节选取鼻冠音与后接元音 /a/ 或主元音为 /a/ 的韵母相拼，由于坪上区苗语的例字中没有 /nt/、/ɳtʂ/ 与 /a/ 相拼的字，所以就用后接元音 /e/ 或主元音为 /e/ 的例字来代替。因为双唇音和唇齿音在后接元音 /a/ 时，没有舌腭接触，所以双唇音和唇齿音都不在本节的研究范围内。EPG 录不到舌根音和小舌音的信号，所以本节也不研究舌根音和小舌音。最后可以用动态腭位观察的鼻冠音共 10 个。

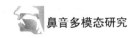 

### 7.2.1 鼻冠音接触最大帧的总面积比（TC）

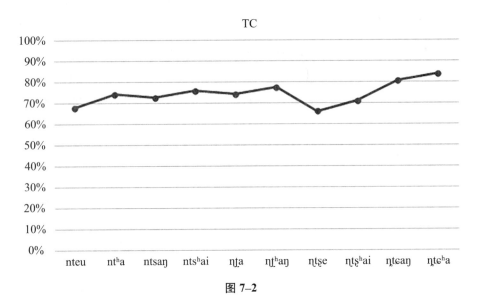

图 7–2

图 7–2 是坪上区苗语 10 个鼻冠音后接元音 /a、e/ 时舌腭接触最大帧的总面积比（TC），这 10 个鼻冠音的发音部位主要是舌尖前鼻冠音、舌尖后鼻冠音和舌面前鼻冠音。在舌尖前鼻冠音 /nt/、/ntʰ/、/nts/、/ntsʰ/ 中，塞鼻音 /nt/、/ntʰ/ 和塞擦鼻音 /nts/、/ntsʰ/ 的 TC 值在总体上相差不大，同部位的送气音 TC 值都要比不送气音的要稍高些。与舌尖前鼻冠音不同的是，在舌尖后鼻冠音 /ɳʈ/、/ɳʈʰ/、/ɳtʂ/、/ɳtʂʰ/ 中，塞鼻音 /ɳʈ/、/ɳʈʰ/ 要比同部位的塞擦鼻音 /ɳtʂ/、/ɳtʂʰ/ 的 TC 值要高些，因为塞音在发音时比较特殊。它有两个持阻阶段，一个是塞持阻阶段，一个是擦持阻阶段，擦持阻阶段没有构成完全的接触形成如此，所以与塞音的持阻阶段比起来，塞擦音在持阻阶段的舌腭接触就要少一些，鼻冠塞音和鼻冠塞擦音同样如此，所以鼻冠塞擦音的 TC 值才会比同部位的塞音 TC 值要小，在舌尖后鼻冠音中送气音比不送气音的 TC 值要高。鼻冠音 /ɲtɕ/、/ɲtɕʰ/ 在 10 个鼻冠音中 TC 值最高，因为其发音部位在舌面前，同样的舌面前鼻冠音的送气音要比同部位的不送气音 TC 值要高。

## 7.2.2 鼻冠音三个功能区的各分区接触面积

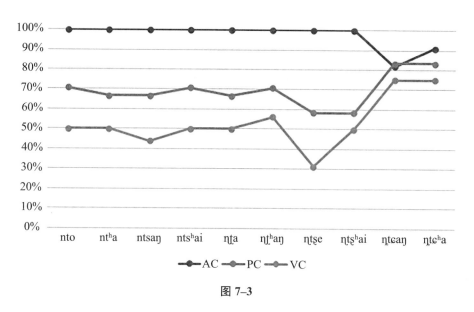

**图7–3**

从图7–3能看出10个鼻冠音的齿龈区接触面积比（AC）、硬腭区接触面积比（PC）和软腭区接触面积比（VC），在10个鼻冠音中，/nt/、/ntʰ/、/nts/、/ntsʰ/、/nʈ/、/nʈʰ/、/nʈʂ/、/ntʂʰ/、/ɳtɕʰ/这9个鼻冠音的AC值都高于PC、VC值，只有/ɳtɕ/的PC值高于AC值。/nts/、/ntsʰ/为舌尖前鼻冠音，发音时舌腭接触集中在齿龈区，所以AC值明显高于PC、VC值。/nt/、/ntʰ/为舌尖中鼻冠音，发音时舌腭接触同样集中在齿龈区，所以AC值明显高于PC、VC值。/nʈ/、/nʈʰ/、/nʈʂ/、/ntʂʰ/为舌尖后鼻冠音，发音时舌腭接触集中在齿龈后或前硬腭区，这4个舌尖后鼻冠音的AC值高于PC值和VC值。与舌尖前、舌尖中和舌尖后鼻冠音相比，舌面前鼻冠音/ɳtɕ/、/ɳtɕʰ/的AC值要比这三个部位小，而PC值和VC值比这三个部位高，为舌面前鼻冠音，/ɳtɕ/的PC值高于AC和VC值，因为/ɳtɕ/的发音部位主要在硬腭区，所以PC值高，但是同部位送气音/ɳtɕʰ/的AC值要高于/ɳtɕ/。

从图7–3可以看出，舌尖前鼻冠音/nts/、/ntsʰ/和舌尖中鼻冠音/nt/、

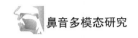

/ntʰ/ 的 AC 值都为 100%，说明这四个音在发音时舌与齿龈部位是完全接触的，而他们的 PC 值均在 70% 左右，说明这四个音在发音时舌与硬腭区也有大面积的接触。舌尖后鼻冠音 /nʈ/、/nʈʰ/、/nʈʂ/、/nʈʂʰ/ 的 AC 值都为 100%，可以看出舌尖后鼻冠音在发音时舌与齿龈部位是完全接触的，/nʈ/、/nʈʰ/ 的 PC 值同舌尖前鼻冠音差不多，都在 70% 左右，但是同部位的塞擦音 PC 值则要低于塞音，这是因为塞擦音在发音的擦持阻阶段舌腭没有完全接触。与舌尖前、舌尖中和舌尖后鼻冠音相比，舌面前鼻冠音 /nʨ/、/nʨʰ/ 的 AC 值从 100% 降到 80% 上下，而 PC 值则上升到 80% 上下，这是因为 /nʨ/、/nʨʰ/ 的发音部位主要是舌面与硬腭的接触。

### 7.2.3 鼻冠音两个功能区的各分区接触面积

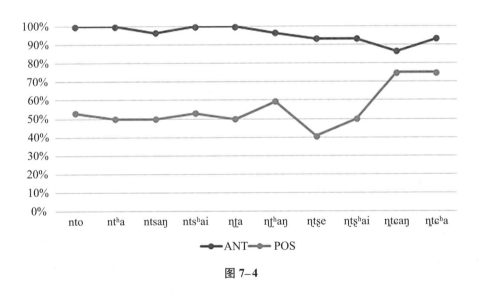

图 7-4

从图 7-4 可以看出 10 个鼻冠音的 ANT（前腭接触面积）和 POS（后腭接触面积），总体上前腭接触面积高于后腭接触面积，在舌尖前鼻冠音 /nts/、/ntsʰ/ 和舌尖中鼻冠音 /nt/、/ntʰ/ 中，ANT 值基本都在 100% 左右，POS 值则在 50% 左右，说明这四个鼻冠音在发音时舌与前腭完全接触，但舌体后半部分下凹，所以与后腭只有一半的接触。舌尖后鼻冠音 /nʈ/、/nʈʰ/、/nʈʂ/、/nʈʂʰ/ 的 ANT 值呈下降趋势，在 90% 左右，POS 值因发音部位和发音方法的不同而有所变化。可以看出同部位的塞擦音比塞音的 ANT 和 POS 值要小，是因为塞擦音擦持阻阶段的舌腭不完全接触导致。并且同部位的送气音比不送气音的 ANT 值要低，相反的是，同部位的送气音比不送气音的 POS 值要高，这说明在发不送气音 /nʈ/、/nʈʂ/ 时，舌腭接触比较靠前，而发送气音时舌腭接触较靠后。舌面前鼻冠音 /nʨ/、/nʨʰ/ 的 POS 值较大，是因为他们的发音部位在硬腭区。

## 7.2.4 鼻冠音接触电极分布指数

CA、CC 和 CP 值分别为趋前性指数、趋后性指数和趋中性指数，取值范围在 0—1 之间，数值越大表示越靠前、越高或是越靠后。从图 7-5 可以看出 10 个鼻冠音的 CA、CC、CP 值都在 90% 以上，/nt/、/ntʰ/、/nts/、/ntsʰ/、/nʈ/、/nʈʰ/、/nʈʂ/、/nʈʂʰ/ 的 CA 值都达到了 100%，说明发音时舌位非常靠前，成阻部位基本都集中在齿龈区；舌面前鼻冠音 /nʨ/、/nʨʰ/ 的 CP 值最高，发音时舌位最靠后，舌面后送气鼻冠音 /nʨʰ/ 的 CC 值最高，发音时舌位最高。

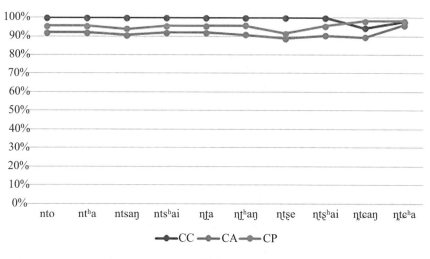

图 7-5

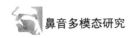

### 7.2.5 鼻冠音辅音发音空间

我们根据这10个鼻冠音的CA和CC值，描绘出鼻冠音的辅音发音空间图，表现出鼻冠音发音部位的分布状况。详见图7-6所示：

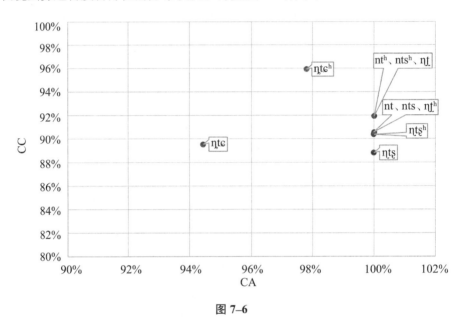

**图7-6**

从图7-6我们可以看出这10个鼻冠音的成阻部位都集中在齿龈区，除了2个舌面前鼻冠音 /ȵtɕ/、/ȵtɕʰ/ 稍微靠后些，其他8个鼻冠音的发音部位都很靠前；其中舌面前鼻冠音 /ȵtɕʰ/ 发音时舌位最高。

我们也测量了21个单辅音后接元音 /a/ 或是 /e/、/o/ 的条件下，各项腭位参数的情况，并且根据CC值和CA值分别画出了分布图。详见图7-7所示。

比较坪上区苗语10个鼻冠音和21个单辅音的发音部位图，我们可以看出苗语21个单辅音的发音部位都集中在前硬腭部位和齿龈部位，发音部位集中在齿龈区的有舌尖前音 /ts/、/tsʰ/、舌尖中音 /t、tʰ、n、n̩、l/、舌尖后音 /ʈ、ʈʰ、tʂ、tʂʰ、ʐ、ʂ/ 以及舌面前音 /ɲ/、/ŋ/；其次是发音部位集中在硬腭前部的有舌尖前音 /s/、舌尖中音 /ɬ/ 和舌面前音 /tɕ/、/tɕʰ/、/ɕ/；最靠后的是舌面

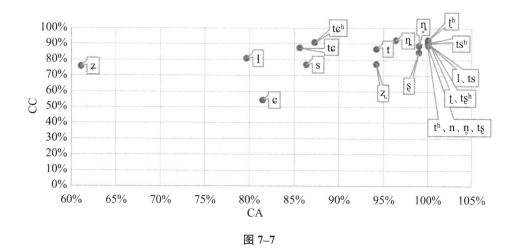

图 7–7

前浊擦音 /z/；在这 21 个单辅音中舌位最高的是舌尖后音 /ʈ/。龈鼻音 /n/、/n̪/ 的腭位与之接近，龈腭鼻音 /ȵ/、/ŋ̥/ 舌位略低、略后。单独鼻辅音成阻部位都在龈区。

# 第八章 鼻音的音段协同特征

## 8.1 鼻音音段协同的音姿部位特征

本节选择拉萨藏语 NV 结构中鼻音后的元音和 CVN 结构中鼻音韵尾前的元音进行分析，数据处理的方式是在超声视频信号中寻找每个音节中元音舌位的稳定段，并根据发音音系学理论，在稳定段中找到元音音姿的目标位置。为了减少从超声视频中肉眼观测目标帧的误差和用 EdgeTrak 提取数据时的误差，除了选取舌形稳定段的目标帧，还会在目标帧可能出现位置的前后各取一帧。每个音节有三遍重复发音，因此每个元音可以得到 9 条稳定段的舌形曲线。用 EdgeTrak 提取出舌位数据后，再利用 R 语言软件包对舌位数据进行 SS ANOVA 分析。针对参与比较的几个舌形，对它们进行平滑样条方差分析，并在平滑样条周围做 95% 的贝叶斯置信区间，作为它们的主效应曲线，当主效应曲线的置信区间有重叠时，两条曲线的差异就是不显著的。为了更好地弄清显著性差异出现在哪里，我们还测量了参与比较的每组数据间的交互作用，绘制了交互作用曲线，如果交互作用曲线上任意点的置信区间在 y 轴上围绕着零点，参与比较的两条曲线就没有差异，对应点的交互作用就没有统计上的显著性。

### 8.1.1 鼻音声母协同发音特征

本节对鼻音 /m/、/n/、/ŋ/ 和 /ɳ/ 的五个后接元音 /a/、/i/、/u/、/e/ 和 /o/ 的舌位影响情况进行了分析。

图 8–1、图 8–2 是 /ma/、/na/、/ŋa/ 和 /ɳa/ 中 /a/ 的平滑样条和交互作

用的贝叶斯置信区间处理后的主效应曲线和交互作用曲线。

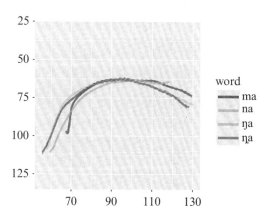

图8–1　/ma/、/na/、/ŋa/ 和 /ŋa/ 中 /a/ 的主效应曲线（详见文末彩图附录）

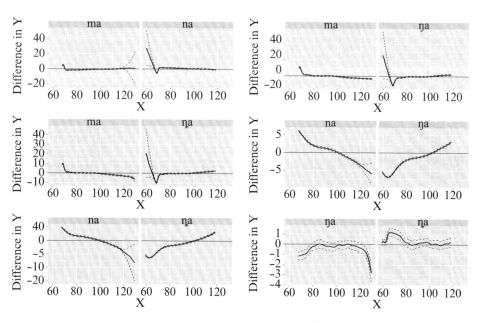

图8–2　/ma/、/na/、/ŋa/ 和 /ŋa/ 中 /a/ 的交互作用曲线

在图8–1中，/ŋ/ 后的 /a/ 与 /ɳ/ 后的 /a/ 存在较高的重叠度，/m/ 后的 /a/ 与 /n/ 后的 /a/ 在舌前部存在一定程度的重叠，但舌后部重叠度不高。在图8–2中，/m/ 后的 /a/ 与 /n/ 后的 /a/ 在舌前部和舌中部都不存在显著性

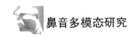
差异，和 /ŋ/ 后的 /a/、/ŋ/ 后的 /a/ 在舌中部不存在显著性差异。/n/ 后的 /a/ 与 /ŋ/ 后的 /a/、/ŋ/ 后的 /a/ 存在显著性差异。/ŋ/ 后的 /a/ 与 /ŋ/ 后的 /a/ 在舌中部和舌前部不存在显著性差异。

图 8–3、图 8–4 是 /mi/、/ni/、/ŋi/ 和 /ŋi/ 中 /i/ 的平滑样条和交互作用的贝叶斯置信区间处理后的主效应曲线和交互作用曲线。

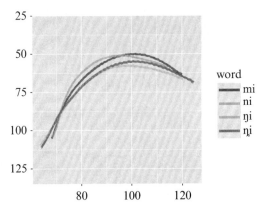

**图 8–3** /mi/、/ni/、/ŋi/ 和 /ŋi/ 中 /i/ 的主效应曲线（详见文末彩图附录）

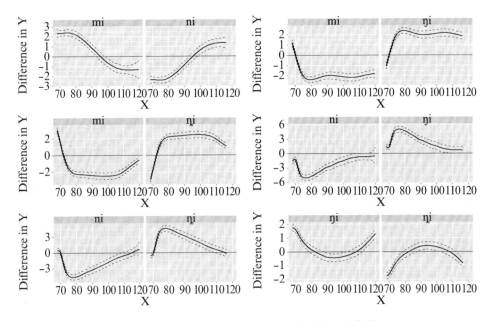

**图 8–4** /mi/、/ŋi/ 和 /ŋi/ 中 /i/ 的交互作用曲线

在图 8–3 中，四条曲线的置信区间重叠度不高。在图 8–4 中，曲线在大部分范围内也没有围绕着零点，说明曲线间都存在显著性差异。

图 8–5、图 8–6 是 /mu/、/nu/、/ŋu/ 和 /ŋu/ 中 /u/ 的平滑样条和交互作用的贝叶斯置信区间处理后的主效应曲线和交互作用曲线。

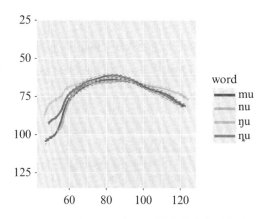

**图 8–5　/mu/、/nu/、/ŋu/ 和 /ŋu/ 中 /u/ 的主效应曲线（详见文末彩图附录）**

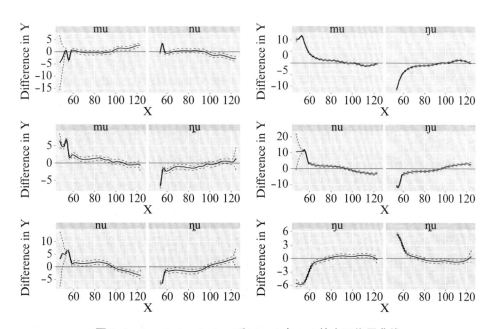

**图 8–6　/mu/、/nu/、/ŋu/ 和 /ŋu/ 中 /u/ 的交互作用曲线**

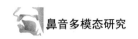

在图 8–5 中，/m/ 后的 /u/ 与 /n/ 后的 /u/ 在舌中部和舌后部的重叠度高于舌前部的重叠度。/ŋ/ 后的 /u/ 与 /ŋ/ 后的 /u/ 在舌中部和舌前部的重叠度高于舌后部的重叠度。在图 8–6 中，/m/ 后的 /u/ 与 /n/ 后的 /u/、/ŋ/ 后的 /u/ 在舌中部不存在显著性差异，与 /ŋ/ 后的 /u/ 在舌中部和舌前部均不存在显著性差异。/n/ 后的 /u/ 与 /ŋ/ 后的 /u/、/ŋ/ 后的 /u/ 在舌中部不存在显著性差异。/ŋ/ 后的 /u/ 与 /ŋ/ 后的 /u/ 在舌中部和舌前部均不存在显著性差异。

图 8–7、图 8–8 是 /me/、/ne/、/ŋe/ 和 /ŋe/ 中 /e/ 的平滑样条和交互作用的贝叶斯置信区间处理后的主效应曲线和交互作用曲线。

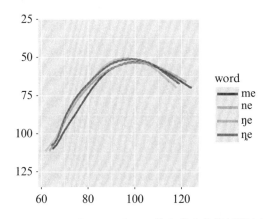

**图 8–7　/me/、/ne/、/ŋe/ 和 /ŋe/ 中 /e/ 的主效应曲线（详见文末彩图附录）**

在图 8–7 中，/m/ 后的 /e/ 与 /n/ 后的 /e/ 在舌前部的重叠度高于舌后部，/ŋ/ 后的 /e/ 与 /ŋ/ 后的 /e/ 有较高的重叠度。在图 8–8 中，/m/ 后的 /e/ 与 /n/ 后的 /e/ 在舌前部不存在显著性差异，舌后部存在差异。/m/ 后的 /e/ 与 /ŋ/、/ŋ/ 后的 /e/ 存在显著性差异。/n/ 后的 /e/ 与 /ŋ/、/ŋ/ 后的 /e/ 也存在差异，/ŋ/ 后的 /e/ 与 /ŋ/ 后的 /e/ 在较大范围内不存在显著性差异。

图 8–9、图 8–10 是 /mo/、/no/、/ŋo/ 和 /ŋo/ 中 /o/ 的平滑样条和交互作用的贝叶斯置信区间处理后的主效应曲线和交互作用曲线。

在图 8–9 中，/m/ 后的 /o/ 与 /n/ 后的 /o/ 在舌后部的重叠度高于舌前部，/ŋ/ 后的 /o/ 与 /ŋ/ 后的 /o/ 有较高的重叠度。在图 8–10 中，/m/ 后的

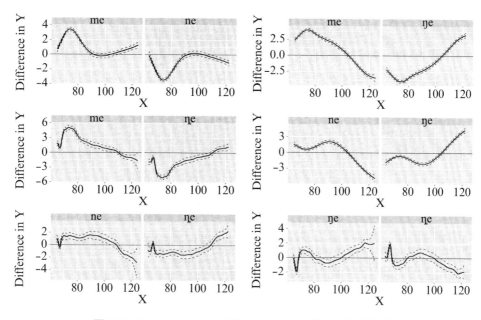

图 8-8　/me/、/ne/、/ŋe/ 和 /ɳe/ 中 /e/ 的交互作用曲线

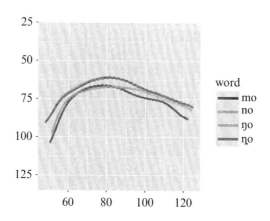

图 8-9　/mo/、/no/、/ŋo/ 和 /ɳo/ 中 /o/ 的主效应曲线（详见文末彩图附录）

/o/ 与 /n/ 后的 /o/ 在舌部拱起处舌形不存在显著性差异，/m/ 后的 /o/ 与 /ŋ/、/ɳ/ 后的 /o/ 不存在显著性差异。/n/ 后的 /o/ 与 /ŋ/、/ɳ/ 后的 /o/ 在舌前部都不存在显著性差异，在舌后部存在显著性差异。/ŋ/ 后的 /o/ 与 /ɳ/ 后的 /o/ 在舌中部小部分范围内不存在显著性差异，其余部分存在差异。

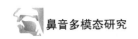

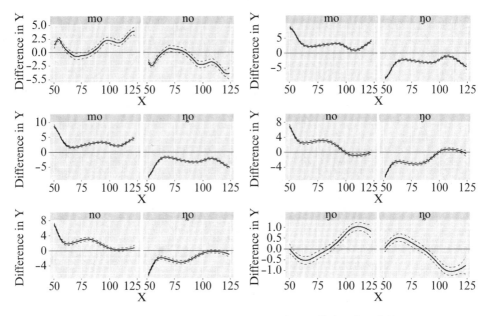

**图 8–10　/mo/、/no/、/ŋo/ 和 /ɳo/ 中 /o/ 的交互作用曲线**

### 8.1.2　鼻音韵尾协同发音特征

拉萨藏语中元音 /a/、/o/ 和 /u/ 后能接鼻音韵尾 /m/、/n/、/ŋ/。受协同发音的影响，/n/ 前的 /a/、/o/ 和 /u/ 会发生音变，成为 /ɛ/、/ø/ 和 /y/。/m/ 和 /ŋ/ 前的元音不变。

在辅音对元音的协同发音影响研究中，我们已经发现双唇塞音 /p/ 对元音的协同发音影响很小，因此本实验语料选取双唇辅音 /p/ 与元音 /a/、/o/、/u/ 及鼻音韵尾 /m/、/n/、/ŋ/ 相拼构成的单音节词 /pam/、/pan/、/paŋ/、/pom/、/pon/、/poŋ/、/pum/、/pun/、/puŋ/，来研究鼻音韵尾 /m/、/n/、/ŋ/ 对前接元音 /a/、/o/ 和 /u/ 的舌位影响。所有的单音节词在录制词表中均出现 6 次，每次出现都有三遍重复发音，因此每个单音节词共重复发音 18 遍。语料处理与鼻音声母音节材料的处理一致。

图 8–11、图 8–12、图 8–13 是元音 /a/ 后接鼻音韵尾 /n/、/m/、/ŋ/ 时，

发音稳定段的舌形曲线，以及 /a/ 的平滑样条和交互作用的置信区间处理后的主效应曲线和交互作用曲线。

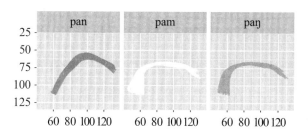

图 8–11 元音 /a/ 后接鼻音韵尾发音稳定段的舌形曲线

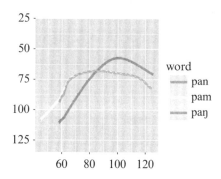

图 8–12 /pan/、/pam/ 和 /paŋ/ 中 /a/ 的主效应曲线

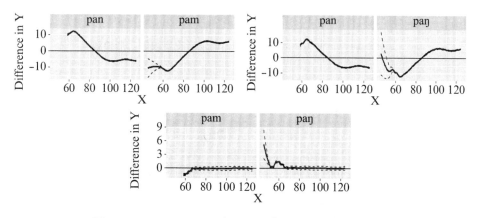

图 8–13 /pan/、/pam/ 和 /paŋ/ 中 /a/ 的交互作用曲线

从图 8–12 /pan/、/pam/ 和 /paŋ/ 的主效应曲线可以看到，/pam/ 和 /paŋ/

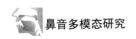

中的 /a/ 舌形有很大程度的重叠，舌体大致在舌体中部拱起，而 /pan/ 中 /a/ 的舌体则在舌前部拱起，且拱起程度更高。相对于 /pam/ 和 /paŋ/ 中的 /a/，/pan/ 中的 /a/ 舌根有明显前伸，舌尖抬高。在图 8–13 中，/m/ 和 /ŋ/ 前的 /a/ 交互作用曲线围绕着零点，说明舌形没有显著性差异，但它们与 /n/ 前的 /a/ 的舌形存在显著性差异。与元音发音稳定状态下 /a/ 的舌形进行比较后可以发现 /pan/ 中的 /a/ 舌形发生了变化，舌体更加前伸，舌尖抬高，由舌的中后部拱起变为舌前部拱起。这一舌体音姿接近于元音 /i/ 和 /e/ 的音姿，但拱起的程度要稍低，舌尖抬升的高度稍低。舌形的变化带来了音变，/pan/ 中 /a/ 的实际音值应为 /ɛ/。

图 8–14、图 8–15、图 8–16 是元音 /o/ 后接鼻音韵尾 /n/、/m/、/ŋ/ 时，发音稳定段的舌形曲线，以及 /o/ 的平滑样条和交互作用的置信区间处理后的主效应曲线和交互作用曲线。

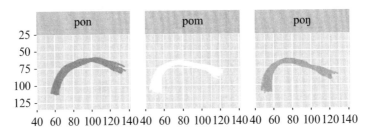

**图 8–14　元音 /o/ 后接鼻音韵尾时发音稳定段的舌形曲线**

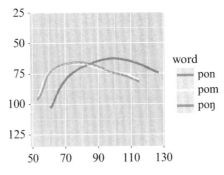

**图 8–15　/pon/、/pom/ 和 /poŋ/ 中 /o/ 的主效应曲线**

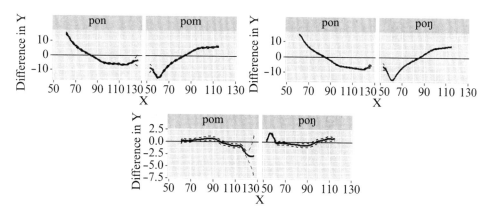

**图 8–16　/pon/、/pom/ 和 /poŋ/ 中 /a/ 的交互作用曲线**

从图 8–15/pon/、/pom/ 和 /poŋ/ 的主效应曲线可以看到，/pom/ 和 /poŋ/ 中的 /o/ 舌形有很大程度的重叠，舌体均在舌后部拱起，舌体有明显程度的后缩。而 /pon/ 中 /o/ 的舌体则在舌中部拱起，且拱起程度不明显，弧度较小。在图 8–16 中，/m/ 和 /ŋ/ 前的 /o/ 交互作用曲线围绕着零点，说明舌形没有显著性差异，但它们与 /n/ 前的 /o/ 舌形存在显著性差异。与元音发音稳定状态下 /o/ 的舌形进行比较后可以发现 /pon/ 中的 /o/ 舌形发生了变化，舌尖抬升，舌体更加前伸，舌形拱起弧度减小，因此 /pon/ 中元音发生了音变，实际音值应为 /ø/。

图 8–17、图 8–18、图 8–19 是元音 /u/ 后接鼻音韵尾 /n/、/m/、/ŋ/ 时，发音稳定段的舌形曲线，以及 /u/ 的平滑样条和交互作用的置信区间处理后的主效应曲线和交互作用曲线。

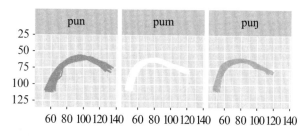

**图 8–17　元音 /u/ 后接鼻音韵尾时发音稳定段的舌形曲线**

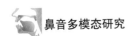

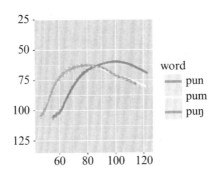

**图 8–18**　/pun/、/pum/ 和 /puŋ/ 中 /u/ 的主效应曲线

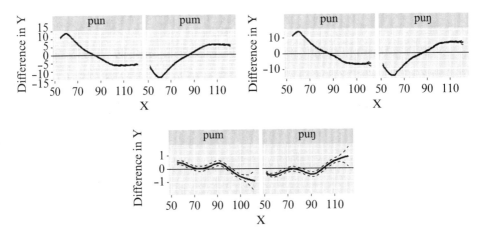

**图 8–19**　/pun/、/pum/ 和 /puŋ/ 中 /u/ 的交互作用曲线

从图 8–18/pun/、/pum/ 和 /puŋ/ 的主效应曲线可以看到，/pum/ 和 /puŋ/ 中的 /u/ 舌形有很大程度的重叠，舌体均在舌后部拱起，舌体有明显程度的后缩。而 /pun/ 中 /u/ 的舌体则在舌中部拱起，且拱起程度不明显，弧度较小。在图 8–19 中，/m/ 和 /ŋ/ 前的 /u/ 交互作用曲线围绕着零点，说明舌形没有显著性差异，但它们与 /n/ 前的 /u/ 舌形存在显著性差异。与元音发音稳定状态下 /u/ 的舌形进行比较后可以发现 /pun/ 中 /u/ 的舌形发生了变化，舌尖抬升，舌体更加前伸。因此，/pun/ 中的元音发生了音变，实际音值应为 /y/。

### 8.1.3　小结

通过超声图像观测，我们可以看到，鼻音 /m/、/n/、/ŋ/、/ɳ/ 后接元音时，对元音的协同发音影响程度存在差异。后接元音 /a/ 和 /u/ 时，差异较小，后接元音 /i/、/e/、/o/ 时，差异性较大。处在鼻音韵尾前的元音也有不同的协同发音表现。/m/ 和 /ŋ/ 前的元音舌形不发生显著变化，/n/ 前的元音舌形会发生变化。/n/ 前的 /a/ 舌体更加前伸，舌尖抬高，由舌中后部拱起变为舌前部拱起；/n/ 前的 /o/ 舌体更加前伸，舌尖抬升，舌形拱起弧度减小；/n/ 前的 /u/ 舌体更加前伸，舌尖抬升，舌形拱起弧度也减小。因此可以看出，受到龈鼻音的协同发音影响，/n/ 的音姿对前面的元音形成了逆同化作用。元音舌体受到往前的牵引力，使得舌体前伸。发 /n/ 时，舌尖需贴近齿龈，因此在发 /n/ 前的元音时，舌尖也有抬高的趋势，使得舌形拱起的弧度增大。

从发音音系学中的音姿组合角度可以更直观地来解释不同鼻音韵尾对元音协同发音的差异。

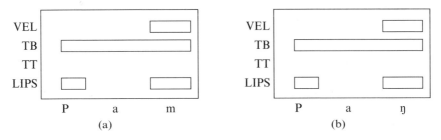

图 8–20　发 /pam/ 和 /paŋ/ 时的音姿组合[（a）为 /pam/,（b）为 /paŋ/]

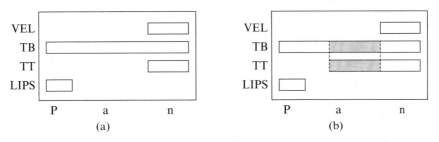

图 8–21　发 /pan/ 时的音姿组合[（a）为慢读时的情形,（b）为快读时的情形]

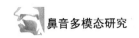

图 8–20 是发 /pam/ 和 /paŋ/ 时的音姿组合，图 8–21 是发 /pan/ 时的音姿组合。发元音时的主要音姿是舌体的运动，而发鼻音 /m/ 的目标音姿是双唇闭合和软腭下降，与发元音时的目标音姿不构成重叠，因而双唇鼻音韵尾对元音的协同发音影响程度较小。Laver（1980）在 *The Phonetic Description of Voice Quality* 中提道：舌尖 / 舌叶系统是一个相对独立而并非完全独立的系统，它在某种程度上依赖于舌体主系统（而舌体系统的运动又部分依赖于下颌的运动），同样，舌根也具有这样的半独立性。舌体主系统影响着舌尖 / 舌叶及舌根的运动，但舌尖 / 舌叶和舌根对舌体的影响则相对较小。发鼻音 /ŋ/ 时，目标音姿涉及软腭和舌根动作，但舌根作为舌体运动的副系统，具有相对独立性，对整个舌体形态的影响相对较小，因而也与发元音时的目标音姿不构成重叠。发龈鼻音 /n/ 的目标音姿是舌前部的抬升和前伸，在发音速度加快时，舌前部抬升和前伸的音姿提前，牵引整个舌体前伸，与发元音时的目标音姿重叠，使得发元音时舌体形态改变，造成音变。

## 8.2 鼻音音段协同的时间结构特征

以鼻冠音为代表的半鼻音是复杂鼻音时间结构经常讨论的话题，也是协同发音时间结构分析的重要研究对象。本节将以有丰富鼻冠音的苗语为例来讨论这一问题。

### 8.2.1 鼻音顺同化

鼻音具有很强的协同发音作用，据前人研究报告，鼻音甚至最多可以让其后的 5 个音素鼻化。发音音系学的研究指出，CV 结构往往辅音 C 和元音 V 一起开始动作规划，而 VC 结构则往往先发元音 V 再发辅音 C。鼻音则比较特殊，它比普通辅音的同化力都强，总会让邻近的音同化，无论是鼻音在前还是在后，往往都会发生邻近音鼻化。本节讨论鼻音向后的鼻化，即顺同化。首先，对凤凰苗语中鼻音顺同化的各类音节做一个总体的观察。Krakow（1989）指出在 V+N（元音＋鼻音）的音节中，软腭闭合的速率是软腭张开速率的 1.6 倍，也就是说在 V+N 这种组合的音节中，元音也很容易鼻化。

**表 8–1　凤凰苗语鼻音音节的鼻流向后侵入情况表**

| 鼻流向后侵入 | | | | | | |
|---|---|---|---|---|---|---|
| 出现环境 | 类型 | 侵入的鼻音后的音素数 | 侵入的音素类型 | 平均时长 | 侵入比率 | 标准差 |
| N+V（V1V2） | V 高元音 | 1 | V | 210 ms | 1.120 | 0.127 |
| | V 低元音 | 1 | V | 225 ms | 0.751 | 0.028 |
| NC+V（V1V2） | Cvoiceless 塞音 | 1 | C | 49 ms | 0.232 | 0.014 |
| | C 塞擦音 | 1 | C | 89 ms | 0.400 | |
| | Cvoiecd（近音） | 2 | V | 68 ms | 0.325 | 0.226 |
| NC1C2+V | C1 清塞音 C2 近音 | 1 | C1 | 16 ms | 0.752 | 0.134 |
| NCh+V（V1V2） | Ch 送气塞音 | 1 | Ch | 88 ms | 0.554 | 0.228 |
| | Ch 送气塞擦音 | 1 | Ch | 114 ms | 0.981 | 0.046 |
| | V（V1） | 2 | V | 196 ms | 0.532 | 0.021 |

表 8–1 中涵盖了在苗语中鼻音和鼻冠音中的组合情况，这个简表大致标明了各个音素出现的可能和侵入的可能性，由于音素的差异性和发音部位的不同，侵入的情况还是会有一些差别。有些音素，鼻流只能侵入这些音素本身，很快鼻流就消失了，归于零线范围；但是有些音素，比如近音或某些送气塞音和送气塞擦音，鼻流侵入这些音素的水平就比较高，甚至于整个音素都被完全侵入，而且还将鼻流带入到了下一个音素，我们也将侵入这些音素的时长和侵入比率进行计算。如果表 8–1 中侵入的音素数为 2，那么鼻音后面的音素被侵入了两个，而且第一个是完全侵入，带有一定的鼻流。那么也就表明在整个发音的过程中，没等软腭上抬完全堵住鼻咽通道，发音动作就已经进入到下一个音素的发音过程中。表 8–1 中有一个突出特点，比较容易侵入的是送气类型的音素和近音音素。

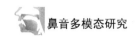

鼻音顺同化中最常见的就是 N 对后接 V 的同化。而凤凰苗语中有很多 NC 结构，可以研究鼻音 N 对后接辅音 C 的同化。可以对比分析鼻音对元音的鼻化和对辅音的鼻化各有什么特点。我们先从最常见的 NV 式同化开始。如表 8–2 所示，一个明显印象是鼻流对高元音 /i/、/e/、/ɯ/ 的侵入比率比低元音的侵入比率高。

表 8–2　普通鼻音与不同元音结合侵入比率表

| 音节 | 平均时长（ms） | 平均侵入比率 | 个数 | 标准差 |
|---|---|---|---|---|
| mi | 287 | 1.29 | 3 | 0.087 |
| ma | 282 | 1.01 | 3 | 0.056 |
| mɒ | 234 | 0.89 | 3 | 0.045 |
| mo | 255 | 0.438 | 3 | 0.078 |
| me | 287 | 1.071 | 3 | 0.082 |
| mɯ | 223 | 0.713 | 3 | 0.090 |

不仅在以 /m/ 为首的鼻音音素组合中，而且在 /n/ 或 /ŋ/ 等鼻音音素组合中，这种情况也会出现。这种不同不仅表现在以鼻音开头的音节中，而且在鼻冠音开头的音节中也会有一定的表现。

然后，我们再看最突出的 NCh 式。比如在表 8–3 中，表示的是齿龈 – 硬腭部位的鼻冠音，这个部位鼻冠音的收紧部位在龈腭处，该收紧部位的音都是鼻冠送气塞擦音。

表 8–3　齿龈鼻冠音与不同元音结合侵入比率表

| 音节 | 侵入的鼻音后的音素数 | 侵入音素 | 平均侵入比率 | 个数 | 标准差 |
|---|---|---|---|---|---|
| ŋtɕhi | 2 | i | 0.122 | 3 | 0.035 |
| ŋtɕhu | 2 | u | 0.151 | 3 | 0.018 |
| ŋtɕha | 1 | tɕh | 0.563 | 3 | 0.023 |
| ŋtɕhɒ | 2 | ɒ | 0.237 | 3 | 0.058 |

在表 8–3 中，/tɕh/ 这个送气塞擦音音素是完全被侵入的（/ŋtɕha/ 有些不

同，具体原因有待进一步研究），结合其他的鼻冠音的结构，鼻音与送气塞音相接，送气塞音几乎完全被侵入，也就是说，送气的过程是容易被鼻化的。根据发音音系学原理，之所以出现这样的情况是因为在发不送气塞音或塞擦音的时候需要持阻形成收紧点后高压，关闭鼻咽通道形成完全阻塞便利积累爆发高压，而在发送气音的时候，因喉下有持续较强气流上升，鼻咽通道留一条窄小的缝隙不妨碍收紧点后高压积累，使得口流不断流出，同时鼻腔也会有少量的漏气，因此，鼻流信号也就比较容易出现。从数据中我们还能看出元音的舌位高低对鼻流侵入的影响，但是元音唇形的圆展对鼻流影响的规律表现得并不明显。

与此相似的情况还出现在其他 NCh 式音节中，比如当鼻冠音的发音部位为双唇时，对音素的侵入情况详见表8-4所示：

表8-4　双唇送气鼻冠音与不同元音结合侵入比率表

| 序号 | 音节 | 侵入的鼻音后的音素数 | 侵入音素 | 平均侵入比率 | 个数 | 标准差 |
|------|------|------|------|------|------|------|
| 1 | mphu | 2 | u | 0.457 | 3 | 0.026 |
| 2 | mpha | 2 | a | 0.164 | 3 | 0.238 |
| 3 | mphja | 2 | j | 0.682 | 3 | 0.089 |
| 4 | mphɒ | 2 | ɒ | 0.124 | 3 | 0.011 |
| 5 | mpho | 2 | o | 0.055 | 3 | 0.007 |
| 6 | mphe | 2 | e | 0.473 | 3 | 0.051 |
| 7 | mphjɤ | 2 | j | 0.455 | 3 | 0.134 |
| 8 | mphɯ | 2 | ɯ | 0.375 | 3 | 0.237 |
| 9 | mphei | 2 | e | 0.559 | 3 | 0.327 |

送气塞音与上面的送气塞擦音一样，也是会发生完全侵入的情况，甚至侵入到后面的元音，随元音本身舌位高低有所不同。大致的规律是舌位较高时，侵入的比率较高，舌位较低时，侵入的比率较低。在这组的音素拼合中，我们看到表8-4中的第1行与第8行中的元音是一对圆展的对立。在与 /mph/ 这

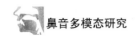

个鼻冠音结合中，侵入的极值出现在 /ja/ 这个组合中，/j/ 是一个半元音，听感上是一个带有摩擦的高元音 /i/，高元音的侵入比率高这条规律在苗语中也是存在的。

据前人的研究，我们得知在标准法语中，鼻音对元音的侵入比率会受到元音的高低的影响，而在上海话研究中，我们也从数据统计中看到高元音的侵入比率比低元音的高，为进一步分析元音在鼻音顺同化中的规律，我们对上述两类音节进行统计检验。

我们将元音的高低分为三个水平：高元音，不论圆唇还是展唇，作为第一水平；半高元音，作为第二水平；低元音作为第三水平。我们将侵入的比率作为因变量，将这三个水平作为自变量，将结果进行数理统计。我们选取的数值是在表格中且侵入的音素数相同的前提下，元音的高低具有不同的入侵比。三种元音舌位高低的描述性的统计，详见表 8–5 所示：

表 8–5　三种高低水平元音的被侵入比例描述性统计

| 高低水平 | 样本数 | 均值 | 标准差 | 标准误 |
| --- | --- | --- | --- | --- |
| 高元音 | 8 | 0.6527 | 0.28817 | 0.10188 |
| 半高元音 | 18 | 0.4728 | 0.26830 | 0.06324 |
| 低元音 | 11 | 0.3115 | 0.32195 | 0.09707 |

在方差齐次性有效的前提下，我们得到 $F_{(1, 35)}=3.243$，$p=0.051$，具有边缘显著。而事后的多重比较则表示，在第一组和第三组中，$p=0.016$，小于 0.05，具有显著差异。也就是说，高元音和低元音的侵入比率差异显著。高元音与半高元音、半高元音与低元音之间则没有显著差异。这印证了我们的观点，在鼻流的侵入中，如果后接高元音，那么侵入比率与低元音有很大的差别，对高元音的侵入比率要大于低元音的侵入比率。元音的舌位的高低会影响到软腭的高度。

当然，除上面已述的龈腭和双唇鼻冠音，我们也选取凤凰苗语中其他部

位的 NCh 式鼻冠音结构——由一个鼻音和一个送气塞音组合的例子进行研究，
结果如表 8–6 所示：

表 8–6　其他送气塞音与元音结合侵入比率表

| 序号 | 音节 | 侵入的鼻音后的音素数 | 侵入音素 | 平均侵入比率 | 个数 | 标准差 |
|---|---|---|---|---|---|---|
| 1 | ntshu | 2 | u | 0.589 | 3 | 0.147 |
| 2 | ŋkhu | 2 | u | 0.651 | 3 | 0.057 |
| 3 | ntha | 2 | a | 0.153 | 3 | 0.089 |
| 4 | ntsha | 2 | a | 0.179 | 3 | 0.073 |
| 5 | ɳʈʂha | 2 | a | 0.148 | 3 | 0.057 |
| 6 | nthɒ | 1 | th | 0.73 | 3 | 0.042 |
| 7 | ntshɒ | 2 | ɒ | 0.416 | 3 | 0.037 |
| 8 | ŋkhɒ | 2 | ɒ | 0.24 | 3 | 0.074 |
| 9 | ntho | 2 | o | 0.457 | 3 | 0.05 |
| 10 | ntsho | 2 | o | 0.51 | 3 | 0.06 |
| 11 | ɳʈʂho | 1 | ʈʂh | 0.457 | 3 | 0.091 |
| 12 | nthe | 2 | e | 0.96 | 3 | 0.024 |
| 13 | nthje | 2 | j | 0.49 | 3 | 0.107 |
| 14 | ɳʈʂhe | 2 | e | 0.56 | 3 | 0 |
| 15 | ŋqhe | 2 | e | 0.42 | 3 | 0.026 |
| 16 | nthɤ | 2 | ɤ | 0.155 | 3 | 0.064 |
| 17 | ɳʈʂhɤ | 2 | ɤ | 0.22 | 3 | 0.079 |
| 18 | ŋkhɤ | 2 | ɤ | 0.24 | 3 | 0.1 |
| 19 | ntshɯ | 2 | ɯ | 0.32 | 3 | 0.15 |
| 20 | ŋqhɯ | 1 | qh | 0.567 | 3 | 0.17 |
| 21 | ntshei | 2 | e | 0.095 | 3 | 0.064 |

表 8–6 是鼻冠音结构中鼻音后的塞音是送气塞音的侵入情况，鼻冠音结构
中的鼻音和塞音就发音部位而言是同一部位，有齿龈部位、腭龈、软腭和小
舌部位。如果两两音节中具有同样的元音，我们可以比较不同的发音部位对

其侵入的影响，如果具有同样的鼻冠音，我们可以比较不同的元音是否对侵入产生影响。我们可以看到表 8-6 中所有的鼻冠音结构，只有 /ntʰɒ/、/ɳʈʂʰo/、/ŋqʰɯ/ 这三个音节的鼻辅音对其后面的送气塞音没有产生完全的侵入，而其他音节的送气辅音都被完全侵入，而且还侵入到后面的元音，使得元音也带有一定的鼻气流。从整体来看，同鼻冠音音素，高元音的侵入比率要比低元音高，从表 8-6 第 1、4、7、10、19 行可以看出，侵入比率受到元音的影响。侵入的比率由大到小依次排序为：/u/ > /o/ > /ɒ/ > /ɯ/ > /a/，由此可知，圆唇元音的侵入比率比非圆唇的要高。但这只是个案得出的结论，如果要验证该结论的正确性还需要统计数据的支撑。

将所调查的所有单音节的音节组合按照元音的唇形不同分成两组，运用单因素方差进行统计分析，结果发现，不管任何出现环境，只是区别了元音的圆唇和展唇，并未显示有显著差异。因此，我们继续考察在舌位高度一致的情况下，唇形的圆展是否对音素的侵入有显著的影响。我们选择舌位高度位于同一水平的圆唇元音和非圆唇元音进行分析，统计结果仍然没有显著差异。因此，虽然数据直观显示出圆唇元音的侵入比率比非圆唇元音的要高，但是在统计学上并没有显著差异，这需要我们在后期的实验研究中进一步增加数据量和方言点，对唇形的圆展对鼻音侵入的音素是否造成影响做进一步的研究。从理论上来讲，唇形的圆展只是对发音时唇部形状的改变，并没有对软腭处的高低或者腭咽通道的闭合造成直接影响，因此，唇形的圆展对于侵入比率没有显著差异，我们在实验中得到圆唇元音的侵入比率比非圆唇的高也是有一定的偶然性的，没有统计显著性。

如果一个音节，具有相同的元音，鼻辅音不同，那么鼻辅音的不同部位对元音的影响是否显著？

比如表 8-6 第 1、2 行的音节可以看出，/u/ 在舌根部位鼻辅音的侵入比率比在舌面部位的鼻辅音的侵入比率高。从第 3、4、5 行的音节可以看出，/a/ 在齿龈部位比卷舌部位侵入的比率要高，从第 6、7、8 行的音节可以看出，

/ʋ/ 在齿龈部位比软腭部位侵入的比率要高，从第 9、10、11 行的音节可以看出，/o/ 在齿龈部位比软腭部位侵入的比率要高，从第 12、14、15 行的音节可以看出，/e/ 在齿龈部位和卷舌部位比软腭部位侵入的比率要高，从第 16、17、18 行的音节可以看出，/ɤ/ 在舌根部位比齿龈和软腭部位略高，从第 19、20 行的音节可以看出，/ɯ/ 在齿龈部位比软腭部位侵入的比率高，从第 13 和 21 行的音节中可以看出，如果在鼻冠音后面接一个复元音或是一个近音和一个元音的组合，那么其侵入比率比只接同部位的单元音组合的侵入比率要低。由此可知，鼻能量会随着音节中音素的增加而不断地减弱，并且从发音部位而言，齿龈部位的侵入比率一般而言是比较高的，卷舌部位由于发音器官卷舌的这个动作，在能量上会有所降低，而在软腭部位，这个部位与鼻咽通道接近，如果软腭部位的鼻冠音后接一个发音部位比较靠后的元音，其侵入比率也会相对比前元音要高。

结合表 8-4 双唇部位的鼻冠音的数据，我们可以看出，当鼻冠音的发音部位与元音的前后发音部位相差较大时，从鼻冠音的发音部位过渡到元音的发音部位需要的时长较长，齿龈部位基本位于发音部位的中央，则从该部位过渡到目标部位的需要的时长较短。如果发音音姿达到目标位置需要的时间短，能量就容易保存持久，那么鼻能量就会比较多，其侵入元音的能力就会加强。如果发音音姿到达目标位置需要的时间长，需要更多的音姿协调时间，那么能量几乎消耗在发音器官的滑动上，客观上就会削弱鼻能量，其侵入后接元音的时长就要短。从苗语的这个鼻冠音数据上看，虽然高元音的侵入比率会高于低元音的侵入比率，但是侵入比率最高的不是高元音 /i/，而是半高元音 /e/，因为 /e/ 的发音部位在后接齿龈部位的鼻冠音时，动程相对较短，能量保存持久，所以侵入比率就比较高，/e/ 的侵入比率基本略高于 /u/ 的侵入比率，这一点在上海话中也略有体现。因为在统计的过程中，得到的显著性差异主要出现在高元音和低元音中，并没有和半高元音产生显著差异，所以我们猜想，这个 /e/ 的侵入的比率的特殊性，也是造成半高元音与其他元音没有产生较大显著

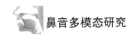

性差异的一个重要的因素。接下来我们观察一下不送气 NC 式。

**表 8–7　双唇不送气塞音与元音结合侵入比率表**

| 序号 | 音节 | 侵入音素 | 平均侵入比率 | 个数 | 标准差 |
|------|------|----------|--------------|------|--------|
| 1 | mpu | p | 0.259 | 3 | 0.004 |
| 2 | mpa | p | 0.238 | 3 | 0.317 |
| 3 | mpɔ | p | 0.044 | 3 | 0.001 |
| 4 | mpo | p | 0.062 | 3 | 0.009 |
| 5 | mpe | p | 0.663 | 3 | 0.09 |
| 6 | mpɤ | ɤ | 0.673 | 3 | 0.099 |
| 7 | mpɯ | p | 0.52 | 3 | 0.028 |
| 8 | mpei | p | 0.5 | 3 | 0.156 |

从表 8–7 中，我们可以看出，虽然在 NC（不送气清塞音）+V 这个结构中，侵入的音素都是 C（不送气清塞音），但是对于侵入比率的大小与后接元音也有着直接的关系，后接元音的发音部位处在中上部位比舌位较低的元音的侵入比率要大许多。/p/ 是一个塞音，塞音的发音方法是阻塞部位聚集高压，这个高压与鼻腔打开是矛盾的。在 /mp/ 这个鼻冠音的发音过程中，/m/ 在发音过程达到一半时，就在为 /p/ 的音做准备，下降的软腭就在抬升的过程中。因为 /p/ 塞音需要持阻的时间，这个时间一般比爆破之后释放的时长要长，因此，会经历一个从有鼻流到无鼻流的过程，也就是从软腭有缝隙到鼻咽通道被完全阻塞。阻塞之后才会在双唇的部位形成高压，在阻塞点后持续高压，之后高压爆破，最后释放，发 /p/ 这个音，因此塞音 /p/ 的侵入比率不会超过 1。只是在聚集高压的过程中产生侵入的动作，软腭由之前的打开变为闭合，即使是侵入到 /p/ 的部分，其侵入的鼻流能量也是比较弱的，气流量较之鼻音的气流量也会有很大的减少。

当鼻冠音是同一部位时，侵入的情况如表 8–7 所示，但当鼻冠音发音部位不同时，又会给元音带来什么影响呢？

表 8–8　其他不送气塞音与元音侵入比率表

| 序号 | 音节 | 侵入的鼻音后的音素数 | 侵入音素 | 平均侵入比率 | 个数 | 标准差 |
|---|---|---|---|---|---|---|
| 1 | ȵtɕi | 1 | tɕ | 0.773 | 3 | 0.007 |
| 2 | ȵci | 1 | c | 0.916 | 3 | 0.004 |
| 3 | ntu | 1 | t | 0.618 | 3 | 0.064 |
| 4 | ntsu | 1 | ts | 0.589 | 3 | 0.147 |
| 5 | ŋku | 1 | k | 0.401 | 3 | 0.016 |
| 6 | ŋqu | 1 | q | 0.95 | 3 | 0.012 |
| 7 | nta | 1 | t | 0.667 | 3 | 0.065 |
| 8 | ntsa | 2 | a | 0.761 | 3 | 0.028 |
| 9 | ȵtʂa | 2 | a | 0.094 | 3 | 0.078 |
| 10 | ntɒ | 1 | t | 0.9 | 3 | 0.007 |
| 11 | ntsɒ | 2 | ɒ | 0.091 | 3 | 0.131 |
| 12 | ȵtʂɒ | 1 | tʂ | 0.752 | 3 | 0.114 |
| 13 | ȵtɕɒ | 1 | tɕ | 0.325 | 3 | 0.126 |
| 14 | ŋkɒ | 1 | k | 0.832 | 3 | 0.015 |
| 15 | ŋqɒ | 2 | ɒ | 0.119 | 3 | 0.042 |
| 16 | nto | 1 | t | | 3 | |
| 17 | ntso | 1 | ts | 0.703 | 3 | 0.074 |
| 18 | ŋqo | 1 | q | 0.293 | 3 | 0.006 |
| 19 | nte | 1 | t | 0.657 | 3 | 0.021 |
| 20 | ntse | 1 | ts | 0.65 | 3 | 0.062 |
| 21 | ȵce | 1 | c | 0.358 | 3 | 0.329 |
| 22 | ntɤ | 1 | t | 0.467 | 3 | 0.012 |
| 23 | ȵtʂɤ | 1 | tʂ | 0.563 | 3 | 0.235 |
| 24 | ŋqɤ | 1 | q | 0.467 | 3 | 0.04 |
| 25 | ntɯ | 1 | t | 0.55 | 3 | 0.042 |
| 26 | ntsɯ | 1 | ts | 0.96 | 3 | 0.069 |
| 27 | ȵtɕɯ | 1 | tɕ | 0.53 | 3 | 0.212 |

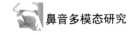

（续表）

| 序号 | 音节 | 侵入的鼻音后的音素数 | 侵入音素 | 平均侵入比率 | 个数 | 标准差 |
|------|------|------------------|---------|------------|------|--------|
| 28 | ŋkɯ | 1 | k | 0.015 | 3 | 0.021 |
| 29 | ntei | 1 | t | 0.42 | 3 | 0.141 |
| 30 | ntsei | 1 | ts | 0.375 | 3 | 0.015 |

在表 8–8 中，鼻冠音的鼻音后的塞音是不送气清音，当低元音接在不送气塞音鼻冠音后时，容易被侵入，如第 8、9、11、15 行这四个音节。低元音在发音的过程中，需要较低舌位，因此，当舌头向下降的时候，舌腭肌会向下运动，会拉动软腭下降，造成一定的鼻咽通道的开启。虽然发塞音时，是要通过声门的紧闭达到受阻点后的高压，但这个时间极短，只有两到三个声波波形的长度，那么，爆破后就会打开鼻咽通道，加之在发鼻冠音之初，鼻咽通道就已经打开，因此，有时塞音会受到前面鼻冠音顺同化的影响，也带有一定的鼻流，使得在发元音时，也会由于舌位降低，拉动肌肉，产生鼻流。表 8–8 的其他数据都只是对塞音进行了一定程度的侵入，发塞音时持阻和软腭部位的打开，是一对矛盾体，要看哪部分的力量比较强，则更容易受到强作用力的影响。

鼻音对不送气塞音的侵入，跟送气塞音的情况相比，它们具有的共同点就是在齿龈卷舌部位侵入的比率比较高，而在软腭部位的侵入比率则会根据元音的不同产生不同的变化，如果是圆唇音，则侵入的比率会比不圆唇的要略高。这是由于发音动作的省力原则造成的，在中国音韵学史上有省力拼合的原则，在古音构拟中就应用了此原则。发音动作省力，就会保存较多的鼻能量，那么侵入的比率就会高。

## 8.2.2 鼻音逆同化

在凤凰苗语中，鼻音韵尾有 /n/、/ŋ/ 两种，它们和不同的元音结合，组成鼻韵母，那么 /n/ 和 /ŋ/ 会侵入到鼻韵尾之前的声母中吗？侵入的结果如

表 8–9 所示：

表 8–9　单音节凤凰苗语鼻音音素向前侵入表

| 鼻音音素向前侵入 | | | | | |
|---|---|---|---|---|---|
| 出现环境 | 类型 | 侵入的鼻音后的音素数 | 侵入的音素类型 | 平均时长 | 侵入比率 |
| C+Vn | C 为不送气清塞音、塞擦音 | 1 | V | 75 ms | 0.546 |
| | C 为擦音 | 2 | C | 110 ms | 0.234 |
| C1C2+Vn | C1 为不送气塞音，C2 为近音 | 2 | C2 | 89 ms | 0.95 |
| | C1 为送气塞音，C2 为近音 | 3 | C1 | 84 ms | 0.327 |
| Ch+Vn | Ch 为清送气塞音、塞擦音 | 2 | Ch | 92 ms | 0.501 |
| C+Vŋ | C 为不送气清塞音、塞擦音 | 1 | V | 150 ms | 0.87 |
| | C 为擦音 | 2 | C | 147 ms | 0.205 |
| C1C2+Vŋ | C1 为不送气塞音，C2 为近音 | 1 | V | 125 ms | 0.714 |
| | C1 为送气塞音，C2 为近音 | 3 | C1 | 95 ms | 0.642 |
| Ch+Vŋ | Ch 为送气塞音、塞擦音 | 2 | Ch | 118 ms | 0.316 |

从表 8–9 侵入的结果看，整体呈现的规律有：

在同一音节中，如果鼻韵母前面的声母是近音或是通音时，侵入的比率大，一般会全部侵入，近音的发音原理与元音具有相似性，鼻能量对近音的侵入也比较容易，而一般的塞音，鼻韵母就很难对其进行侵入。

送气塞音开头的辅音与鼻韵母配合，鼻流很容易侵入到送气部分辅音，即使中间有滑音，也会跨过滑音，侵入到前面的送气塞音，这与前文提到的"如果鼻冠音的结构是一个鼻辅音和一个送气塞音结合的侵入"的表现具有一致性，因此，送气是产生鼻流的一个便利条件，送气的塞音极容易被鼻流侵入。

如果是一个不送气塞音开头，后面接一个近音，这个近音后面有元音和鼻韵尾，那么会视鼻音韵尾的能量大小对前面的音素进行侵入，如果鼻能量大，则很有可能侵入到近音，如果鼻音能量较小，那么鼻流就很可能在元音处结束。

如果是不送气的塞音开头，与鼻韵母配合，那么鼻流侵入到塞音的音节就会很有限，有的时候鼻流只能侵入到元音部分，所以鼻流向前侵入的时候，前面的音素能否跨过元音部分，与音节开头的辅音也有很大关系。苗语的音节中音素比较多，因此研究鼻流能否向前侵入，向前侵入几个音素，侵入的程度是多少也是一个非常具有研究价值的问题。鼻流向前侵入，对于鼻韵母中，元音的高低也会有影响。

表 8–10 双唇塞音送气、不送气音节的鼻韵尾侵入情况表

| 序号 | 音节 | 侵入的鼻音前的音素数 | 侵入音素 | 平均侵入比率 | 个数 | 标准差 |
|------|------|----------------------|----------|--------------|------|--------|
| 1 | pan | 1 | a | 0.385 | 3 | 0.233 |
| 2 | pen | 1 | e | 0.75 | 3 | 0.324 |
| 3 | pin | 1 | i | 0.43 | 3 | 0.131 |
| 4 | pɒŋ | 1 | ɒ | 0.753 | 3 | 0.074 |
| 5 | poŋ | 1 | o | 0.84 | 3 | 0.02 |
| 6 | phan | 2 | ph | 0.43 | 3 | 0.189 |
| 7 | phen | 2 | ph | 0.78 | 3 | 0.044 |
| 8 | phin | 2 | ph | 0.5 | 3 | 0.177 |
| 9 | phɒŋ | 2 | ph | 0.69 | 3 | 0.01 |
| 10 | phoŋ | 2 | ph | 0.7 | 3 | 0.014 |

表 8–11 en 韵母与不同辅音组合侵入情况表

| 序号 | 音节 | 侵入的鼻音前的音素数 | 侵入音素 | 平均侵入比率 | 个数 | 标准差 |
|------|------|----------------------|----------|--------------|------|--------|
| 1 | pen | 1 | e | 0.75 | 3 | 0.036 |
| 2 | phen | 2 | ph | 0.78 | 3 | 0.044 |
| 3 | pjen | 2 | j | 0.94 | 3 | 0.165 |
| 4 | ten | 1 | e | 0.195 | 3 | 0.064 |
| 5 | then | 2 | th | 0.763 | 3 | 0.087 |
| 6 | len | 2 | l | 1.2 | 3 | 0.076 |
| 7 | l̥hen | 2 | l | 1.3 | 3 | 0.035 |

（续表）

| 序号 | 音节 | 侵入的鼻音前的音素数 | 侵入音素 | 平均侵入比率 | 个数 | 标准差 |
|---|---|---|---|---|---|---|
| 8 | tsen | 1 | e | 0.48 | 3 | 0.164 |
| 9 | tshen | 2 | tsh | 0.393 | 3 | 0.081 |
| 10 | sen | 2 | s | 0.137 | 3 | 0.061 |
| 11 | tʂen | 1 | e | 0.617 | 3 | 0.16 |
| 12 | tʂhen | 2 | tʂh | 0.603 | 3 | 0.035 |
| 13 | ken | 1 | e | 0.52 | 3 | 0.07 |
| 14 | qhen | 2 | qh | 0.99 | 3 | 0.045 |
| 15 | qwen | 1 | e | 0.365 | 3 | 0.233 |
| 16 | hen | 2 | h | 1.6 | 3 | 0.097 |
| 17 | hwen | 2 | w | 0.433 | 3 | 0.205 |
| 18 | wen | 1 | e | 0.737 | 3 | 0.096 |
| 19 | ʔen | 2 | ʔ | 0.98 | 3 | 0.079 |

从表 8–10 可以看出，高元音的侵入比率优势在逆同化中并未体现，/a/、/i/ 等偏周边的元音较难被逆同化，/e/、/ɒ/ 的侵入比率比较高，说明偏中央性元音更容易被逆同化。以不送气塞音为开头的音节 /p/，没有侵入，送气塞音 /ph/ 被鼻流侵入，其受到同化的程度与后接元音表现一致，但此时鼻韵尾跨过元音侵入到声母。从第 1、4、6、9 行的音节可以看出，后鼻音 /ŋ/ 的侵入比率齿龈鼻音 /n/ 的侵入比率高。

表 8–11 是以 /en/ 为鼻韵尾与其他辅音拼合而成的结果，除了能印证上文的观点外，还可以看出边擦音和近音的侵入比率比较高，一般会继续向前侵入持续一段时间，如果是在不送气塞音后有 /w/，唇—软腭浊近音或是近音 /j/，侵入的可能性就会小，如果是在送气塞音后出现 /w/ 或 /j/，则鼻流很容易侵入到这些近音，本身这些近音在听感上已经与元音没有太大区别，就像是从一个元音滑到另外一个元音。喉塞音虽然是一个时长很短的音，但它的侵入比率较高，因为声带的紧缩后有强气流，后面的元音和鼻音的软腭降低动作

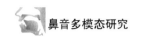

自喉部打开就有了。鼻流就会贯穿整个鼻韵尾部分。

通过凤凰苗语单音节的侵入情况，大致可以得出以下结论。

鼻冠音或鼻辅音在后接不同元音时，侵入比率有明显不同，一般而言，高元音的侵入比率比低元音要高，需要注意的是 /e/ 的侵入比率一般比较高。

鼻冠音的结构，鼻音与送气塞音相接，送气塞音几乎完全被侵入，也就是说，送气过程易被鼻化。原因是，在发塞音的时候需要持阻高压积聚，而在发送气音时，喉部有强输出气流，根本不需要软腭完全关闭仍能形成爆发的高压，因此，也就比较容易出现鼻流。

送气塞音，当发音部位随着前面的鼻辅音发生改变时，也会完全侵入到后面的元音，又会受到元音本身舌位高低的影响，大致的规律是舌位较高的侵入比率较高，舌位低的侵入比率较低。

从整体来看，同鼻冠音音素，高元音的侵入比率要比低元音高。

如果一个音节具有相同的元音，鼻辅音不同，那么从发音部位而言，齿龈部位的侵入比率一般而言是比较高的，卷舌部位由于发音器官的卷舌这个动作，在能量上会有所降低。而在软腭部位，这个部位与鼻咽通道接近，如果软腭部位的鼻冠音后接一个发音部位比较靠后的元音，其侵入比率也会相对而言比前元音要高。

鼻音对塞音的侵入，跟送气塞音相同之处就是在齿龈卷舌部位，侵入的比率比较高，而在软腭部位的侵入比率则会根据元音的不同产生不同的变化，如果是圆唇音，则侵入的比率会比不圆唇的略高。

### 8.2.3 跨音节协同发音

跨音节侵入的情况通常出现在音节边界，我们在字表中所选择的都是音节的边界。比如一个音节结束后，后接一个鼻冠音开头或普通鼻音开头的音节，或是一个带鼻韵尾的音节后接一个非鼻音开头的音节，那么这些多音节都有一个共同点就是除了这个鼻音开头的音或鼻韵尾之外，没有其他的带鼻音的音素，这样，我们才能确定鼻音音素前后的鼻流是由这个鼻音音素引发的，而不是由其他的鼻音音素造成的。

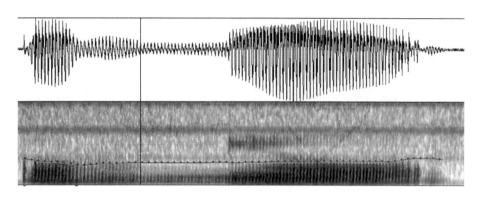

**图 8–22　/ʔɒ42mjɒ42/ 多音节语图**

如图 8–22，这个多音节的组合是词语 /ʔɒ42mjɒ42/，42 是指这个音节的声调，在这个多音节中，我们能够看出声波起始有一个尖峰，说明这个 /ɒ/ 是一个带有前喉塞的音素，因为它位于音节的开首，会很容易带有喉塞的动作，听感上较紧，继而就是一个有着声带振动的 /ɒ/ 音，能够很明显地观察到声带一轮一轮的振动，在振动之后，是一个颜色变淡的鼻化的 /ɒ/，如图 8–22 中竖线标注段所示这个 /ɒ/ 已经带有了鼻化色彩，共振峰已经不是非常清晰了，而且能量也开始变弱，后面紧接的就是第二个音节的 /m/，这个音的能量比鼻化的 /ɒ/ 能量更弱，因此颜色也就更淡。因为我们的测试是在带有面罩的情况下进行的，所以在测量的过程中信号的底噪较大，会有一点影响频谱的能量，但是声带的振动还是看得非常清晰的，鼻音与非鼻音的区别也可以一目了然。从发音的角度而言，在发 /ɒ/ 的后半部分，软腭就已经开始下降，鼻腔通路打开，就为后面的鼻音 /m/ 做好了充分的准备。

如果在跨音节的结构中，由于有音节边界这个因素，也会影响到整个音节结构的表现。我们现在对凤凰苗语中各种跨音节的鼻音类型做一个总体时间结构分析。详见表 8–12 所示：

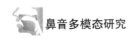

表 8–12　凤凰苗语鼻流跨音节侵入情况总表

| 鼻流跨音节音素侵入 | | | | | |
|---|---|---|---|---|---|
| 出现环境 | 类型 | 侵入的鼻音后的音素数 | 侵入的音素类型 | 平均时长 | 侵入比率 |
| V#N | V 高元音（包含圆唇和非圆唇） | 1 | V | 127 ms | 0.535 |
| | V 半高元音（包含圆唇非圆唇） | 1 | V | 134 ms | 0.508 |
| | V 低元音（包含圆唇非圆唇） | 1 | V | 119 ms | 0.433 |
| N#C | C 清不送气塞音 | 1 | C | 119 ms | 0.268 |
| | C 清送气塞音 | 1 | C | 190 ms | 0.294 |
| | C 清擦音 | 1 | C | 157 ms | 0.240 |
| | C 清塞擦音 | 1 | C | 149 ms | 0.280 |
| | C 边音 | 1 | C | 141.7 ms | 0.796 |
| N#V | V 高元音 | 1 | V | 157 ms | 0.416 |
| | V 半高元音 | 1 | V | 163 ms | 0.317 |
| | V 低元音 | 1 | V | 160 ms | 0.397 |

　　首先，# 表示此处存在音节边界，属于一个音节的结束和另一个音节的开始。

　　这两个音节或多个音节组成一个词语或词组。其中，V 属于前一个音节的结尾，是一个开音节韵尾，而 N 属于后一个音节的开头。学界普遍认为如果一个开音节韵尾会被后面的鼻音协同成一个有鼻音韵尾的结构。那么我们可以从鼻流的实验研究中得到印证。

　　在跨音节的侵入中，后一音节的鼻音会对前一音节的元音结尾的音节产生影响——在高元音中，受到鼻流侵入的比率较大，而在低元音中，受到的侵入比率较小，而半高元音是处在中间的位置，侵入的比率介于高元音和低元音之间。在跨音节中，虽然被侵入的元音的平均时长由于处在词组中有所变短，但是侵入比率依然高于低元音的侵入比率。

　　其中，表 8–12 表示的是平均水平，而我们注意到，擦音中有一个比较特殊的擦音 /h/，侵入的比率要明显高于其他的比率，在计算时，我们并没有将其放入平均水平，它和送气原理一样。还有声门音，喉部会有较多气流，便于气流从鼻腔漏出，因此侵入比率是非常特别的。在时长方面需要说明的是，在其他的情况下，我们并没有将塞音的持阻时间计算在内，但如果是在 N#C 结构中，我们将塞音的持阻时间记录在辅音时长之内，在单音节中，我们只计算了辅音除阻过程的时间，主要是考虑到，如果在多音节的词组中仅计算爆破后除阻的鼻流的侵入，其侵入的结果一般为 0，因为持阻的最后过程一定是高压聚集以便于爆破，要求腭咽通道关闭阻断。如果鼻音后跨音节所接的音素是边音，其侵入的比率也会很大，因为边音在发音的过程中肯定是要漏气的，而这种漏气就极有可能造成鼻腔闭合不严。因为边音和元音一样需要声带的振动，喉下会有持续气流输出，即使腭咽不完全闭合也不影响发音。但是在一些学者的研究中表明，虽然有时候在发音过程中，鼻腔会有一定程度的漏气，但是这些所发出的声音在听感上仍然是口辅音，因此这类音素还是被归于口音的系统（Hayes & Stivers 1995）。还有学者认为，有时发音者正是运用这种鼻腔漏气的方法来保持这种音素的浊音的属性，鼻音会削弱清塞音的塞音属性或其清音属性。

在 N#V 的组合中，通过表 8–12 的数据我们可以看出，虽然鼻流对低元音的侵入略高于半高元音，但是在整体上还是"鼻流对高元音的侵入比率要高于低元音的侵入比率"的。高元音的发音通道比较狭窄，在口腔内形成一个比较窄的通路，气流从口腔流出，就会有较大阻力，而声门上下的气压差和气流是一定的，如果从口腔通道流出受阻，就会更有可能一部分从鼻腔流出，因此，鼻流的侵入比率会比较高。如果是在低元音中有较高的侵入比率，从发音生理来讲，主要是由于舌位前、低，因此，舌头上的肌肉就是连带运动，舌腭肌就会顺势将软腭拉下，腭咽通道就会闭合不严，软腭下降，鼻腔通道打开，就会造成鼻腔的漏气，因此，低元音也比较容易受到鼻流的侵入。比较 V#N 组合，鼻音逆同化与鼻音顺同化一样表现出高元音优势，逆同化整体上有更高的侵入比例。

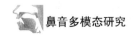

表 8–13　多音节侵入例词表

| 序号 | 音节 | 侵入音素 | 侵入比率 | 个数 | 标准差 |
|---|---|---|---|---|---|
| 1 | qɒ214ʮan53tʂɒu53 | tʂ | 0.367 | 4 | 0.064 |
| 2 | tsɒŋ44tʂa53 | tʂ | 0.255 | 3 | 0.041 |
| 3 | cin214qɒ42ju22 | q | 0.285 | 3 | 0.078 |
| 4 | tɕɯ42tan53qwɒ42 | q | 0.25 | 4 | 0.07 |
| 5 | thɒŋ44qɤ22 | q | 0.184 | 4 | 0.062 |
| 6 | soŋ42qwɒ42 | q | 0.127 | 4 | 0.057 |

　　从表 8–13 的例词中，我们可以看出，虽然前人认为 /n/ 和 /ŋ/ 是互补分布的，/ŋ/ 只出现在后元音的音节中，但准确来讲，/n/ 和 /ŋ/ 的侵入比率还是有差别的，陈其光（1988）明确指出，腊乙坪苗语，也就是凤凰苗语中，鼻音韵尾的转化和消失会受到音节内部条件影响，前元音后的鼻音韵尾先脱落，后元音后的鼻音韵尾后脱落。冉启斌（2005）分析了鼻音韵尾弱化的规律，认为鼻音韵尾的弱化与前面相邻的元音舌位的高低有关系。林茂灿、颜景助（1994）曾经研究过普通话 VN 的协同发音情况，认为（V）VN 中元音部分终点的舌位不仅受到 /n/ 和 /ŋ/ 不同发音部位的逆向协同发音作用，而且受到（V）V 中不同主要元音的顺向协同发音作用。普通话跟英语等语言一样，鼻辅音前面元音共振峰过渡是区分 /n/ 和 /ŋ/ 的最重要依据。在实验中，他们研究了鼻韵尾时长以及元音与韵尾的时间长度的比值后认为，"鼻尾时长在主要元音开口度大的 /a/ 后面，比在主要元音开口度非大的后面的短"，"鼻韵尾时长及（V）V/N 时长比值，跟其前面主要元音为低或非低的特征有关"。

　　许毅（1986）在考察普通话音联的声学特征中处在音节交界处的 /n/ 的情况后表示，如果这个 /n/ 出现在前一音节末尾，实质上就是一个"半鼻音"，"不能自己单独存在，只能通过对原有元音共振峰模式的影响表现自己的存在，这样的影响主要是：a. 增加元音共振峰（主要是 F1）的带宽；b. 在元音共振峰之间增加一些较弱的谐波群"。还有一个重要的差别就是"纯鼻音有自己确切的时长，半鼻音由于只是加载元音只是得鼻化音色，因此很难确定其时长"。吴宗济等（1989）也认为鼻尾的不同表现决定了与鼻尾本身的发音部位以及前面元音的发音部位和开口度的大小，一般来说，前面元音如果发音部位比较后，则鼻尾越长，如果前面元音开口度较小，那么鼻音韵尾的时长也就越长。他认为 /n/ 与 /ŋ/ 在时长上是存在差别的，前面元音会受后鼻音 /ŋ/ 的影响而后移，这样 /ŋ/ 的时长常常要比 /n/ 的长，他也提出有时声调也会影响到鼻韵尾的时长。王志洁（1997）运用口鼻分流器（Nasometer，Model6200）测量了普通话中的鼻音处在音节尾和音节首的"鼻音度"（nasality），她认为，处在音节首位置鼻音的鼻能量是高于处在音节尾位置鼻音的鼻能量的，前者的鼻能量平均值大致为93.01%，而后者的鼻能量平均值大致为82.32%，足足比后者高了近11个百分点。冉启斌（2005）等学者认为不仅如此，且在做韵尾时，/n/ 的鼻能量也要比 /ŋ/ 为韵尾的鼻能量要低，即 /ŋ/ 做韵尾时的鼻音度会更强。冉启斌对此解释为这与发音词表中 /ŋ/ 所处的位置有关，如 /ŋ/ 后有其他辅音时，后面辅音的口腔阻碍会使鼻音能量的输出比值增大。在词语的末尾时，/ŋ/ 的能量也会由于词尾的自然延长效果而增大。但是我们在表8–13中看到，/n/ 侵入的比率比 /ŋ/ 侵入的比率大，这与 /ŋ/ 做韵尾时鼻能量大是否存在矛盾呢？我们认为这并不矛盾，对 /n/ 的侵入比率比较大是由于 /n/ 本身的发音部位造成的。/n/ 处在音节边界的位置（包括非词首音节首和非词末音节末），/n/ 辅音的舌位活动空间最大。词中 /n/ 受到的协同发音影响最明显，音位变体最分散。而且 /n/ 的发音部位是在齿龈部位，如果是 /ŋ/，发音部位就是在软腭，/ŋ/ 的鼻音气流会快速通过腭咽通道，时长较短，而 /n/ 的位置距离腭咽通道较远，在齿龈处形成了较窄的通道，口腔的较窄通道和鼻腔的狭窄的通道就会使得鼻流流出的时长被拉长，/ŋ/ 的鼻能量大，但其通道相对较顺畅，因此，鼻流流出的时间也不会很长。

梁建芬（2001）对大量的样本语流进行考察和探究后也发现，如果后面音节的声母是擦音或零声母时，鼻韵尾往往会脱落。我们研究发现，在凤凰苗语

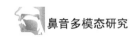

中，如果鼻音韵尾后的音节是以擦音开头，鼻流对擦音的侵入比率比较小，侧面也能说明鼻能量较小，通常情况下，如果在发擦音的时候，其发音的特征为狭窄，狭窄的通道通过的气流量相对较少，气流会从鼻腔漏出，但是在这种特征下，鼻流也没有长时间侵入，只能说明鼻音的能量本身就比较弱，鼻音也会受到后面辅音的发音特征的影响。

通过表8–13我们可以看出，第3行的音节要比第4行的音节的鼻音音素的侵入水平高，虽然圆唇可能会拉低侵入的水平，但是 /in/ 的 /n/ 的侵入率要比 /an/ 的 /n/ 的侵入比率高。李荣（1995）谈道："/a/ 后头的鼻音韵尾 /n/、/ŋ/ 比较弱，其他元音后头的鼻音韵尾 /n/、/ŋ/ 比较明显。这也就是说，鼻尾的鼻音发音充分度与前面所接元音的舌位高低有关"。李荣先生只是从语感方面得出这样的结论，表8–13中，第3行的音节中 /n/ 的侵入水平比第4行的音节侵入水平高，在一定侧面上也能反映出这个问题。

综上所述，凤凰苗语的音节侵入主要存在如下特点。

1. 在独立音节中：

（1）凤凰苗语的鼻音对其前后的非鼻音音素进行侵入，对高元音的侵入比率大于低元音的侵入比率，这一点在鼻冠音中也是适用的，而且上海话也具有类似的特点，也就是说，在凤凰苗语和上海话以及法语中，都会存在"高元音容易被鼻流侵入"的现象。这是一个比较普遍的现象；

（2）鼻冠音中的鼻音音素对其后的音素进行侵入时，则要看鼻冠音的鼻音音素所接音素的发音方法和发音部位，不同的部位和发音方法对鼻流侵入的影响比较大。具体而言，如果鼻冠音的鼻音后面所接的音素是不送气塞音，那么这个塞音的侵入比率就比较小，而如果所接的音素是送气塞音，则鼻流侵入到送气塞音后的元音音素的可能性更大，如果所接的是擦音或者是塞擦音，其侵入的比率比不送气塞音略高；

（3）就鼻冠音的侵入能力而言，齿龈部位鼻冠音中的鼻音音素侵入比率一般较高，卷舌部位的侵入水平略低于齿龈部位的侵入水平，而软腭部位的侵入就稍显复杂，一般而言，软腭塞音后的元音侵入比率，圆唇元音高于非圆唇元音，后元音高于前元音。

2. 在跨音节中：

（1）凤凰苗语鼻音的鼻流在同等条件下，对高元音侵入的水平高于低元音的侵入水平。

（2）在鼻韵尾对跨音节音素侵入的情况中，对送气塞音的侵入比率要大于不送气塞音的侵入比率，对边近音的侵入水平是最高的，这是由于不同的发音方法造成的。就两个鼻韵尾 /n/ 和 /ŋ/ 而言，虽然 /ŋ/ 的能量大于 /n/ 的能量，但是 /n/ 的侵入比率要比 /ŋ/ 的侵入比率大。从鼻韵尾前面的元音侵入比率看，高元音的侵入比率要比低元音的侵入比率高。

# 第九章　鼻音的类型及研究框架

鼻音在不同语言中呈现出丰富多彩的表现。它们会有不同的音姿结构（空间）或时间结构。在语音学层面可分为简单到复杂的不同等级，在音系学层面有单一到复合的不同音节功能。本章将从我国境内发现的鼻音类型来梳理它们的关系。

## 9.1　清鼻音的发音生理类型

民族语文献中，很早就有清鼻音的记录。那么，清鼻音的发音机制是怎样的，到底有几种？目前还没有明确的答案。甚至关于送气鼻音和清鼻音到底是不是一样，也一直有不同的看法。戴庆厦（1985）将二者做了区分，认为送气鼻音和清鼻音都是口腔持阻阶段声带不振动，不同的是送气鼻音在元音前有较强的鼻气流。Ladefoged 和 Maddison（1996）则主张不必区分，认为用送气鼻音描写普通清鼻音只是为了音系上和送气塞音的平行关系。

我们通过对苗语、佤语、藏语的发音生理实验研究发现，通常讨论的清鼻音范畴的语音现象从发音生理机制看，至少可以分为两项分类标准、四大类型。两项分类标准是时间关系和声门状态。一般认为，清鼻音是发音时在口腔成阻段声带不振动、鼻腔有强气流的音。即鼻音声门状态是不带声的。在清鼻音发音过程中鼻气流和带声段的时间关系是：先发不带声鼻气流再过渡到带声元音段。通过对口流、口内压、鼻流、声波、声门波的同步信号分析发现，语言事实要丰富得多。从时间关系上，鼻气流和带声段有三种关系，即鼻气流在前、鼻气流在后或鼻气流在中间；从声门状态看，一般可分声带不振动或部分时段声带振动。根据这两项标准，清鼻音具体分类可如表 9–1 所示：

表 **9–1**

| 声门状态 ＼ 鼻气流位置 | 鼻气流在前 | 鼻气流在中间 | 鼻气流在后 |
|---|---|---|---|
| 声门全程参与 | | （佤语清送气鼻音，送气段有声带振动的变体） | |
| 部分时程参与 | hm（藏语清鼻音） | mhm（苗语清鼻音、佤语清送气鼻音） | mh（苗语送气鼻音） |

最有意思的是，黔东苗语有送气鼻音、清鼻音和普通浊鼻音三套对立的鼻音；而苗语清鼻音和佤语送气鼻音的生理表现相似。鼻音的送气和清有相似的感知。

# 9.2　鼻音的常态与非常态

鼻音的常态是带声振动，但在特殊情况下，有自由清化、习惯清化、必须清化等情况。必须带声和必须不带声两端是清晰易于区分的，处在中间状态时会引起争议。据王辅世（1985）的记载，苗语中存在送气与不送气对立的塞音或塞擦音。贺福凌（2009）在谈及凤凰苗语的鼻冠音时提到湘西苗语的鼻冠音整体状况似乎正在逐渐消失，而关于吉卫标准点的描述存在差异：王辅世和陈其光（1985）都记录了完整的鼻冠音，但在音系说明中，两者都认为鼻冠全清音已经变成了浊音。另一方面，石如金（1997）将所有的鼻冠音都标记为浊音，而贺福凌（2009）认为这主要是技术处理上的问题，他还根据地域的不同，将凤凰苗语的鼻冠音归纳为三类：一类是完全保留了鼻冠音，例如禾库、中寨苗语；一类是基本发生了浊化，不规则地保留了鼻冠音，同时鼻冠音与浊音并存，例如禾库和山江苗语；第三类是鼻冠音得以完整保留，但鼻冠全清音变成了浊音，而鼻冠次清音则未发生浊化，例如阿拉苗语。

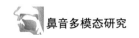

综上所述，苗语中存在不同发音特点的鼻冠音，其表现在是否保留鼻冠音、鼻冠音是否发生浊化等方面。不同的研究者对于凤凰苗语中的鼻冠音有不同的观点，这可能是由于技术、地域、语言变化等因素所致。因此，对于凤凰苗语的鼻冠音状况仍存在着一些争议和不同的看法。

## 9.3　鼻音的送气与清化

鼻音是一类非常有特色的音，在语音的演变中扮演重要角色，在共时的描写中也多有争论，佤语里的鼻音有以单辅音形式存在的，又有与其他辅音复合成的辅音丛或鼻冠音，还有鼻音清浊和送气的争论。以往对阿佤方言鼻辅音的音位描写和历史演化轨迹研究基本上是基于调查材料的归纳总结，《佤语简志》（周植志，颜其香　1984）中主要对佤语各主要方言点做了系统的音位归纳。《佤语阿佤方言复辅音研究》（张安顺　2018）一文通过语图对比分析了阿佤方言和布饶克方言的鼻音，还指出阿佤方言岳宋话和班帅话中的 /mp/、/nt/、/ŋk/ 类辅音表现为鼻冠复辅音，在新芒良话和马散话中 /b/、/d/、/g/ 类辅音表现为复杂单鼻音或称鼻冠音。

通过采集到声波信号（SP）、声门信号（EGG）、口腔气流（oral flow）、鼻腔气流（nasalflow）、口腔气压（oralpressure）五通道的声学及生理信号，我们进一步考察佤语中不同类型鼻辅音的关系。

我们从阿佤方言的 t 类辅音找到了对立组来做比较，从图 9–1 /tau/（词义：送人）和 /ntau/（词义：最）的直观比较就能看出差别。发音时，每词两遍同时录，图 9–1 中前面两音节发的是 /tau/，后面两音节发的是 /ntau/。若鼻音比较弱作为浊音成阻声带振动的伴随特征的话，那应该就是复杂单辅音而不是复辅音。从上到下第一行信号表示鼻气流，第二行为口气流，第三行为语音信号，第四行为 EGG 信号，发音时前两个音节鼻气流整体弱，塞音成阻持阻之前声门没有明显的波动，说明这是一个清塞音后接元音，而后两个音节鼻音段

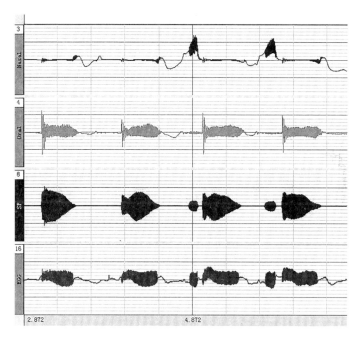

图 9-1 /tau/ 和 /ntau/ 的比较

比较清晰，鼻气流强烈，在鼻音结束后有一段静音段是清塞音成阻持阻过程，然后两个清塞音相继发生爆破，所以阿佤方言的鼻音记为复辅音而不是鼻冠音。

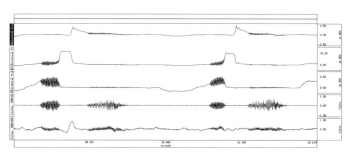

图 9-2 ［nthauʔ］堵塞

图 9-2 与图 9-1 类似，从上到下共五行。第一行信号表示口气流，第二行为口气压，第三行为鼻气流，第四行为语音信号，第五行为 EGG 信号。我们把这个语音信号显示放大细节，清鼻音在语音信号上表现为明显的鼻音段后接

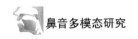

塞音，鼻音不是塞音的附加成分，同时在 EGG 信号上，塞音在成阻持阻阶段嗓音没有振动，这是一个清塞音，所以堵塞一词 /nthau?/ 记为这样。

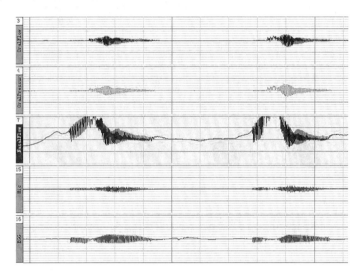

**图 9–3　巴饶克方言的送气鼻音**

图 9–3 从上往下数共有五行，每一行表示一种信号，共显示了五种信号，分别是口气流、口气压、鼻气流、语音信号、EGG 信号。在图 9–3 中我们能看到 EGG 信号有明显的鼻音段和口音段，在鼻音和口音之间有一静音段，鼻音段对应的口气流和口气压却很弱，但是在发这个鼻音时，鼻气流很强烈，说明这个强气流是伴随鼻音发出的而不是口音发出的，所以这个音是肺部气流呼出通过鼻腔，是送气鼻音而不是鼻音送气。

图 9–4 从上往下数共有 4 行，表示 4 种信号，分别是鼻气流、口气流、语音信号和 EGG 信号。图中前两遍发音和后两遍发音为不同的音，区别于送气鼻音，我们明显能看到每个音节的 EGG 信号是连续的波形。从声波图上看，从发音开始到结束，鼻气流都伴随着，说明这个音不是复辅音，不同的是，图左是发音开始时鼻气流和口气流同时呼出，声带同时振动，这三部分是同时发生的，这是一个常态的鼻音，图右在发音开始前，鼻气流已经形成，达到峰值，当鼻气流趋向平稳才开始有声波信号，这是一个清鼻音。

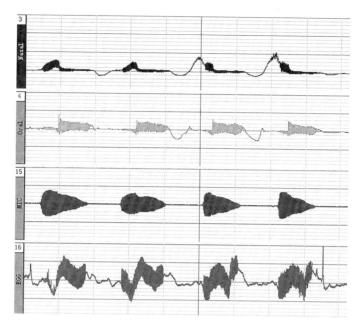

图 9-4　阿佤方言的清鼻音

## 9.4　鼻音连续统

鼻音在语言学中占有重要的位置。对于许多非语言学者来说，鼻音可能仅仅是我们在说"嗯"时所发出的声音，但这只是冰山一角。鼻音有许多类型，它们在很多语言和方言中都有出现。下面我们将介绍一下鼻音的连续统。

### 9.4.1　简单到复杂

常态鼻音＞送气鼻音 / 清化鼻音＞后爆鼻音 / 鼻冠爆发音

1. 常态鼻音：这是最基本的鼻音类型。在这种鼻音中，声带震动且空气从鼻腔流出，产生特定的口鼻腔共鸣。例如，普通话声母 /m/、/n/ 和韵尾 /n/、/ŋ/，上海话自成音节鼻音 /ŋ/ "五."在附录词表中不带 /h/、/ʔ/ 或清化符标注的鼻音。

2. 送气鼻音 / 清化鼻音：与常态鼻音相比，送气鼻音在发音时会有一股更明显的气流从鼻孔流出。这种鼻音在某些语言中是有区别性的，但在其他语言中则不是。清化鼻音是一种没有声带震动的鼻音，通常被认为是送气鼻音的变体。如佤语布饶克方言有送气鼻音（如：/mʰaik/ 沙子），大水坪苗语有清化鼻音（如：/n̥en/ 日）。

3. 后爆鼻音 / 鼻冠爆发音：这是一种更为复杂的鼻音。它在口腔内部有一个小的爆破发声后，空气再通过鼻腔流出产生的鼻音。鼻冠爆发音比较少见，但在某些语言中是有区别性的。如前文提到过厦门话有鼻冠爆发音，粤语台山台城话有后爆鼻音。

## 9.4.2 单一到复合

半鼻音＞复辅音＞一个半音节（次要音节）

1. 半鼻音：鼻音发音时软腭状态有变化的音。仍被看成一个单一音段。如：前爆鼻音和鼻冠音等。

2. 复辅音：这是两种或更多的辅音特征的结合。例如，汉语中的 /g/ 声母，它是由一个鼻音加上一个停顿，产生一个复合的声音。

3. 一个半音节（次要音节）：这更像是一个音节的结构，它由一个鼻音和一个元音组成，但鼻音在这里充当主导的角色。例如，/ɑng/、/ong/ 等。

## 9.4.3 常态到特殊

紧喉鼻音〈常态鼻音〉弛声鼻音

1. 紧喉鼻音：这是一种特殊的鼻音，其特点是声带之间的空隙非常小，使得声音非常紧凑浓烈。

2. 常态鼻音：如前所述，这是最基本的鼻音类型，是语言中最常见的鼻音。

3. 弛声鼻音：与紧喉鼻音相反，弛声鼻音的特点是声带之间的空隙较大，使得声音较为轻松和散漫。

综上所述，鼻音的连续统在各个维度上都呈现出丰富的变化和多样性。从简单到复杂，从单纯到复合，再从常态到特殊，这些变化展现了语言的无穷魅力和复杂性。不同的鼻音类型在不同的语言和文化背景下扮演着不同的角色，使我们对语言的认知和理解更加深入。

# 第十章　鼻音的变异及病理特征研究

鼻音是口鼻腔均有较强共鸣的音。一般来说，鼻音发音过程要求打开鼻气道。气道如果出现生理差异也一定会影响鼻音发音。本章将以气道狭小的鼾症人群为例观察气道变异引起的鼻音变异，以及气道手术干预前后的变化。

## 10.1　气道狭小引起的鼻音变异

阻塞性睡眠呼吸暂停（obstructive sleep apnea，简称OSA），是常见的慢性睡眠呼吸障碍疾病之一，指上气道在睡眠期间发生反复塌陷阻塞，引起呼吸暂停和通气不足，临床表现为打鼾、睡眠结构紊乱、血氧饱和度下降，同时伴随记忆力或注意力不集中、白天嗜睡、喉咙疼痛或口干等症状。（中华医学会 2019）

在官方诊疗指南中提及OSA的诱因中有上气道解剖结构异常[①]，影像学的研究中也指出上气道解剖参数指标与OSA严重程度呈正相关，存在气道狭窄的情况。（陈李清等 2021）同时言语的产生离不开声道的共鸣，声道主要是由咽腔、口腔和鼻腔构成的共鸣腔，OSA患者的上气道发生病变，共鸣腔的形状发生变化，影响了咽腔、口腔以及鼻腔的共鸣效应，对语音产生了一定的影响。

---

　　① 中华医学会（2019）《成人阻塞性睡眠呼吸暂停基层诊疗指南（2018年）》中提及："上气道解剖异常：包括鼻腔阻塞（鼻中隔偏曲、鼻甲肥大、鼻息肉及鼻部肿瘤等）、Ⅱ度以上扁桃体肥大、软腭松弛、悬雍垂过长或过粗、咽腔狭窄、咽部肿瘤、咽腔黏膜肥厚、舌体肥大、舌根后坠、下颌后缩及小颌畸形等。"

## 10.1.1　声学变异

共振峰与发音机制有关，可以反映人的声道物理特性，是衡量言语共鸣功能的重要声学特征参数之一。在以往汉语共振峰的研究中发现共振峰频率（formant frequency，F1–F3）和带宽（formant bandwidth，BW1-BW3）中第一共振峰（F1）与舌位高低有关，第二共振峰（F2）与舌位的前后有关，第三共振峰（F3）与唇形圆展有关，共振峰带宽与通道阻尼有关。

在"元音＋鼻音（称为 VN 结构）"的共振峰频率研究中（研究的材料为各结构中元音部分，下同），非重度组和重度组[①]在音节 /in/ 的 F3、音节 /ang/ 的 F2 上两组之间差异具有统计学意义（p＜0.05）；在共振峰带宽研究中，非重度组和重度组在音节 /aŋ/ 的 BW1、音节 /un/、/yn/ 的 BW3 上两组之间差异具有统计学意义（p＜0.05）。

在"鼻音＋元音（称为 NV 结构）"的共振峰频率研究中，非重度组和重度组在音节 /ma/、/mu/、/ne/、/ni/ 的 F1、音节 /ma/ 的 F2、音节 /mi/、/ne/、/ni/ 的 F3 上两组之间差异具有统计学意义（p＜0.05）；在共振峰带宽研究中，非重度组和重度组在音节 /nu/ 的 BW1、BW3 上两组之间差异具有统计学意义（即 p＜0.05）。

在"鼻音＋元音＋鼻音韵尾（称为 NVN 结构）"的共振峰频率研究中，非重度组和重度组在音节 /man/、/nan/ 的 F1、音节 /min/、/nan/ 的 F3 两组之间差异具有统计学意义（即 p＜0.05）；在共振峰带宽研究中，非重度组和重度组在音节 /men/ 的 BW1、音节 /nen/ 的 BW2 上两组之间差异具有统计学意义（即 p＜0.05）。

---

①　受到实验条件限制，根据《成人阻塞性睡眠呼吸暂停基层诊疗指南（2018 年）》中的 OSA 病情分度标准，以 AHI=30（次 /h）为分割点将发音人分为重度组（AHI＞30 次 /h）和非重度组（AHI≤30 次 /h）。

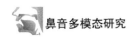

表 10-1　非重度与重度组共振峰情况［单位：Hz，中位数（四分位距）］

| 共振峰 | 音节 | 非重度 | 重度 | p 值 |
|---|---|---|---|---|
| F1 | /a/ | 586.34（150.16） | 539.58（115.53） | 0.029 |
| | /e/ | 440.92（105.7） | 418.84（72.42） | <0.001 |
| | /u/ | 371.95（59.65） | 360.22（47.43） | 0.009 |
| | /y/ | 343.85（38.16） | 332.68（39.4） | 0.002 |
| | /ma/ | 616.09（101.82） | 575.07（118.66） | <0.001 |
| | /mu/ | 400.09（71.45） | 390.3（55.33） | 0.045 |
| | /ne/ | 457.98（125.49） | 431.28（83.59） | 0.02 |
| | /ni/ | 352.45（64.7） | 338.51（59.78） | 0.049 |
| | /man/ | 628.58（119.51） | 590.99（120.68） | 0.045 |
| | /nan/ | 481.2（138.39） | 476.55（93.96） | 0.018 |
| F2 | /i/ | 1858.18（464.34） | 1742.4（517.86） | 0.022 |
| | /u/ | 896.85（136.5） | 943.41（189.08） | 0.003 |
| | /aŋ/ | 1059.39（239.84） | 1139.6（238.07） | 0.003 |
| | /ma/ | 1093.83（198.3） | 1147.56（268.3） | 0.01 |
| F3 | /e/ | 2513.51（396.38） | 2403.23（341.84） | 0.013 |
| | /i/ | 3116.3（308.15） | 3040.67（341.5） | <0.001 |
| | /y/ | 2882.38（448.2） | 2857.92（453.67） | 0.022 |
| | /in/ | 2952.09（316.79） | 2885.69（306.14） | 0.021 |
| | /mi/ | 2976.34（296.71） | 2843.01（387.37） | <0.001 |
| | /ne/ | 2644.61（442.81） | 2521.52（323.65） | 0.008 |
| | /ni/ | 2989.33（341.43） | 2889.13（340.59） | <0.001 |
| | /min/ | 2801.67（296.4） | 2681.77（294.71） | 0.008 |
| | /nan/ | 2673.71（413.25） | 2552.68（465.25） | 0.004 |

表 10-2　非重度与重度组共振峰带宽情况［单位：Hz，中位数（四分位距）］

| 共振峰带宽 | 音节 | 非重度 | 重度 | p 值 |
|---|---|---|---|---|
| BW1 | /u/ | 113.05（89.81） | 101.37（49.03） | 0.002 |
| | /aŋ/ | 229.67（213.98） | 208.93（151.67） | 0.031 |
| | /nu/ | 119.3（68.27） | 105.3（48.19） | 0.014 |

| 共振峰带宽 | 音节 | 非重度 | 重度 | p 值 |
|---|---|---|---|---|
| BW2 | /men/ | 119.29（158.37） | 166.35（163.44） | 0.011 |
| | /a/ | 449.64（279.81） | 543.15（262.93） | 0.029 |
| | /nen/ | 603.57（307.62） | 464.69（146.94） | 0.002 |
| BW3 | /nu/ | 839.05（588.59） | 705.59（504.36） | 0.042 |
| | /yn/ | 384.99（264.31） | 538.63（430.12） | <0.001 |
| | /un/ | 886.75（405.32） | 787.15（387.7） | 0.015 |

## 10.1.2　讨论

前贤根据经验丰富的语言病理学家和语言病理研究生听辨评估发现，60%—70% 的 OSA 患者存在语音异常，表现为发音和共振障碍。（Fox 1983）OSA 患者因夜间打鼾的情况使得呼进的干燥气体直接流经口腔，对口咽部产生不良刺激，从而影响声带的形态和振动模式，使得发声过程中声带闭合出现异常问题，造成发音时嗓音的声学特征发生变化。Robb 等人（1997）从持续元音发声分析出发，研究了 10 名非 OSA 成年男性与 10 名 OSA 男性患者的元音声道声学共振，研究了持续元音 /a/、/i/、/u/ 的共振峰频率和共振峰带宽特征，发现在第一和第二共振峰的频率和带宽特征上两组之间差异具有统计学意义。对于每种元音，OSA 组的共振峰值显著低于非 OSA 组，这可能与 OSA 患者的声道更长有关；与非 OSA 组相比，OSA 组每个元音对应的共振峰带宽明显更宽。本研究的共振峰频率结果认为（见表 10–1）：重度组的 F1、F3 均比非重度组低，OSA 患者受病情程度的影响，不同程度患者生理机制表现不同，表现在共振峰频率的特征也不同。表 10–1 中都是与元音 /a/ 相拼的鼻音音节，发 /a/ 音时狭窄带在舌根与悬雍垂之间，OSA 患者的共振峰频率值可能会受到生理机制舌体肥厚的影响。另外，Robb 等（1997）发现美式英语 /a/、/i/、/u/ 在正常组和 OSA 组之间存在差异，本研究在汉语持续元音中发现重度组和非重度组之间也存在差异。Zamora-Molina 等（2021）以西班牙元音中 /a/、

/e/、/i/、/o/ 和 /u/ 为例，分析了正常人和 OSA 患者的声学参数基频（F0）、F1-F4、基频微扰（jitter）、振幅微扰（shimmer）、谐噪比（HNR），结果表明只有坐位中元音 /a/、/o/、/u/ 的 jitter 和元音 /a/ 的 shimmer 在正常组和 OSA 组之间的差异有统计学意义，有关共鸣的共振峰参数两组之间差异则没有统计学意义。

有两个主要原因可能支持共振峰和 OSA 之间存在关系的假设。首先，头影测量研究表明，与非阻塞性睡眠呼吸暂停综合征患者相比，阻塞性睡眠呼吸暂停患者舌骨和下颌平面之间的距离明显更长；这表明阻塞性睡眠呼吸暂停患者的声带较长，与非阻塞性睡眠呼吸暂停患者相比，共振峰频率较低。第二个原因与在阻塞性睡眠呼吸暂停综合征患者中常见的腭部和咽部顺应性增加有关。咽部气道塌陷性的增加与过多的脂肪沉积有关，这会增加声道内的声音阻尼。Ana 等人（2016）研究发现语音变量和 OSA 患者的程度之间有一定的相关性，表现在 AHI 与 /a/ 的 BW2 和 /e/ 的 BW3 之间存在相关性。本研究从音节 /a/ 的 BW2 参数发现重度组和非重度组之间差异有统计意义（$p < 0.05$），与 Ana 的结论一致。

研究表明，尽管两组说话者之间存在差异，但这些差异的声学线索有些矛盾，但似乎可以确定的是，OSA 患者的发音有异常的共振，这可能是由于上气道结构或功能的改变造成的。理论上，这种异常不仅会导致呼吸障碍，还会导致语言障碍，因此，在 OSA 人群中出现言语障碍是可以预料的，它可能包括发音和共振的异常。Ana 等人（2016）指出，持续元音是病理语音分析文献中最常见的方法，除了在持续元音中研究 OSA 患者的某些特征外，由于 OSA 患者特征性的腭咽开口异常和软腭降低可能导致更高的第三共振峰频率，因此，这是一种与发音性和共振性阻塞性呼吸暂停相关的声音特征，提及的共振峰值差异可以被认为是共振紊乱，带宽的差异也有可能是由于软组织特征的变化造成的，这在 OSA 患者中是常见的表现。根据 Fox（1983）的研究，由于声道（咽和口腔）与鼻腔的耦合改变，会发生共振异常，并产生鼻音过重的情况。本研究就在实验方案中考虑包括鼻音素 /m/、/n/ 以及它们与元音的协同发音。而通过 LPCC 的音频特征，训练支持向量机将音频特征用在区分轻重度 OSA 患者。结果表明，以准确率作为评价标准，音节 /y/ 在区分重度 OSA 患者（AHI=30）分类性能最好，其次是音节 /en/；音节 /u/ 和 /o/ 在区分轻度 OSA 患者（AHI=10）分类性能最好，再次是音节 /en/。在重度和非重度组之间中，本研究发现鼻音音节在共振峰带宽参数上会有更多的显著性差异，与 /en/ 相拼的 NVN 音节结构在带宽参数上两组之间差异有统计学意义。

本研究发现，元音和鼻音音节的声学参数在重度和非重度 OSA 患者中有显著性，OSA 患者会因腭咽生理机制的改变从而使患者的语音发生变化，声学的元音共鸣参数可以用来评估不同程度 OSA 患者的语音共鸣功能。在筛查预测重度 OSA 成人患者时，可以将音节 /ma/、/man/、/mi/、/nan/ 和 /ang/ 联合作为分析成人 OSA 组声学共鸣参数的最佳声样。

## 10.1.3 空气动力学变异

发声时，在气息的作用下，通过腭咽运动调节共鸣腔体的形状、大小，来改变共振频率，与基音振动频率相匹配，从而产生共鸣。软腭在腭咽运动中起主要作用，通过软腭的降低或抬升可使鼻腔通道与声道的其他部分相通或相隔，腭咽部软组织包括软腭、腭咽弓及腭舌弓，由于缺少足够的骨性支撑，因此腭咽平面是上气道阻塞最常见的位置，这样鼻腔通道对气流流径的改变，可以影响语音信号。

### 10.1.3.1 坐位单字 NV 音节中鼻音段的鼻流度

鼻辅音 /m/ 鼻流速率、空气动力学鼻流度的平均值及最大值均为实验组小于对照组[①]，即软腭后坠腭后气道阻塞的 OSA 患者鼻流速率和空气动力学

---

① 根据实验需求，根据专业医师结合上气道正位 CT 结果，将软腭是否后坠作为标准，将发音人分为实验组（软腭后坠腭后气道阻塞的 OSA 患者）和对照组（软腭不后坠腭后气道通畅的 OSA 患者）。

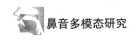

鼻流度显著低于软腭不后坠腭后气道通畅的 OSA 患者，差异具有统计学意义
（p＜0.05）。两组 OSA 患者发鼻辅音 /n/ 的平均、最大空气动力学鼻流度，实
验组小于对照组，差异具有统计学意义（p＜0.05），实验组的鼻流速率的平
均值和最大值均小于对照组，但差异无统计学意义（p＞0.05）。详见表 10–3
所示：

表 10–3　坐位单字 NV 音节中鼻音段的鼻流度比较

| 单字表 | | 鼻流速率平均值 % | 空气动力学鼻流度平均值 % | 鼻流速率最大值 % | 空气动力学鼻流度最大值 % |
|---|---|---|---|---|---|
| m | 实验组 | 3.59±2.85 | 86.29±19.29 | 5.96±4.12 | 82.74±18.75 |
| | 对照组 | 4.18±3.29 | 88.22±17.82 | 6.65±4.45 | 84.29±18.17 |
| | p | ＜0.001 | 0.004 | ＜0.001 | 0.02 |
| n | 实验组 | 5.19±3.39 | 86.89±18.58 | 8.09±4.96 | 83.90±18.26 |
| | 对照组 | 5.28±3.34 | 90.62±15.19 | 8.24±4.68 | 87.09±16.13 |
| | p | 0.38 | ＜0.001 | 0.23 | ＜0.001 |

### 10.1.3.2　仰卧位语流中 NV 音节鼻音段的鼻流度

仰卧位语流中鼻辅音 /m/、/n/ 的鼻流速率和空气动力学鼻流度与单字
NV 音节中的鼻辅音 /m/、/n/ 表现出同样的规律，实验组鼻流速率和空气动
力学鼻流度稍低于对照组（p＜0.05）。鼻辅音 /m/ 鼻气流量实验组大于对照组，
而鼻辅音 /n/ 的鼻气流量实验组小于对照组。详见表 10–4 所示：

表 10–4　仰卧位语流中 NV 音节鼻音段的鼻流度比较

| 句子 | | 鼻流速率平均值 | 空气动力学鼻流度平均值 | 鼻流速率最大值 | 空气动力学鼻流度最大值 | 鼻气流量平均值 |
|---|---|---|---|---|---|---|
| m | 实验组 | 3.35±1.92 | 83.60±19.81 | 5.21±2.75 | 68.44±21.29 | 0.29±0.19 |
| | 对照组 | 3.45±2.57 | 85.78±18.13 | 5.25±3.11 | 69.25±24.45 | 0.26±0.18 |
| | p | 0.74 | 0.32 | 0.79 | 0.83 | 0.46 |
| n | 实验组 | 4.78±3.20 | 93.46±12.57 | 6.49±3.73 | 89.95±13.19 | 0.27±0.15 |
| | 对照组 | 4.84±2.81 | 96.68±8.45 | 7.22±3.82 | 93.41±12.71 | 0.29±0.23 |
| | p | 0.61 | 0.19 | 0.29 | 0.16 | 0.92 |

## 10.1.4 讨论

本研究旨在分析软腭病变对 OSA 患者上气道阻塞程度的影响，在此基础之上尝试探索语音定位 OSA 患者上气道阻塞平面的方法。软腭是造成 OSA 的重要组织结构之一。OSA 患者上呼吸道存在多部位不同平面的阻塞，但阻塞部位主要在咽部尤其是在软腭后区。韩德民等（2001）对 30 例 OSA 患者上呼吸道阻塞平面的观察发现以腭咽平面阻塞为主的占 80%，其中单纯腭咽平面阻塞的占 30%，软腭与 OSA 的发生发展存在密切的关系。一方面，软腭肥厚、后坠等占位性病变，侵占口咽腔空间，导致共鸣腔形状改变，增生组织阻碍气流传递至鼻腔，导致鼻音功能低下；另一方面，腭咽部软组织的神经、肌肉、黏膜、脂肪等病变，特别是软腭及腭帆提肌功能变差，代偿增生肥大的肌肉调节机制不健全，影响软腭协调口鼻气流的能力，导致通气功能进一步下降。

据文献资料显示，软腭越长、厚度越大，软腭后气道越狭小，两者呈高度负相关，个体间的差异亦较大；且软腭下垂越明显，腭后气道越狭窄。软腭肥大后坠影响 OSA 患者发音时的口鼻气流调节，空气动力学鼻流度反映了软腭对口鼻之间通道开度的调节，鼻气流速率下降是腭后气道狭窄的重要诊断特征。本研究中，软腭后坠的患者腭后气道狭窄，气流通过狭窄的气道时速率降低，同时鼻气流在口鼻气流的总和中占比较小，使空气动力学鼻流度也随之降低，软腭后坠的患者发鼻音时的鼻流速率和空气动力学鼻流度均低于软腭不后坠的患者。实验中鼻流速率和空气动力学鼻流度的下降说明患者腭后气道阻塞引起鼻音功能低下，而软腭肥大后坠是使腭后呼吸道狭窄的主要原因。鼻气流速率和空气动力学鼻流度下降可作为腭后气道狭窄的重要诊断特征。本研究发现 OSA 患者于坐位状态下发鼻辅音 /m/ 的鼻流速率与 AHI 呈负相关，提示随 OSA 病情的加重，患者的鼻气流速率表现为逐渐下降的趋势，尤其是软腭后坠阻塞腭后气道的患者，鼻气流速率随病情程度的变化更明显，软腭后坠阻塞腭后气道患者组的鼻流速率与 AHI 呈显著负相关（p<0.05）。对腭后平面

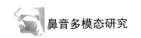

阻塞的患者来说，随着 AHI 的增加，腭后气道的狭窄程度和阻力也逐渐增加，从而影响气流通过管腔的速率大小。上述结果表明，鼻气流速率能在一定程度上反映腭后平面阻塞的 OSA 患者病情的严重性。

由于仰卧位时重力作用，软腭向后倾倒，致使硬腭－软腭间夹角增大，使得咽腔横截面积进一步缩小，加重了上气道阻塞，而上气道的塌陷增加咽部呼吸负荷，进而加重咽腔狭窄。两组患者在坐位状态下，腭咽平面的阻塞部位和狭窄程度有较大差异，我们的实验得出了具有统计学意义的结果，而在仰卧位语流中两组 OSA 患者鼻流相关参数的差异并无统计学意义，且仰卧位语流中实验组 OSA 患者鼻辅音 /m/ 的鼻气流量大于对照组，与气道狭窄通过的气流量少的预期不符。推测处于仰卧位状态下的 OSA 患者，因重力作用使软腭后移加重上气道阻塞程度，两组患者于仰卧位状态下硬腭－软腭间夹角增大，腭咽平面的阻塞部位和狭窄程度差异变小，两组患者相比较并不能得出有统计学意义的差异。

OSA 患者仰卧位气流参数的变化与肥胖程度密切相关，目前评价肥胖的指标主要为颈围和体重指数（简称 BMI），本研究中的鼻气流相关参数与颈围、BMI 具有一定相关性。在仰卧位状态下，发鼻音句时，软腭不后坠腭后气道通畅的 OSA 患者，鼻辅音 /n/ 的平均鼻气流速率与 BMI 显著负相关（$p < 0.05$），软腭后坠阻塞腭后气道的 OSA 患者，鼻辅音 /n/ 的平均空气动力学鼻流度与颈围显著负相关（$p < 0.05$）。颈围可以反映颈部脂肪情况，当颈部堆积脂肪时，周围脂肪会挤压上呼吸道，导致其相对狭窄，特别是仰卧位时咽部组织的后坠及颈部脂肪压迫使气道进一步塌陷，从而导致或加重阻塞性睡眠呼吸暂停及低通气的发生。特定部位的脂肪堆积对不同平面阻塞的 OSA 患者影响不同。本研究中软腭后坠的 OSA 患者组鼻气流变化与颈围的大小显著相关，其平均空气动力学鼻流度与颈围显著负相关（$p < 0.05$）。研究结果提示我们腭后气道阻塞会在颈围和空气动力学鼻流度上有所表现，颈围与平均空气动力学鼻流度结合可能作为评估上呼吸道阻塞程度的参考指标。BMI 是整体肥

胖的标志，通常来说，BMI 值越高，患者肥胖越严重，OSA 发生率越高，病情越严重。本实验中软腭不后坠腭后气道通畅的 OSA 患者鼻辅音 /n/ 的平均鼻气流速率与 BMI 显著负相关，患者 BMI 指数越高，鼻气流速率越低，提示我们 OSA 患者 BMI 指数高，会影响气道狭窄程度，即使是腭后气道没有明显阻塞的患者，在仰卧位状态下上气道软组织也会有一定程度的塌陷，导致鼻气流速率降低。

综上所述，鼻气流速率和空气动力学鼻流度下降可作为腭后气道狭窄的重要诊断特征，鼻气流速率能在一定程度上反映腭后平面阻塞的 OSA 患者病情的严重性。OSA 患者在仰卧位状态下咽部组织的后坠及颈部脂肪压迫使气道进一步塌陷，气流参数更易受颈围和 BMI 的影响，腭后气道阻塞与颈围和空气动力学鼻流度有一定相关性。鼻气流参数的测量简便、经济、身心无创，是对定位 OSA 患者阻塞部位方法的创新性探索。本研究展示了软腭后平面狭窄的 OSA 患者的语音空气动力学特征，为语音辅助诊断 OSA 提供了数据与文献参考，为 OSA 初步筛查的研究提供了新思路，但所选发音人数量不多、缺少正常对照组、没能排除鼻腔形状影响等问题，若想应用到临床诊断中还需要加大样本量，对发音人进行更加严格地筛选，进行更加深入地研究。

## 10.2　气道狭窄儿童鼻音音节中的元音变异

与成人 OSA 不同，造成儿童上气道阻塞的主要原因是腺样体和（或）扁桃体肥大。腺样体位于鼻咽顶壁与后壁交界处，两侧咽隐窝之间。肥大的腺样体会不同程度地阻塞后鼻孔，使得患者鼻咽腔狭小，导致鼻阻塞加重，说话时带闭塞性鼻音。扁桃体位于口咽两侧腭舌弓与腭咽弓围成的三角形扁桃体窝内，双侧扁桃体肥大会占据口咽，引起吞咽不畅及呼吸不畅。扁桃体肥大和腺样体肥大造成的口鼻咽部通道狭窄会对语音发音时气流和能量通过鼻腔通道和口腔通道产生影响，刘文君等（2013）使用 MRI（磁共振成像）技术对比分析

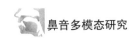

了OSA儿童和正常儿童的上气道结构，研究发现OSA儿童的鼻咽气道截面积、口咽气道截面积、腭咽气道截面积及气道斜径都较对照组小（p<0.05）。

OSA儿童发音时受到扁桃体肥大的影响会使语音中的鼻音色彩加重，进而使得语音的鼻音度产生一定的变化。

### 10.2.1　元音的鼻音度对比

在对OSA儿童（实验组）和非OSA儿童（对照组）的元音鼻音度研究中发现，在V类音节中，实验组的元音鼻音度均高于对照组，除单元音 /a/ 外，实验组和对照组的鼻音度之间差异均具有统计学意义。详见表10–5所示：

表 10–5　V 类音节中元音鼻音度对比（单位：%，均值 ± 标准差）

| 元音 | 实验组 | 对照组 | 差异性（Sig） |
|---|---|---|---|
| /a/ | 43.55±3.38 | 42.14±3.25 | 0.161 |
| /i/ | 47.59±2.45 | 44.70±2.71 | <0.001 |
| /y/ | 46.92±2.00 | 43.59±2.36 | <0.001 |
| /e/ | 43.69±2.48 | 41.07±2.26 | 0.001 |
| /o/ | 43.27±2.10 | 40.02±1.87 | <0.001 |
| /u/ | 44.77±2.02 | 41.72±2.34 | <0.001 |

表 10–6　V 类音节中元音鼻音度均值差（单位：%）

| /a/ | /e/ | /o/ | /i/ | /u/ | /y/ |
|---|---|---|---|---|---|
| 1.4 | 2.6 | 3.3 | 2.9 | 3.1 | 3.3 |

对两组的鼻音度均值进行差值运算，即用实验组的均值减对照组的均值可以直观地发现在实验组和对照组间差异最大的是元音 /o/ 和 /y/，其次为元音 /u/、/i/、/e/、/a/（详见表10–6）。

而在表10–5各组内的鼻音度表现也并不完全一致，对照组元音鼻音度按从高到低的顺序依次排列为：/i/＞/y/＞/a/＞/u/＞/e/＞/o/，元音 /i/ 的鼻音度最高，元音 /o/ 的鼻音度最低。实验组元音鼻音度按从高到低的顺序依次排列为：/i/＞/y/＞/u/＞/e/＞/a/＞/o/，元音 /i/ 的鼻音度最高，元音 /o/ 的鼻音度最低。

表 10–7  NV 类音节中元音鼻音度对比（单位：%，均值 ± 标准差）

| 声母 | 韵腹 | 实验组 | 对照组 | 差异性（Sig） |
|---|---|---|---|---|
| m_ | /a/ | 48.4±2.6 | 45.7±2 | 0.001 |
| | /o/ | 48.7±3.3 | 46.3±2.6 | 0.013 |
| | /i/ | 54.1±3.1 | 52.3±1.5 | 0.024 |
| | /u/ | 50.6±2.8 | 48.3±2.2 | 0.005 |
| | V | 50.5±2.7 | 48.2±1.8 | 0.002 |
| n_ | /a/ | 48.8±2.2 | 46.1±1.6 | <0.001 |
| | /e/ | 50±2.6 | 47.8±1.9 | 0.003 |
| | /i/ | 54.4±2.7 | 52.3±1.6 | 0.005 |
| | /u/ | 50.7±2.9 | 48.3±2.6 | 0.006 |
| | /y/ | 53.3±2.2 | 50.9±3 | 0.002 |
| | V | 51.4±2 | 49.1±1.9 | <0.001 |

表 10–7 比较两组在 NV 类音节中的表现，发现实验组和对照组之间差异都具有统计学意义，实验组的均值都显著高于对照组。

表 10–8  NV 类音节中元音鼻音度均值差（单位：%）

| | /a/ | /e/ | /o/ | /i/ | /u/ | /y/ |
|---|---|---|---|---|---|---|
| m_ | 2.7 | — | 2.4 | 1.8 | 2.3 | |
| n_ | 2.7 | 2.2 | — | 2.1 | 2.4 | 2.4 |

从表 10–8 中的数据可以看到，前接声母 /m/ 时，元音 /a/ 的鼻音度均值实验组比对照组高 2.7%，元音 /o/ 高 2.4%，元音 /i/ 高 1.8%，元音 /u/ 高 2.3%；前接声母 /n/ 时，元音 /a/ 的鼻音度均值实验组比对照组高 2.7%，元音 /e/ 高 2.2%，元音 /i/ 高 2.1%，元音 /u/ 高 2.4%，元音 /y/ 高 2.4%。计

算总体均值可得，NV 类音节中实验组的元音鼻音度比对照组高约 2.3%。对照组和实验组的元音在声母 /n/ 后的鼻音度均高于其在声母 /m/ 后的。

观察组内不同元音在同一声母后的鼻音度差异，前接声母 /m/ 时，对照组元音鼻音度按从高到低的顺序依次排列为：/i/＞/u/＞/o/＞/a/，实验组的元音排列顺序与其保持一致；前接声母 /n/ 时，对照组元音鼻音度按从高到低的顺序依次排列为：/i/＞/y/＞/u/＞/e/＞/a/，实验组的元音排列顺序与其保持一致。高元音鼻音度较其他元音的鼻音度更高。在鼻音声母后元音鼻音度的高低排列顺序与单元音的排列顺序相较发生了改变，元音 /a/ 排列位置下降至最末，其他元音的排列顺序保持不变。总结可得，实验组和对照组的不同元音在 NV 类音节中的鼻音度表现基本一致，实验组儿童 NV 类音节中的元音鼻音度表现规律符合对照组儿童的元音鼻音度表现规律。

表 10-9　VN 类音节中元音鼻音度对比（单位：%，均值 ± 标准差）

| 韵尾 | 韵腹 | 实验组 | 对照组 | 差异性（Sig） |
|---|---|---|---|---|
| _n | /a/ | 47.8±3.5 | 46.2±2.2 | 0.044 |
| | /e/ | 49.6±2.8 | 45.7±4.1 | ＜0.001 |
| | /i/ | 52.3±3.4 | 49.6±4.2 | 0.018 |
| | /y/ | 50.5±3.6 | 47.3±3.6 | 0.004 |
| | V | 50.1±2.8 | 47.2±3 | 0.001 |
| _ŋ | /a/ | 47.7±3.1 | 46.2±2.1 | 0.077 |
| | /e/ | 48.5±2.8 | 45.2±4.1 | 0.001 |
| | /i/ | 50.4±3.2 | 48.3±2.9 | 0.023 |
| | /y/ | 47.6±3.0 | 44.9±3.2 | 0.005 |
| | V | 48.5±2.1 | 46.2±2.5 | 0.001 |

从表 10-9 中差异性一列可以看到，在 VN 类音节中，只有元音 /a/ 与后鼻音韵尾 /ŋ/ 组合时其 Sig＞0.05，说明数据实验组和对照组没有显著性差异，其他所有元音两组数据 Sig 均小于 0.05，说明实验组和对照组之间差异都有统

计学意义。对比实验组和对照组的鼻音度均值，可以发现，实验组数据均高于对照组数据。

表 10–10　VN 类音节中元音鼻音度均值差（单位：%）

| | /a/ | /e/ | /i/ | /ü/ |
|---|---|---|---|---|
| _n | 1.6 | 3.9 | 2.7 | 3.2 |
| _ŋ | — | 3.3 | 2.1 | 2.7 |

从表 10–10 的差值发现，后接韵尾 /n/ 时，元音 /a/ 的鼻音度均值实验组比对照组高 1.6%，元音 /e/ 高 3.9%，元音 /i/ 高 2.7%，元音 /y/ 高 3.2%；后接韵尾 /ŋ/ 时，元音 /e/ 的鼻音度均值实验组比对照组高 3.3%，元音 /i/ 高 2.1%，元音 /y/ 高 2.7%，由于 Sig 小于 0.05，说明差异是具有显著性的。总结可得，VN 类音节中实验组的元音鼻音度比对照组高约 2.6%。对照组和实验组的元音在韵尾 /n/ 前的鼻音度均高于其在韵尾 /ŋ/ 前。而在比较组内不同元音同一韵尾前的鼻音度差异上，后接韵尾 /n/ 时，对照组元音鼻音度按从高到低的顺序依次排列为：/i/＞/y/＞/a/＞/e/，实验组的元音排列顺序与其不一致，为：/i/＞/y/＞/e/＞/a/；后接韵尾 /ŋ/ 时，对照组元音鼻音度按从高到低的顺序依次排列为：/i/＞/a/＞/e/＞/y/，实验组的元音排列顺序与其不一致，为：/i/＞/e/＞/a/＞/y/。总结可得，实验组和对照组的不同元音在 VN 类音节中的鼻音度表现并不完全一致，实验组儿童 VN 类音节的元音鼻音度表现规律与对照组儿童的元音鼻音度表现规律不同。

表 10–11　NVN 类音节中元音鼻音度比（单位：%，均值 ± 标准差）

| 音节 | 音节 | 实验组 | 对照组 | 差异性（Sig） |
|---|---|---|---|---|
| m_n | /a/ | 49 ± 2.4 | 46.4 ± 1.5 | 0.001 |
| | /e/ | 51.3 ± 2.1 | 47.5 ± 1.8 | ＜0.001 |
| | /i/ | 55.3 ± 2.5 | 52.5 ± 1.6 | 0.001 |
| | V | 51.8 ± 2.1 | 48.8 ± 1.5 | ＜0.001 |

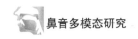

（续表）

| 音节 | 音节 | 实验组 | 对照组 | 差异性（Sig） |
|---|---|---|---|---|
| n_n | /a/ | 49.4±2.9 | 47.4±1.6 | 0.02 |
| | /e/ | 51.2±2.5 | 48.5±1.5 | 0.001 |
| | /i/ | 55.2±2.8 | 52.8±1.6 | 0.005 |
| | V | 52±2.6 | 49.6±1.4 | 0.003 |
| m_ŋ | /a/ | 49.9±3.3 | 47.2±1.8 | 0.006 |
| | /e/ | 51.4±2.7 | 48.2±2.5 | 0.002 |
| | /i/ | 55.1±3.0 | 51.7±2.2 | 0.001 |
| | V | 52.1±2.6 | 49±1.9 | <0.001 |
| n_ŋ | /a/ | 49.7±2.8 | 47±1.8 | 0.003 |
| | /e/ | 51.1±2.3 | 48.3±2 | 0.001 |
| | /i/ | 54.6±3.1 | 51.7±1.6 | 0.001 |
| | /o/ | 51.1±2.2 | 48.2±1.9 | <0.001 |
| | V | 51.6±2.4 | 48.2±1.5 | <0.001 |

从表 10–11 中差异性一列可以看到，在 NVN 类音节中，所有元音两组数据 Sig 均小于 0.05，说明实验组和对照组之间都具有显著性差异。对比实验组和对照组的鼻音度均值可以发现，实验组数据均高于对照组数据，对两组的鼻音度均值进行差值运算，用实验组的均值减对照组的均值，可得到表 10–12。

表 10–12　NVN 类音节中元音鼻音度均值差（单位：%）

| | /a/ | /e/ | /i/ | /o/ |
|---|---|---|---|---|
| m_n | 2.6 | 3.8 | 2.8 | — |
| n_n | 2.0 | 2.7 | 2.4 | — |
| m_ŋ | 2.7 | 3.2 | 3.4 | — |
| n_ŋ | 2.7 | 2.8 | 2.9 | 2.9 |

从表 10–12 中的数据可以看到，前接声母 /m/ 后接韵尾 /n/ 时，元音 /a/

的鼻音度均值实验组比对照组高 2.6%，元音 /e/ 高 3.8%，元音 /i/ 高 2.8%；前接声母 /n/ 后接韵尾 /n/ 时，元音 /a/ 的鼻音度均值实验组比对照组高 2%，元音 /e/ 高 2.7%，元音 /i/ 高 2.4%；前接声母 /m/ 后接韵尾 /ŋ/ 时，元音 /a/ 的鼻音度均值实验组比对照组高 2.7%，元音 /e/ 高 3.2%，元音 /i/ 高 3.4%；前接声母 /n/ 后接韵尾 /ŋ/ 时，元音 /a/ 的鼻音度均值实验组比对照组高 2.7%，元音 /e/ 高 2.8%，元音 /i/ 高 2.9%，元音 /o/ 高 2.9%，由于 Sig 小于 0.05，说明差异是具有显著性的。

总结可得，NVN 类音节中实验组的元音鼻音度比对照组高约 2.8%。音节韵尾为 /n/ 时，实验组和对照组声母 /m/ 后元音的鼻音度基本低于声母 /n/，除元音 /i/ 不同，音节韵尾为 /ŋ/ 时，则实验组声母 /m/ 后元音的鼻音度高于声母 /n/，对照组后接元音 /e/ 时，声母 /m/ 后元音的鼻音度高于声母 /n/，其他则相反；音节声母为 /m/，实验组和对照组的元音在韵尾 /n/ 前的鼻音度基本低于其在韵尾 /ŋ/ 前，除元音 /i/ 不同音节，声母为 /n/，则实验组元音在韵尾 /n/ 前的鼻音度均高于其在韵尾 /ŋ/ 前，对照组相反。

观察组内不同元音在同一声母韵尾间的鼻音度差异，当声母为 /n/ 韵尾为 /ŋ/ 时，实验组元音鼻音度按从高到低的顺序依次排列为：/i/＞/o/＞/e/＞/a/，与对照组不一致，对照组的元音排列依次顺序为：/i/＞/e/＞/o/＞/a/；其他情况下，实验组与对照组的元音鼻音度排列顺序保持一致，为：/i/＞/e/＞/a/。详见表 10–11 所示。

总结可得，实验组和对照组的不同元音在 NVN 类音节中的鼻音度表现不完全一致，其鼻音度表现规律实验组儿童与对照组儿童表现规律不同。

## 10. 2. 2 鼻音的鼻音度对比

本小节将比较 OSA 儿童（实验组）和非 OSA 儿童（对照组）的鼻音在音节中不同位置的无音鼻音度差异。

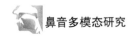

### 10.2.2.1 鼻音位于声母

表 10–13 NV 类音节中声母鼻音度对比（单位：%，均值 ± 标准差）

| 音节 | 元音 | 实验组 | 对照组 | 差异性（Sig） |
|---|---|---|---|---|
| m_ | /a/ | 57.1±2.7 | 53.8±2.1 | <0.001 |
| | /o/ | 56.8±3.3 | 54±1.9 | <0.001 |
| | /i/ | 58.6±2.7 | 57±1.3 | 0.024 |
| | /u/ | 57.8±2.6 | 55±1.2 | <0.001 |
| | V | 57.5±2.5 | 54.9±1.3 | <0.001 |
| n_ | /a/ | 58.5±3.1 | 56.6±2.7 | 0.041 |
| | /e/ | 59±2.7 | 57.5±1.8 | 0.039 |
| | /i/ | 59.9±3 | 58.9±1.4 | 0.174 |
| | /u/ | 59.4±2.6 | 57.1±1.6 | 0.002 |
| | /y/ | 59.6±3 | 58.5±1.5 | 0.086 |
| | V | 59.3±2.2 | 57.7±1.4 | 0.011 |

从表 10–13 中差异性一列可以看到，在 NV 类音节中，鼻音 /n/ 做声母与元音 /i/、/y/ 组合时其 Sig>0.05，说明数据实验组和对照组没有显著性差异，其他情况下两组数据 Sig 均小于 0.05，说明实验组和对照组之间差异均有统计学意义。对比实验组和对照组的鼻音度均值，可以发现，实验组数据均高于对照组数据，对两组的鼻音度均值进行差值运算，用实验组的均值减对照组的均值，得到表 10–14。

表 10–14 NV 类音节中声母鼻音度均值差（单位：%）

| | /a/ | /e/ | /o/ | /i/ | /u/ | /y/ |
|---|---|---|---|---|---|---|
| m_ | 3.3 | — | 2.8 | 1.6 | 2.8 | — |
| n_ | 1.9 | 1.5 | — | 1.0 | 2.3 | 1.1 |

从表 10–14 中的数据可以看到，声母 /m/ 后接元音 /a/ 时的鼻音度均值实验组比对照组高 3.3%，元音 /o/ 高 2.8%，元音 /i/ 高 1.6%，元音 /u/ 高 2.8%；声母 /n/ 后接元音 /a/ 的鼻音度均值实验组比对照组高 1.9%，元音 /e/

高 1.5%，元音 /i/ 高 1%，元音 /u/ 高 2.3%，元音 /ü/ 高 1.1%，由于 Sig 小于 0.05，说明差异是具有显著性的。

总结可得，NV 类音节中实验组的鼻音的鼻音度比对照组高约 2%。NV 类音节中，对照组声母 /n/ 的鼻音度高于声母 /m/，实验组同。鼻音后接元音不同，其鼻音度有高有低，元音鼻音度按从高到低的顺序依次排列，声母为 /m/ 时，实验组为：/i/＞/u/＞/a/＞/o/，对照组为：/i/＞/u/＞/o/＞/a/，两组不完全一致；声母为 /n/ 时，实验组为：/i/＞/y/＞/u/＞/e/＞/a/，对照组为：/i/＞/y/＞/e/＞/u/＞/a/，两组不完全一致。可见，实验组和对照组的不同元音在 NV 类音节中的鼻音度表现不完全一致。总结可得，声母 /n/ 的鼻音度高于声母 /m/ 这一规律实验组与对照组相符，后加不同元音时声母的鼻音度表现规律则并不相符。

表 10–15　NVN 类音节中声母鼻音度对比（单位：%，均值 ± 标准差）

| 声母 | 韵腹 | 韵尾 | 实验组 | 对照组 | 差异性（Sig） |
|---|---|---|---|---|---|
| m_ | /a/ | _n | 58.1±2.6 | 54.8±1.2 | ＜0.001 |
| | /e/ | | 58.3±2.6 | 55±1.4 | ＜0.001 |
| | /i/ | | 59.7±3.1 | 56.7±1.1 | 0.002 |
| | /a/ | _ŋ | 58.2±2.4 | 54±1.3 | 0.002 |
| | /e/ | | 58.3±2.3 | 54.7±1.4 | 0.002 |
| | /i/ | | 59.4±2.7 | 56.4±1.2 | 0.011 |
| | V | N | 58.7±2.4 | 55.3±0.9 | ＜0.001 |
| n_ | /a/ | _n | 60.1±3.9 | 55.9±3.1 | ＜0.001 |
| | /e/ | | 60.1±3.1 | 57±1.2 | ＜0.001 |
| | /i/ | | 60.7±3.1 | 58.3±1.4 | ＜0.001 |
| | /a/ | _ŋ | 59.5±4 | 55.8±2 | 0.002 |
| | /e/ | | 59.9±3.1 | 57±1.5 | 0.004 |
| | /i/ | | 61.2±2.6 | 58.4±1.7 | 0.001 |
| | /o/ | | 60.2±2.9 | 56.5±1.5 | ＜0.001 |
| | V | N | 60.2±3 | 57±1.3 | 0.001 |

从表 10–15 中差异性一列可以看到，在 NVN 类音节中，所有鼻音声母两组数据 Sig 均小于 0.05，说明实验组和对照组之间都具有显著性差异。对比实验组和对照组的鼻音度均值，可以发现，实验组数据均高于对照组数据，对两组的鼻音度均值进行差值运算，用实验组的均值减对照组的均值，得到表 10–16。

表 10–16　NVN 类音节中声母鼻音度均值差（单位：%）

| | /a/ | /e/ | /i/ | /o/ |
|---|---|---|---|---|
| m(_n) | 3.3 | 3.3 | 3 | |
| m(_ŋ) | 4.2 | 3.6 | 3 | |
| n(_n) | 4.2 | 3.1 | 2.4 | |
| n(_ŋ) | 3.7 | 2.9 | 2.8 | 3.7 |

从表 10–16 中的数据可以看到，韵尾为 /n/ 时，声母 /m/ 后接元音 /a/ 的鼻音度均值实验组比对照组高 3.3%，元音 /e/ 高 3.3%，元音 /i/ 高 3%；韵尾为 /ŋ/ 时，声母 /m/ 后接元音 /a/ 的鼻音度均值实验组比对照组高 4.2%，元音 /e/ 高 3.6%，元音 /i/ 高 3%。韵尾为 /n/ 时，声母 /n/ 后接元音 /a/ 的鼻音度均值实验组比对照组高 4.2%，元音 /e/ 高 3.1%，元音 /i/ 高 2.4%；韵尾为 /ŋ/ 时，声母 /n/ 后接元音 /a/ 的鼻音度均值实验组比对照组高 3.7%，元音 /e/ 高 2.9%，元音 /i/ 高 2.8%，元音 /o/ 高 3.7%。由于 Sig 小于 0.05，说明差异是具有显著性的。总结可得，NVN 类音节中实验组鼻音声母的鼻音度比对照组高约 3.3%。后接鼻韵母时，实验组和对照组声母 /m/ 的鼻音度均低于声母 /n/。音节韵尾为 /n/ 或 /ŋ/ 时，实验组和对照组声母 /m/ 的鼻音度高低按元音依次排序为：/i/＞/e/＞/a/，两者一致；韵尾为 /n/ 时，实验组声母 /n/ 的鼻音度高低按元音依次排序为：/i/＞/e/＝/a/，与对照组基本一致，韵尾为 /ŋ/ 时，实验组声母的鼻音度高低按元音依次排序为：/i/＞/o/＞/e/＞/a/，与对照组不一致，对照组为：/i/＞/e/＞/o/＞/a/。总结可得，实验组

和对照组的不同元音在 NVN 类音节中的鼻音度表现不完全一致，实验组儿童 NVN 类音节的元音鼻音度表现规律与对照组儿童的元音鼻音度表现规律不同。

## 10.2.2.2 鼻音位于韵尾

表 10–17 VN 类音节中韵尾鼻音度对比（单位：%，均值 ± 标准差）

| 韵尾 | 韵腹 | 实验组 | 对照组 | 差异性（Sig） |
|---|---|---|---|---|
| _n | /a/ | 57.9 ± 6.2 | 57.4 ± 2.7 | 0.70 |
| | /e/ | 60 ± 4.1 | 58.6 ± 4 | 0.27 |
| | /i/ | 61.1 ± 3.3 | 59.5 ± 4 | 0.14 |
| | /ü/ | 60.7 ± 4.4 | 59.4 ± 4.6 | 0.30 |
| | V | 59.8 ± 4.1 | 58.6 ± 2.8 | 0.05 |
| _ŋ | /a/ | 58.3 ± 4.7 | 55.7 ± 3.6 | 0.444 |
| | /e/ | 58.3 ± 4.4 | 57.4 ± 3.7 | 0.592 |
| | /i/ | 58.8 ± 4.6 | 58.2 ± 3.2 | 0.533 |
| | /ü/ | 55.9 ± 4.0 | 55.1 ± 4.0 | 0.259 |
| | V | 57.7 ± 3.6 | 56.6 ± 2.8 | 0.280 |

从表 10–17 中差异性一列可以看到，在 VN 类音节中，所有鼻音韵尾两组数据 Sig 均大于 0.05，说明实验组和对照组之间不具有显著性差异。VN 类音节中，对照组韵尾 /n/ 的鼻音度高于声母 /ŋ/，实验组同。鼻音前接元音不同，其鼻音度有高有低，鼻音度值从高到低按照后接元音依次排列，韵尾为 /n/ 时，实验组为：/i/＞/ü/＞/e/＞/a/，与对照组一致；韵尾为 /ŋ/ 时，实验组为：/i/＞/e/＝/a/＞/ü/，对照组为：/i/＞/e/＞/a/＞/ü/，基本一致。可见，实验组和对照组的不同元音在 VN 类音节中的鼻音度表现基本一致。总结可得，实验组和对照组的鼻音在 VN 类音节中的鼻音度表现基本一致，实验组儿童 VN 类音节中鼻音的鼻音度表现规律符合对照组儿童的元音鼻音度表现规律。

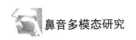

表 10–18　NVN 类音节中韵尾鼻音度对比（单位：%，均值 ± 标准差）

| 韵尾 | 韵腹 | 声母 | 实验组 | 对照组 | 差异性（Sig） |
|---|---|---|---|---|---|
| _n | /a/ | m_ | 59.9 ± 4.3 | 57 ± 4.3 | 0.060 |
| | /e/ | | 61.9 ± 3 | 58.1 ± 3.9 | 0.005 |
| | /i/ | | 62.7 ± 3.7 | 61.2 ± 2.4 | 0.182 |
| | /a/ | n_ | 60.9 ± 5.3 | 57.5 ± 4.6 | 0.055 |
| | /e/ | | 62.8 ± 3.3 | 58.2 ± 4 | 0.002 |
| | /i/ | | 63.1 ± 4.7 | 61.2 ± 2.4 | 0.168 |
| | V | N | 61.9 ± 3.4 | 58.9 ± 2.8 | 0.009 |
| _ŋ | /a/ | m_ | 60.5 ± 5.2 | 56.5 ± 3.1 | 0.013 |
| | /e/ | | 61.2 ± 3.4 | 57.6 ± 2.8 | 0.002 |
| | /i/ | | 62.8 ± 3.5 | 59 ± 2.8 | 0.002 |
| | /a/ | n_ | 60.3 ± 4.8 | 57 ± 2.5 | 0.019 |
| | /e/ | | 61 ± 3.3 | 58.6 ± 2 | 0.016 |
| | /i/ | | 62.2 ± 3.3 | 58.3 ± 2.8 | 0.001 |
| | /o/ | | 60.2 ± 2.5 | 56.1 ± 2.4 | <0.001 |
| | V | N | 61.2 ± 3.1 | 57.6 ± 2 | <0.001 |

从表 10–18 中差异性一列可以看到，在 NVN 类音节中，韵尾 /n/ 前接元音 /a/、/i/ 时实验组和对照组数据 Sig 大于 0.05，说明实验组和对照组之间差异不具有统计学意义，其他所有鼻音韵尾两组数据 Sig 均小于 0.05，说明实验组和对照组之间差异具有统计学意义。对比实验组和对照组的鼻音度均值，可以发现，实验组数据均高于对照组数据，我们对两组的鼻音度均值进行差值运算，用实验组的均值减对照组的均值，得到表 10–19。

表 10–19　NVN 类音节中韵尾鼻音度均值差（单位：%）

| | /a/ | /e/ | /i/ | /o/ |
|---|---|---|---|---|
| （m_）n | — | 3.8 | — | |
| （n_）n | — | 4.6 | — | |
| （m_）ŋ | 4 | 3.6 | 3.8 | |
| （n_）ŋ | 3.3 | 2.4 | 3.9 | 4.1 |

从表 10–19 中的数据可以看到，声母为 /m/ 时，韵尾 /n/ 前接元音 /e/ 的鼻音度均值实验组比对照组高 3.8%，声母为 /n/ 时高 4.6%。声母为 /m/ 时，韵尾 /ŋ/ 前接元音 /a/ 的鼻音度均值实验组比对照组高 4%，元音 /e/ 高 3.6%，元音 /i/ 高 3.8%；声母为 /n/ 时，韵尾 /ŋ/ 前接元音 /a/ 的鼻音度均值实验组比对照组高 3.3%，元音 /e/ 高 2.4%，元音 /i/ 高 3.9%，元音 /o/ 高 4.1%，由于 Sig 小于 0.05，说明差异是具有显著性的。总结可得，NVN 类音节中实验组儿童鼻音韵尾的鼻音度比对照组儿童高约 3.7%。鼻音韵尾在 NVN 类音节中，总体来看实验组和对照组韵尾 /n/ 的鼻音度基本高于韵尾 /ŋ/。音节声母为 /m/ 或 /n/ 时，实验组和对照组韵尾 /n/ 的鼻音度高低按元音依次排序为：/i/＞/e/＞/a/，两者一致，韵尾 /ŋ/ 的鼻音度高低按元音依次排序为：/i/＞/e/＞/a/，与对照组一致；声母为 /m/ 时，韵尾 /ŋ/ 的鼻音度高低按元音依次排序为：/i/＞/e/＞/a/，与对照组一致，声母为 /n/ 时，实验组韵尾 /ŋ/ 的鼻音度高低按元音依次排序为：/i/＞/e/＞/a/＞/o/，与对照组不一致，对照组为：/e/＞/i/＞/a/＞/o/。总结可得，实验组和对照组的不同元音在 NVN 类音节中的鼻音度表现不完全一致，实验组儿童 NVN 类音节中韵尾 /n/ 的鼻音度均高于韵尾 /ŋ/ 这一规律与对照组儿童的相符，前接不同元音时韵尾的鼻音度表现除声母为 /n/ 时韵尾 /ŋ/ 的表现规律与对照组儿童的不同，其他都相符合。

通过实验组与对照组数据分析，我们可以发现 OSA 儿童发音鼻音度整体高于对照组儿童，但在不同类型音节中差异的程度各有不同。OSA 儿童高元音鼻音度高于低元音，与鼻音组合后元音鼻音度普遍升高，但所受影响存在差异，不同声调对元音鼻音度也有影响；普通话三个鼻音 /m/、/n/、/ŋ/ 按照鼻音度从高到低依次排列为：/n/＞/m/＞/ŋ/，鼻音做韵尾时，其鼻音度受前接元音影响明显，且低于鼻音做声母时的鼻音度。不同个体的生理结构、发音习惯等存在不同，鼻音度也可能存在特异表现，因此加入同一个体的跟踪调查，例如术前术后的跟踪调查，可以更好地观察腺样体肿大、扁桃体肿大对共鸣腔形状的改变，并根据阻塞程度的大小对鼻音度影响的程度进行全面细致地观

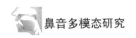 

察，了解共鸣腔改变对鼻音度带来的影响。

## 10.3 气道发展变化引起的鼻音变异

### 10.3.1 术后语音听感变化

我们在观察扁腺堵塞程度为重度的 10 例患儿术前和术后发音的听感发现，术前发以 /m/、/n/ 作声母的CV音节字时，会先有鼻送气清除鼻部堵塞这一动程，而后才能顺利发出目标音。术后，对这 10 例患儿的语音再进行听感评估，发现这一现象消失了，患儿可以直接发出目标音，且发音更加清晰。图 10–1 和 10–2 分别是一位扁腺重度堵塞患儿术前术后发汉语普通话"拿"的语图。

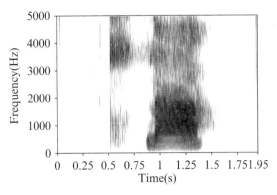

图 10–1　术前语图

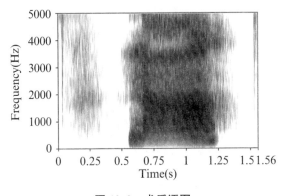

图 10–2　术后语图

此外，大部分家长反馈术后患儿说话时鼻音比术前更重。有4位男性患儿及1位女性患儿的家长反馈术后孩子说话声音听起来变尖变细，而其他7位女性患儿则反馈听感上没有出现这种变化。因此，我们将从鼻音度，基频，第一、二、三共振峰的频率这五项参数比较手术对患儿语音的影响。

## 10.3.2　术后语音鼻音度变化

选择12例患儿的术后语音数据，其中扁腺肥大患儿8例[①]，腺样体肥大患儿4例[②]。为了考量这12例患儿的语音数据中是否有离群样本，以及这12例患儿的语音鼻音度值能否代表鼾症患儿群体的鼻音度值，我们将前文10.2.1中的55人样本数据与12人样本数据做统计比较。统计结果显示扁腺肥大组43例患儿各个音段的鼻音度值与8例患儿的没有显著性差异，腺样体肥大组12例患儿各个音段的鼻音度值与4例患儿的没有显著性差异。具体如表10-20所示：

表 10–20　OSA 儿童元音鼻音度（单位：%，均值 ± 标准差）

|  | 扁腺肥大组（43 例） | 扁腺肥大组（8 例） | 腺样体肥大组（12 例） | 腺样体肥大组（4 例） |
|---|---|---|---|---|
| /a/ | 43.6±3.3 | 42.3±3.4 | 43.1±2.8 | 44.1±2 |
| /e/ | 43.5±2.5 | 42.7±2.8 | 44.3±3.2 | 44.2±1.9 |
| /i/ | 47.7±2.6 | 47.1±3 | 48±3.2 | 47.8±2.1 |
| /u/ | 45.2±2.4 | 44.1±1.9 | 45.4±3.1 | 44.5±1.4 |
| /y/ | 47.2±2.6 | 46.7±2.6 | 47.4±3.6 | 46±1.8 |
| /m/ | 56.8±3.5 | 55.2±3.7 | 57.5±5.4 | 58.4±2.7 |
| /n/ | 57.7±4.3 | 58±4 | 59.5±5.5 | 60±3.7 |
| -n | 53.7±5.3 | 51.4±5 | 53.9±4.6 | 55.8±5 |
| -ng | 56.3±4.9 | 58±3.4 | 56.4±5.3 | 59.4±4.5 |

---

① 扁腺肥大患儿中2例轻度堵塞，1例轻中度堵塞，1例中度堵塞，2例中重度堵塞，2例重度堵塞。

② 腺样体肥大患儿中1例中度堵塞，3例重度堵塞。

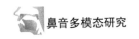 

### 10.3.2.1 元音鼻音度变化

采用 Wilcoxon 匹配样本对符号秩检验对患者术前和术后各参数进行比较。

表 10–21 为扁腺肥大组术前术后各元音鼻音度参数。结果显示，术后元音 /e/ 的鼻音度值显著大于术前（p<0.05），其他四个元音的鼻音度值术前术后没有显著变化（p>0.05），但总体呈现出术后鼻音度值升高的趋势。

**表 10–21　扁腺肥大儿童术前术后元音鼻音度参数（单位：%，均值 ± 标准差）**

| 元音 | 术前参数 | 术后参数 | p 值 |
|---|---|---|---|
| /a/ | 42.3±3.4 | 44.7±3 | 0.11 |
| /e/ | 42.7±2.8 | 46±2.7 | 0.049 |
| /i/ | 47.1±3 | 49.7±2.7 | 0.053 |
| /u/ | 44.1±1.9 | 46±3 | 0.164 |
| /y/ | 46.7±2.6 | 48.4±2.5 | 0.297 |

表 10–22 是 4 名腺样体肥大患儿术前术后各元音鼻音度参数。初步观察，术后腺样体组患儿除了元音 /a/ 的鼻音度值略微下降以外，其他四个元音的鼻音度值都有所上升，这与扁腺肥大组呈现出相同的趋势。但对数据做统计检验后发现，该组患儿术前术后各元音鼻音度参数没有显著差异意义（p>0.05）。

**表 10–22　OSA 儿童手术前后元音的鼻音度参数比较（单位：%，均值 ± 标准差）**

| 元音 | 术前参数 | 术后参数 | p 值 |
|---|---|---|---|
| /a/ | 44.1±2 | 43.5±2 | 0.71 |
| /e/ | 44.2±1.9 | 45.5±2.3 | 0.511 |
| /i/ | 47.8±2.1 | 48.1±1.7 | 0.814 |
| /u/ | 44.5±1.4 | 46±1.7 | 0.204 |
| /y/ | 46±1.8 | 48±1.8 | 0.427 |

### 10.3.2.2 鼻辅音鼻音度变化

表 10–23 列出了扁腺肥大组儿童术前术后鼻辅音鼻音度的参数。其中 m、n 分别代表鼻辅音声母 /m/、/n/，-n 和 -ng 分别代表鼻辅音韵尾 /n/ 和 /ŋ/。

整体上观察，术后 4 个鼻辅音的鼻音度值都有所增加。对数据做统计检验后发现，术前术后鼻辅音声母 /n/ 和鼻辅音韵尾 /ŋ/ 的鼻音度参数都显著增加（p<0.05）。此外，术前术后其他两个鼻辅音的鼻音度参数都没有显著差异（p>0.05）。

表 10–23 扁腺肥大儿童手术前术后鼻辅音鼻音度参数比较（单位：%，均值 ± 标准差）

| 鼻辅音 | 术前参数 | 术后参数 | p 值 |
| --- | --- | --- | --- |
| m | 55.2±3.7 | 58.3±2.5 | 0.073 |
| n | 58±4 | 60±2.6 | 0.026 |
| -n | 51.4±5 | 55.4±4.5 | 0.024 |
| -ng | 58±3.4 | 60±2.5 | 0.162 |

表 10–24 是腺样体肥大儿童术前术后鼻辅音的鼻音度参数。初步观察发现，该组患儿术后鼻辅音鼻音度值呈现出下降或不变的趋势，这与扁腺组有所不同。对数据统计分析后可知，术后腺样体组患儿鼻辅音韵尾 /n/ 的鼻音度值显著降低（p<0.05），同时，鼻辅音韵尾 /ŋ/ 的鼻音度值也显著降低（p<0.05）。而术前术后两个鼻辅音声母的鼻音度参数则没有统计学上的显著差异（p>0.05）。

表 10–24 腺样体肥大儿童手术前后鼻辅音鼻音度参数比较（单位：%，均值 ± 标准差）

| 鼻辅音 | 术前参数 | 术后参数 | p 值 |
| --- | --- | --- | --- |
| m | 58.4±2.7 | 58.2±2.4 | 0.803 |
| n | 60±3.7 | 60±2.7 | 0.972 |
| -n | 55.8±5 | 51.8±4.3 | 0.041 |
| -ng | 59.4±4.5 | 55.5±4.1 | 0.027 |

### 10.3.2.3 讨论

OSA 患者手术前后语音的变化情况一直存在争议。对本小节的研究参数鼻音度，学者们的研究结果也一直存在差异。Van Lierde 等（2002）调查了 26 名成年男性患者术前一周及术后三周的鼻音度参数，结果显示除了元音 /i/ 以

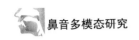

外，患者的鼻音度在术前术后没有显著性差异。Subramaniam 等（2009）分析了 20 名 5—6 岁扁桃体切除伴 / 不伴腺样体切除患者术前 1 天及术后一个月嗓音声学参数，发现术后所有观察组的平均鼻音度都有所下降，其中 5—10 岁和 11—16 岁男性组的术前术后鼻音度具有显著性差异。以上两项是发现术前术后患者鼻音度参数有显著性差异的研究。Greene 等（2004）研究了 15 名成人患者的鼻音度参数，他们发现术前术后的鼻音度参数不具有显著性变化。而本研究则发现：术后扁腺肥大儿童元音 /e/ 的鼻音度值显著增加，该组其他四个元音的鼻音度值呈现上升的趋势，但没有统计学上的显著性差异；术后扁腺肥大组儿童鼻辅音声母 /n/ 和鼻辅音韵尾 /n/ 的鼻音度值显著升高，该组其他两个鼻辅音的鼻音度值也有所增加，但不具有显著性；术后单纯腺样体肥大儿童鼻辅音韵尾 /n/ 和 /ŋ/ 的鼻音度参数显著下降，其他音段的参数则没有显著性差异。

要对上述研究的不同结果做出合理解释，首先要考量手术前后 OSA 儿童的上气道结构发生了哪些变化。蔡晓红等（2015）对 OSA 儿童的上气道结构做了 CT 形态学研究，她们发现，OSA 儿童腺样体的面积、长度、厚度、体积，软腭的面积、体积，扁桃体面积均比正常对照组大（p<0.05）；鼻咽部气道体积，腭咽部气道的截面积、前后径、体积，鼻窦腔气体体积均比正常对照组小（p<0.05）。侍海霞（2018）进行了同类研究，结果与上述研究相同。手术之后，肥大的腭扁桃体和腺样体组织被切除，这样会扩大咽腔，改变声门上的声道结构。而声道的大小、形状和腔壁的软硬度都会影响发声时的共鸣效果，它们的变化都可引起音色的改变。

本例研究中扁腺肥大儿童术后元音 /e/ 的鼻音度显著增大。/e/ 是央元音，在发音过程中，咽部的调音姿势会随着不同元音高度的变化而系统地变化。咽侧壁（lateral pharyngeal wall）在发低元音时（如 /a/）会产生最大的咽部收缩，而在发高元音时，则几乎没有发生运动。此外，腭咽闭合的高度取决于音位。高元音 /i/（腭平面以下 0.29 mm）的闭合高度与低元音 /a/（腭平面以下 4.38 mm）的闭合高度有统计学差异。在发央元音 /e/ 时，腭咽的闭合高度高于低元音，且咽侧壁的动程较低元音小。由于针对扁腺肥大儿童的手术在切除肥大的腺样体后会扩大鼻腔通道，故术后发音时鼻音度会增高。但何以仅有央元音 /e/ 的鼻音度显著增大，仍需更进一步地探讨。同时，扁腺肥大儿童术后鼻辅音声母 /n/ 和鼻辅音韵尾 /n/ 的鼻音度显著增大，而单纯腺样体肥大儿童术后鼻辅音韵尾 /n/、/ŋ/ 的鼻音度显著减小。这两类病症患儿术前各个音段的鼻音度参数没有显著性差异，但术后四个鼻辅音的鼻音度值却呈现出相反的趋势，术后扁腺肥大组整体呈现出增高的趋势，而腺样体肥大组则呈现出下降趋势。手术切除的不同病变组织可能是造成这种差异的主要原因。扁腺肥大患儿手术切除了咽部肥大的腭扁桃体和位于鼻咽顶部与咽后壁处肥大的腺样体，而腺样体肥大患儿则只切除了肥大的腺样体。

### 10.3.3　术前术后其他参数变化

#### 10.3.3.1　术前术后各项语音参数对比

表 10–25 为 8 例扁腺肥大患儿术前一天、术后两周发五个元音时的基频值及第一、二、三共振峰频率值。对数据进行初步观察可知：术后五个元音的基频值都有所升高；元音 /a/ 的 F1 值略微降低，元音 /e/、/i/、/u/、/y/ 的 F1 值均有所升高；元音 /a/、/i/、/y/ 的 F2 值均有所降低，元音 /e/、/u/ 的 F2 值明显升高；元音 /a/、/e/ 的 F3 值略微降低，元音 /i/、/u/、/y/ 的 F3 值均有所增高。对以上数据做 Wilcoxon 匹配样本对符号秩（signed rank）检验，结果发现，各个元音术前术后的每项参数均不存在显著性差异。

表 10–25　扁腺肥大患儿术前术后语音声学参数（单位：%，均值 ± 标准差）

| | | F0 | F1 | F2 | F3 |
|---|---|---|---|---|---|
| /a/ | 术前 | 265.7±37 | 1081.34±134 | 1685.81±177 | 2422.07±433 |
| | 术后 | 272.04±20 | 1033.43±124 | 1645.49±161 | 2361.32±267 |
| | p 值 | 0.484 | 0.674 | 0.779 | 0.674 |

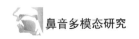
（续表）

|  |  | F0 | F1 | F2 | F3 |  |
|---|---|---|---|---|---|---|
| /e/ | 术前 | 269.77±21 | 652.14±94 | 1478.77±171 | 2533.14±426 |  |
|  | 术后 | 280.59±22 | 664.42±79 | 1520.97±183 | 2449.45±313 |  |
|  | p 值 | 0.069 | 0.575 | 0.401 | 0.674 |  |
| /i/ | 术前 | 270.03±57 | 440.35±79 | 1868.57±586 | 3250.81±282 |  |
|  | 术后 | 288.89±28 | 454.09±61 | 1832.98±339 | 3351.68±274 |  |
|  | p 值 | 0.093 | 0.575 | 1.0 | 0.263 |  |
| /u/ | 术前 | 265.58±51 | 523.04±41 | 872.84±121 | 2621.18±455 |  |
|  | 术后 | 295.2±31 | 529.27±26 | 1025.94±201 | 2674.34±416 |  |
|  | p 值 | 0.123 | 0.161 | 0.208 | 0.674 |  |
| /y/ | 术前 | 284.4±26 | 457.32±73 | 2016.86±385 | 2817.29±304 |  |
|  | 术后 | 298.45±38 | 468.46±51 | 1938.92±315 | 2919.69±199 |  |
|  | p 值 | 0.208 | 0.779 | 0.263 | 0.575 |  |

表 10–26 是 4 例腺样体肥大患儿术前术后五个元音的各项参数。初步观察可知：与术前相比，术后五个元音的基频值和 F1 值都有所升高；元音 /a/、/e/、/y/ 的 F2 值都不同程度的有所升高，/i/、/u/ 的 F2 值明显降低；元音 /a/、/u/ 的 F3 值略微降低，但 /e/、/i/、/y/ 的 F3 值均不同程度增高。同样，对上述各项参数做 Wilcoxon 匹配样本对符号秩检验，结果显示，手术前后上述各项参数均不存在统计学上的显著性差异。

表 10–26　腺样体肥大患儿术前术后语音声学参数（单位：%，均值 ± 标准差）

|  |  | F0 | F1 | F2 | F3 |  |
|---|---|---|---|---|---|---|
| /a/ | 术前 | 232.58±45 | 1139.22±117 | 1588.93±52 | 2232.3±331 |  |
|  | 术后 | 255.08±31 | 1150.46±107 | 1594.15±101 | 2222.94±97 |  |
|  | p 值 | 0.273 | 0.715 | 0.715 | 0.715 |  |
| /e/ | 术前 | 243.97±21 | 577.48±79 | 1549.18±161 | 2182.32±542 |  |
|  | 术后 | 254.06±17 | 634.44±34 | 1607.11±145 | 2609.31±534 |  |
|  | p 值 | 0.273 | 0.144 | 0.068 | 0.144 |  |

（续表）

|  |  | F0 | F1 | F2 | F3 |  |
|---|---|---|---|---|---|---|
| /i/ | 术前 | 255.79±16 | 443.23±68 | 2459.18±481 | 3408.36±160 |  |
|  | 术后 | 265.79±10 | 488.52±43 | 2023.46±572 | 3449.66±202 |  |
|  | p 值 | 0.715 | 0.465 | 0.273 | 1.0 |  |
| /u/ | 术前 | 243.2±21 | 488.47±37 | 961.66±117 | 2514.95±94 |  |
|  | 术后 | 260.98±14 | 527.08±17 | 889.12±169 | 2467.02±165 |  |
|  | p 值 | 0.068 | 0.068 | 0.465 | 0.465 |  |
| /y/ | 术前 | 218.21±62 | 451.36±36 | 1784.57±317 | 2768.97±70 |  |
|  | 术后 | 263.6±14 | 496.53±42 | 1866.99±523 | 2982.07±275 |  |
|  | p 值 | 0.068 | 0.068 | 0.715 | 0.144 |  |

### 10.3.3.2　讨论

对比分析两类病症患儿术前术后各项声学参数的变化趋势后可知：首先，术后，扁腺肥大患儿和腺样体肥大患儿语音的基频值都有所升高，增加值均在 10 Hz 以上。声学上声波的基频在听觉上感知为音高，音高是表示声音高低的，是尖利还是低沉。（朱晓农 2010）术后语音基频值升高，可以推测患儿语音在听感上可能会变得更加尖利。但 12 例患儿中，只有 4 例男性患儿及 1 例女性患儿家长反馈手术后孩子声音听起来变尖变细。这是由于正常情况下，女性儿童的基频值高于同龄的男性儿童，人们对女性儿童语音的最初预设特点就是尖利的，术后虽然所有患儿的基频值都升高了，但相比女性儿童，男性儿童语音的这种变化更易被人们从听感上分辨出来。

语音的基频是声带振动的快慢造成的声音准周期的变化，（孔江平 2015）由声道的各种肌肉和空气动力学特征决定。扁桃体及／或腺样体切除虽然是一种不影响声带的手术，但可能会改变患儿发音时的共鸣特征，但这是否会造成声音周期的变化，不同研究者持不同的结论。Mora 等（2007）研究发现术后扁腺肥大患儿语音的基频值降低。Subramaniam 等（2009）认为术后 11—16 岁组中男性患儿语音的基频值显著降低，而 5—10 岁组男女患儿的基频值均有所

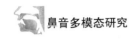

升高。Brosch 等（2000）学者研究发现成人鼾症患者术后元音 /a/、/e/、/i/、/u/ 的 F0 值增高，这与本研究结果一致。对比上述研究的研究对象、手术方式、术后跟进时间，术后语音数据的录制时间和研究对象的年龄可能是造成研究结果产生差异的原因之一。本术后语音数据均采集于手术两周后，此时虽然患儿的创伤组织已完全愈合，过了常见的 5—7 天疼痛期，可以正常饮食说话，但发音时仍保持着疼痛期时的发音习惯，即不敢大声用力说话，即平常所称的"捏着嗓子"说话，从而造成基频升高。而研究对象同为儿童的两项研究则均是在手术一个月时采集术后语音数据，此时患儿的发音习惯已恢复正常。

元音的共振峰结构反映了元音的共鸣特征。其中，第一共振峰和发音的开口度相关，也就是说，第一共振峰的数值越大，开口度越大。（孔江平 2015）两类 OSA 儿童切除的肥大组织（即腭扁桃体和腺样体）不直接影响到发音器官，但术前长期的慢性炎症造成的口咽部部分堵塞使得患儿需要调整口部和咽部的结构，以完成呼吸、吞咽及说话期间的腭咽闭合功能。有学者认为肥大的扁桃体会使患儿的舌位在静息或做吞咽时都更靠前（Mattar，Matsumoto & Valera *et al.* 2012；Truesdell *et al.* 1937）。Yip（1971）通过荧光电影照相术观测了 OSA 儿童切除扁桃体和腺样体前后的腭咽功能，发现术后静息时患儿舌尖的位置更向上向前，这表明术后患儿的前口腔闭合模式重新进行了调整。根据术后舌尖的位置升高可以预测术后患儿元音的 F1 值应呈现出下降的趋势，但本研究提及的 12 例患儿进行手术后，除了扁腺肥大组元音 /a/ 的 F1 值略微下降以外，其他元音的 F1 值均呈现出上升趋势。这种差异可能是受到样本数量的影响，且也有可能是术后舌尖位置的升高不一定会引起 F1 值的显著变化。

第二共振峰和发音的前后有关，即第二共振峰的数值越大，发音越靠前，第二共振峰的数值越小，发音越靠后。本文 12 例患儿手术前后五个元音的 F2 值没有显著性差异，且未呈现出规律性的升降趋势，这表明手术后患儿舌位的前后没有发生明显变化，或这种变化不足以显著影响 F2。

第三共振峰与软腭的高低、紧张度和腭咽闭合相关。（黄夏飞 2009）研究表明，圆唇元音的第三共振峰都比其对应的非圆唇元音要小。观察两类患儿发元音 /i/ 和 /y/ 的 F3 值，术后前后扁腺肥大患儿和腺样体肥大患儿元音 /y/ 的 F3 值均小于元音 /i/ 的，这说明两类患儿元音的 F3 值与正常人呈现出相同的规律。手术前后，两类患儿各个元音的 F3 值均没有显著性变化，但两类患儿元音 /i/ 的 F3 值均呈现出下降趋势，其他各个元音的 F3 值则未呈现出规律性的上升或下降趋势。这表明：首先，扁桃体和 / 或腺样体的切除不会显著影响到患儿的软腭及腭咽闭合功能，手术前后五个元音的 F3 均没有显著性差异可以说明这一点；其次，不同元音的发音部位使得其对手术造成的咽腔变化的敏感度不同，这从术后元音 /i/ 的 F3 值均呈现出下降趋势可以得出。

# 参 考 文 献

宝音，呼和. 蒙古语松紧元音实验研究［J］. 民族语文，2020（4）：85–94.

鲍怀翘，杨力立. 元音连续发音的 X 光电影研究——兼论元音分类的标准. 中国社会科学院语言研究所，1982：1–18.

鲍怀翘，吕士楠. 蒙古语察哈尔话元音松紧的声学分析［J］. 民族语文，1992（1）.

鲍怀翘，郑玉玲. 普通话动态腭位图数据统计分析初探［C］. 新世纪的现代语音学——第五届全国现代语音学学术会议论文集，2001.

鲍怀翘，周植志. 佤语浊送气声学特征分析［J］. 民族语文，1990（2）：62–70.

蔡晓红，梅红芳，曹红超，等. 鼾症儿童的上气道结构 CT 形态学研究［J］. 温州医科大学学报，2015，45（9）：636–640，645.

曹志坚. 甘肃汉语方言研究综述［J］. 兰州交通大学学报，2007（2）：114–116.

陈宏. 贵州松桃大兴镇苗语研究［D］. 南开大学，2009.

陈宏. 大兴苗语的鼻冠音［J］. 民族语文，2013（3）：63–66.

陈李清，方永涵，王世雄，等. 超声测量上气道相关指标与阻塞性睡眠呼吸暂停患者病情程度的相关性研究［J］. 临床耳鼻咽喉头颈外科杂志，2021，35（11）：971–976.

陈其光. 古苗瑶语鼻冠闭塞音声母在现代方言中反映形式的类型［J］. 民族语文，1984（5）：11–22.

陈其光. 苗瑶语鼻音韵尾的演变［J］. 民族语文，1988（6）：12–22.

陈肖霞. 普通话音段协同发音研究［J］. 中国语文，1997（5）：345–350.

陈彧. 基于超声波检测的汉语普通话基础元音发音的舌体运动研究［D］. 南开大学，2011.

陈忠敏. 吴语清音浊流的声学特征及鉴定标志——以上海话为例［J］. 语言研究，2010，30（3）：20–34.

陈忠敏. 论言语发音与感知的互动机制［J］. 外国语，2019，42（6）：2–17.

戴庆厦. 我国藏缅语族松紧元音来源初探［J］. 民族语文，1979（1）：31–39.

戴庆厦. 阿昌语的清鼻音［J］. 民族语文，1985（2）：11–15.

戴庆厦. 彝缅语鼻冠声母的来源及发展——兼论彝缅语语音演变的"整化"作用［J］. 民族语文，1992（1）：42–48，51.

戴庆厦. 关于纳西语的松紧元音问题——兼论彝缅语语音历史演变的研究方法［J］. 民族语文，1993（1）：27–31，36.

戴维·克里斯特尔（David Crystal）编，沈家煊译. 现代语言学词典［M］. 商务印书馆，2000.

丹静静，陶树东，黄永望. 悬雍垂腭咽成形术对 OSAHS 患者语音的影响［J］. 听力学及言病杂志，2015，23（3）：269–272.

丁丽娟，郭蕾，于洪志. 普通话鼻韵尾的鼻音度声学分析［J］. 西北民族大学学报，2010，31（3）：35–39.

董少文（李荣）. 语音常识［M］. 文献出版社，1955.

段海凤，朱晓农. 朝鲜语的软硬辅音：从语音数据到音法范畴［J］. 民族语文，2018，（3）：13–25.

方强，李爱军. 普通话鼻化元音的研究［C］. 第六届全国现代语音学学术会议论文集（上），2003：52–56.

冯颖雅. A physiological analysis of vowel nasalization in beijing mandarin and hong kong cantonese［C］. 第五届全国现代语音学学术会议，2001.

付丽. 基于 NDIWave 的口喉协同发音研究［D］. 上海师范大学，2019.

弓会杰. 天水方言音位声学研究［D］. 西北民族大学，2018.

关瑛，张明，王丽萍，等.阻塞性睡眠呼吸暂停低通气综合征患者悬雍垂腭形术后嗓音声学分析[J].听力学及言语疾病杂志，2012，20（1）：17-19.

关瑛，张明，王丽萍.悬雍垂腭咽成形术后患者嗓音的主观评估分析[J].中国中西医结合咽喉科杂志，2011，19（6）：413-415.

郭蕾，李永宏，于洪志.普通话单音节鼻化元音的实验分析[C].第九届中国语音学学术会议论文集，2010：508-512.

韩德民，叶京英，王军，等.上气道压力测定为阻塞性睡眠呼吸暂停综合征阻塞部位定位诊断研究[J].中华耳鼻咽喉头颈外科杂志，2001.

韩蔚.佤语语音研究述评[J].滇西科技师范学院学报，2016，25（3）：45-50.

何根源.彝语松紧元音声带运动超声实验研究[D].云南民族大学，2018.

贺福凌.湖南省凤凰县汉语方言与苗语的调查和比较[M].湖南师范大学出版社，2009，

胡阿旭，吕士良，格根塔娜，等.蒙古语松紧元音言语空气动力学[J].清华大学学报，2011，51（9）：1167-1170.

胡方.论厦门话[mb ŋg ~nd]声母的声学特性及其他[J].方言，2005，（1）：9-17.

胡庆磊，杨扬，周焕，等.上海市普陀区4~7岁儿童阻塞性睡眠呼吸暂停低通气综合征流行病学调查[J].中国眼耳鼻喉科杂志，2014，14（5）：316-319.

胡蓉，徐文，侯丽珍，等.OSAHS患者H-UPPP术后嗓音变化研究[J].听力学及言语疾病杂志，2009，17（3）：239-241.

黄秋华.广州话鼻音的声学研究[D].西北民族大学，2017.

黄秋华，郭蕾，德格吉呼.基于鼻流计的广州话鼻音声母分析[J].西北民族大学学报，2016，37（2）：37-42.

黄秋华，金雅声，郭丹丹，等.汉语普通话鼻音声学和生理研究[J].西北民族大学学报，2015，36（1）：37-42，70.

黄夏飞.悬雍垂腭咽成形术前评估及其对发音的影响研究[D].复旦大学，2009.

金理新. 构词前缀 ~*m– 与苗瑶语的鼻冠音［J］. 语言研究，2003（3）：119–124.

孔江平. 论语言发声［M］. 中央民族大学出版社，2001.

孔江平. 实验语音学基础教程［M］. 北京大学出版社，2015：104–105.

兰正群，吴西愉. 彝语松紧元音对立的生成机制研究［J］. 民族语文，2017（4）：24–34.

李广明. 天水方言发音的特点［J］. 天水师专学报，1993（Z1）：26–29.

李广明. 天水方言中的舌叶音［J］. 天水师专学报，2000（1）：29–30.

李博，张道行. 悬雍垂腭咽成形术前后的嗓音分析［J］. 中国听力语言康复科学杂志，2004（1）：24–25.

李俭. 基于 EPG 的汉语普通话辅音的发音研究［D］. 浙江大学，2004.

李荣. 语音常识［M］. 文化教育出版社，1955.

李荣主编，许宝华，陶寰编. 上海方言词典［M］. 江苏教育出版社，1997.

李相霖. 甘肃方言的鼻音韵尾与鼻化韵的消长［J］. 枣庄学院学报，2021，38（1）：71–84.

李英浩. 普通话 /s/ 的动态发音过程和声学分析［C］. 第九届中国语音学学术会议论文集，2010：7.

李英浩. 普通话舌尖前擦音的动态发音过程及其声学分析［J］. 安庆师范学院学报，2011，30（3）：84–88.

李英浩. 基于动态电子腭位的汉语普通话音段协同发音研究［M］. 上海：中西书局，2019.

李英浩，孔江平. 汉语普通话 V1#C2V2 音节间逆向协同发音［J］. 清华大学学报，2011（9）：1220–1225.

李英浩，张京花. 基于 EPG 和 EGG 的朝鲜语塞音和塞擦音发音生理研究［J］. 语言学论丛，2016（2）：1–28.

李云靖. 北京话音节发音的时间结构［D］. 南开大学，2010.

梁建芬. 在语流中导致鼻韵尾脱落的因素探讨［C］. 新世纪的现代语音学——第五届全国现代语音学学术会议论文集，2001.

梁梦珂. 阻塞性睡眠呼吸暂停患者的语音共鸣特征分析［D］. 上海师范大学，2023.

林茂灿，颜景助. 普通话带鼻尾零声母音节中的协同发音［J］. 应用声学，1994（1）：12–20.

林焘，王理嘉. 语音学教程［M］. 北京大学出版社，1992

凌锋. 新派上海市区方言鼻音韵尾颚位、舌位初探［C］. 第十一届中国语音学学术会议（PCC2014），2014.

凌锋. 上海话塞音和塞擦音的时间结构［J］. 中国语文，2020（3）：317–333，383.

凌锋，史蒙辉，袁丹，等. 发声态研究的相关问题与 VoiceSauce 的使用［J］. 方言，2019，41（4）：385–397.

刘佳. 汉语普通话辅音发音部位：基于 EPG 的研究［D］. 浙江大学，2006.

刘婕. 言语产出多模态数据库建设研究［D］. 上海师范大学，2019.

刘文君，童磊，刘福学，等. 儿童阻塞性睡眠呼吸暂停低通气综合征上气道结构的 MRI 研析［J］. 山东大学耳鼻喉眼学报，2013，27（5）：47–51.

刘香琴. 试论秦州方言的声韵调及特点［J］. 现代语文，2012（6）：14–15.

刘欣. 鼾症儿童语音发展研究［D］. 上海师范大学，2021.

刘新中. 粤语台山台城话音系中的鼻音与后塞鼻音［J］. 中国语文，2019，（5）：39–40，590–601.

刘新中，陈沛莹. 汕头市区话单元音的鼻化和非鼻化——基于声学和鼻流计数据的研究［J］. 语言学论丛，2020（2）：313–336.

龙海燕. 高洋侗话的鼻化擦音［J］. 民族语文，2019（2）：63–68.

罗宇. 基于 EPG 的辅音发音部位和协同发音研究——以壮语和苗语为例［D］. 上海师范大学，2017.

雒鹏. 甘肃汉语方言声韵调及特点［J］. 西北师大学报，2001（2）：120–125.

雒鹏. 甘肃汉语方言研究现状和分区［J］. 甘肃高师学报，2007（4）：1–4.

雒鹏. 甘肃省的中原官话［J］. 方言，2008（1）：65–69.

吕士良，胡阿旭，李永宏，等. 基于气流气压信号的汉语普通话辅音研究［C］. 第九届中国语音学学术会议论文集，2010.

马建东. 天水方言声母特点［J］. 天水师范学院学报，2003a（4）：28–30.

马建东. 天水方言音系［M］. 甘肃人民出版社，2003b.

马照谦. 汉语方言儿化韵的发音音系学分析［D］. 上海师范大学，2007.

苗佳丽. 鼾症儿童普通话鼻音度研究［D］. 上海师范大学，2020.

欧恺云. 台湾华语的鼻音及元音鼻化的气流研究［D］. 台湾清华大学语言学研究所，2014：1–109.

彭红. 天水方言韵母读音及辨正［J］. 天水师专学报，1984（2）：39–44.

彭红. 天水地区方言韵母［J］. 天水师范学院学报，1986. 75–79.

钱乃荣. 上海方言［M］. 文汇出版社，2007.

卿雪华. 佤语研究述评［J］. 民族翻译，2014（1）：54–61.

冉启斌. 汉语鼻音韵尾的实验研究［J］. 南开语言学刊，2005（2）：37–44.

沙加尔，谷峰. 中古汉语发音方法类型的来源——透过苗瑶与汉藏语看上古汉语的鼻冠音声母［J］. 南开语言学刊，2006（2）：148–155.

申金霞，余力生. 扁桃体大小对 UPPP 术前后嗓音变化的利弊探讨［J］. 中国现代医学杂志，2014，24（19）：77–80.

沈向荣. 民族语语言描写的多模态趋势［C］. 中国民族语言学会描写语言学专业委员会年会会议论文，2017.

沈向荣. 清鼻音的发音类型［C］. 第 50 届国际汉藏语言暨语言学会议论文，2017.

沈晓楠，林茂灿. 汉语普通话声调的协同发音［J］. 当代语言学，1992（2）：26–32.

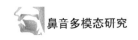
盛建飞，屈季宁，罗志宏，等. 轻中度OSAHS成年男性患者软腭射频消融前后嗓音共振峰的变化［J］. 听力学及言语疾病杂志，2011，19（3）：262–263.

石锋，周德才. 南部彝语松紧元音的声学表现［J］. 语言研究，2005（1）：60–65.

石如金. 苗汉汉苗词典［M］. 长沙：岳麓书社，1997.

时秀娟. 汉语语音的鼻化度分析［J］. 当代外语研究，2011（5）：24–28，61.

时秀娟. 成都话响音的鼻化度——兼论其 /n、l/ 不分的实质及类型［J］. 中国语音学报，2015：92–100.

时秀娟. 鼻音研究［M］. 北京：中国社会科学出版社，2017：12.

时秀娟，梁磊. 南京话响音的鼻化度——兼论 /n、l/ 不分的实质［J］. 南京师大学报，2017（2）：153–160.

时秀娟，冉启斌，石锋. 北京话响音鼻化度的初步分析［J］. 当代语言学，2010，12（4）：348–380.

时秀娟，郑亦男. 北京话单字音中元音的鼻化度再分析［J］. 南开语言学刊，2016（2）：72.

侍海霞. 对鼾症患儿上气道结构的分析［J］. 当代医药论丛，2018，16（21）：46–47.

宋清逸. 基于超声波检测的拉萨藏语元音发音舌位运动研究［D］. 上海师范大学，2020.

宋益丹. 基于EGG的吴语阻塞音发声研究［M］. 上海世界图书出版公司，2012.

孙宏开，胡增益，黄行. 中国的语言［M］. 商务印书馆，2007.

孙金利. 阻塞性睡眠呼吸暂停患者的嗓音特征分析［D］. 上海师范大学，2023.

孙锐欣. 基于声学特征的阳声韵元音鼻化程度的计算研究［J］. 中文信息学，2015，29（1）：49–56.

孙珍. 凤县方言单字调实验分析［J］. 安康学院学报，2020，32（2）：15–21.

谭晓平. 苗瑶语龈腭鼻音的来源［J］. 三峡论坛，2014（4）：140–143.

唐留芳. 福贡傈僳语的松紧元音［J］. 民族语文，2018（2）：60–69.

钱乃荣. 上海话大词典［M］. 上海辞书出版社，2007.

汪高武，孔江平. 用磁共振成像和 X 光声道资料建立汉语普通话调音模型.
    *Journal of Chinese Linguistics* 2015：269–294.

王辅世. 苗语简志［M］. 民族出版社，1985.

王敬骝. 佤语研究［M］. 云南民族出版社，1994：39–57.

王敬骝. 佤汉大词典［M］. 云南民族出版社，2014.

王茂林，严唯娜，熊子瑜. 汉语双音节词 VCV 序列协同发音［J］. 清华大学学
    报，2011，51（9）：1244–1248.

王双成，沈向荣，张梦翰. 藏语的清化鼻音［J］. 民族语文，2018（2）.

王廷贤，马建东，雒江生. 天水方言［M］. 甘肃文化出版社，2004.

王晓清. 鼻音的协同发音研究［D］. 上海师范大学，2015.

王志洁. 英汉音节鼻韵尾的不同性质［J］. 现代外语，1997（4）：19，20，
    21–31.

韦景云，覃晓航. 壮语通论［M］. 中央民族大学出版社，2006.

吴生毅. 凤凰苗语鼻冠阻塞音的声学实验研究［D］. 上海师范大学，2014.

吴艳芬，刘新中. 江西余干方言的清鼻音［J］. 语言科学，2021，20（3）：301–
    306.

吴宗济. 普通话辅音不送气 / 送气区别的实验研究［J］. 中国语言学报，1988
    （3）.

吴宗济，林茂灿. 实验语音学概要［M］. 高等教育出版社，1989：102.

郗雯. 佤语松紧音的发音生理研究［D］. 上海师范大学，2021.

谢永铭. 阻塞性睡眠呼吸暂停患者言语气流研究［D］. 上海师范大学，2023.

谢志礼，苏连科. 藏缅语清化鼻音、边音的来源［J］. 民族语文，1990,（4）：
    19–21，65.

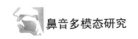

邢向东. 西北方言重点调查研究刍议——以甘宁青新四省区为主[J]. 清华大学学报，2014，29（5）：122–134，178.

许毅. 普通话音联的声学语音学特性[J]. 中国语文，1986（5）：353–360.

杨波. 现代苗语方言鼻冠阻塞音辅音声学实验分析[D]. 中央民族大学，2005.

杨波，姚彦琳. 佤语马散土语元音松紧对立的声学分析[J]. 百色学院学报，2012，25（1）.

姚雪珺. 阻塞性睡眠呼吸暂停患者语音辅助诊断研究[D]. 上海师范大学，2023.

臧艳姿，王丽萍. 儿童腺样体切除术后腭咽闭合功能及语音声学研究[J]. 听力学及言语疾病杂志，2010，18（5）：440–443.

曾婷. 湘乡方言[n]和[l]的气流与声学分析[C]. 第七届中国语音学学术会议暨语音学前沿问题国际论坛论文集，2006：74–77.

张安顺. 佤语阿佤方言复辅音研究[D]，上海师范大学，2018.

张成材，莫超. 甘肃方言特点举要（一）[J]. 甘肃高师学报，2005（3）：30–35.

张琨. 古苗瑶语鼻音声母字在现代苗语方言中的演变[J]. 民族语文，1995（4）：10–13.

张磊. 普通话音节中协同发音的声学研究[D]. 华东师范大学，2012.

张黎，刘伶. 二十年来甘肃方言语音研究综述[J]. 宝鸡文理学院学报，2013，33（5）：73–77.

张明，王丽萍，张力. 儿童腺样体切除术对腭咽闭合功能的影响[J]. 临床耳鼻咽喉头颈外科杂志，2008（9）：389–392.

张淑敏，张兆勤. 甘肃“地方普通话”特点剖析[J]. 甘肃联合大学学报，2004（3）：54–58.

张文轩，邓文靖. 三声调方言天水话的音系特征[J]. 甘肃社会科学，2009（3）：191–192.

张璇. 天水方言语音的鼻音度研究[D]. 上海师范大学，2022.

张月琴，谢丰帆，欧恺云，等. 台湾华语鼻音及元音鼻化的气流研究［J］. *Tsing Hua Journal of Chinese Studies*，2016，46（4）.

赵跟喜，赵健. 天水方言中的尖团音问题［J］. 社科纵横，2004（3）：143–144.

赵健. 天水方言的声调问题［J］. 天水师专学报，1992（1）：22–29.

赵浚. 甘肃音略［J］. 西北师大学报，1960（5）：96–100.

赵浚. 甘肃方言里 ən、əŋ 不分的问题［J］. 兰州大学学报，1963（2）：72–80.

赵擎华，杨俊杰. 共振峰编辑法区别鼻化元音中口、鼻音共振峰的实证探究［J］. 应用声学，2021，40（6）：937–945.

郑亦男. 吴语响音的鼻化度研究［D］. 天津师范大学，2013.

郑玉玲，鲍怀翘. 论普通话 /–N1C2/ 的协同发音［C］. 第六届全国现代语音学学术会议论文集（上），2003.

郑玉玲，刘佳. 普通话 N1C2（C#C）协同发音的声学模式［J］. 南京师范大学文学院学报，2005（3）：150–157.

郑玉玲，朱思俞. 普通话语音动态腭位数据库及研究平台［J］. 声学与电子工程，2001（6）：3–13.

中华耳鼻咽喉头颈外科杂志编委会，中华医学会耳鼻咽喉科学分会. 儿童阻塞性睡眠呼吸暂停低通气综合征诊疗指南草案（乌鲁木齐）［J］. 中华耳鼻咽喉头科杂志，2007，42（2）：83–84.

中华医学会. 成人阻塞性睡眠呼吸暂停基层诊疗指南（2018 年）［J］. 中华全科医师杂志，2019（1）.

周德才. 彝语方言松紧元音比较研究［J］. 云南民族大学学报，2005（5）：152–155.

周殿福，吴宗济. 普通话发音图谱［M］. 商务印书馆，1963.

周一心，郭蕾，于洪志. 国内鼻音的研究进展概述［J］. 语文学刊，2010（9）：73–75.

周植志，颜其香. 佤语简志［M］. 民族出版社，1984.

周植志，颜其香，陈国庆. 佤语方言研究［M］. 民族出版社，2004.

朱富林. 陇中南方言语音调查研究［D］. 陕西师范大学，2014.

朱晓农. 基频归一化——如何处理声调的随机差异？［J］. 语言科学，2004（2）：3–19.

朱晓农. 说鼻音［J］. 语言研究，2007（3）：1–13.

朱晓农. 语音学［M］. 商务印书馆，2010：40–41.

朱晓农. 音法演化发声活动［M］. 商务印书馆，2012.

朱晓农，刘劲荣，洪英. 拉祜语紧元音：从嘎裂声到喉塞尾［J］. 民族语文，2011（3）.

朱晓农，龙从军. 弛化：佤语松音节中的元音［J］. 民族语文，2009（2）：69–81.

朱晓农，周学文. 嘎裂化：哈尼语紧元音［J］. 民族语文，2008（4）：9–18.

庄佩耘，周莉，余明强，等. 阻塞性睡眠呼吸暂停综合征患者悬雍垂腭咽成形术后对嗓音影响的初步探讨［J］. 中国中西医结合耳鼻咽喉科杂志，2010，18（6）：327–329.

Amelot A, Rossato S. Velar movements for two French speakers［C］. *Proceedings of the 16th International Congress of Phonetic Sciences*, 2007: 6-10.

Ana M B, Luis B M J, Rubén F P, *et al*. Formant frequencies and bandwidths in relation to clinical variables in an obstructive sleep apnea population［J］. *Journal of Voice: Official Journal of the Voice Foundation*, 2016, 30（1）.

Arnott D. The nominal and verbal systems of Fula［M］. Oxford University Press, 1970.

Avelino H, Zariquiey R, JI Pérez-Silva. Nasal coarticulation and prosody in kakataibo［J］. *Phonetica*, 2019, 77（1）: 1-26.

Awan S N, Bressmann T, Poburka B, *et al*. Dialectical effects on nasalance: a multicenter, cross-continental study［J］. *Journal of Speech, Language, and Hearing Research*, 2015, 58（1）: 69-77.

Baken R J. Electroglottography [ J ]. *Journal of Voice*, 1992, 6 ( 2 ): 98-110.

Baken R J, Orlikoff R F. Commentaries: intuition and evidence: a reaction to Watson and Clark [ J ]. *Advances in Speech Language Pathology*, 2000 ( 2 ): 43-47.

Ball M J, Perkins M R, Müller N, *et al.* The Handbook of Clinical Linguistics [ M ]. Wiley Online Library, 2008.

Basset P, Amelot A, Vaissière J, *et al.* Nasal airflow in French spontaneous speech [ J ]. *Journal of the International Phonetic Association*, 2001, 31 ( 1 ): 87-99.

Beddor P S. Nasals and nasalization: the relation between segmental and coarticulatory timing [ C ]. *Proceedings of the 16th International Congress of Phonetic Sciences*, 2007: 249-254.

Behrman A, Shikowitz M J, Dailey S. The effect of upper airway surgery on voice [ J ]. *Otolaryngology Head & Neck Surgery*, 2002, 127 ( 1 ): 42.

Bell A M. *Visible Speech: The Science of Universal Alphabetics: Or, Self-Interpreting Physiological Letters, for the Writing of All Languages in One Alphabet* [ M ]. van Nostrand, 1867.

Bell-Berti F, Harris K S. A temporal model of speech production [ J ]. *Phonetica*, 1981, 38 ( 1-3 ): 9-20.

Bell-Berti F, Krakow R A. Anticipatory velar lowering: a coproduction account [ J ]. *The Journal of the Acoustical Society of America*, 1991, 90 ( 1 ): 112-123.

Bell-Berti F, Krakow R A, Ross D, *et al.* The rise and fall of the soft palate: the velotrace [ J ]. *The Journal of the Acoustical Society of America*, 1993, 93 ( 4 ): 2416.

Benguerel A P. Nasal airflow patterns and velar coarticulation in French [ J ]. *Speech Wave Processing and Transmission*, 1974: 105-112.

Bernhardt B, Gick B, Bacsfalvi P, *et al.* Speech habilitation of hard of hearing adolescents using electropalatography and ultrasound as evaluated by trained listeners [ J ] *Clinical Linguistics & Phonetics*, 2003, 17 ( 3 ): 199-216.

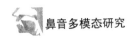
Bernhardt B, Gick B, Bacsfalvi P, et al. Ultrasound in speech therapy with adolescents and adults[J]. *Clinical Linguistics & Phonetics*, 2005, 19(6-7): 605-617.

Bertino G, Matti E, Migliazzi S, et al. Acoustic changes in voice after surgery for snoring: preliminary results[J]. *Acta Otorhinolaryngologica Italica Organo Ufficiale Della Società Italiana Di Otorinolaringologia E Chirurgia Cervico Facciale*, 2006, 26(2): 110-114.

Bladon R A W, Al-Bamerni A. Coarticulation resistance in English/1/[J]. *Journal of Phonetics*, 1976, 4(2): 137-150.

Blumstein S E, Stevens K N. Phonetic features and acoustic invariance in speech[J]. *Cognition*, 1981.

Bradley T G. Systemic markedness and phonetic detail in phonology[J]. *Amsterdam Studies in the Theory and History of Linguistic Science Series*, 2005 (4): 272: 41.

Brosch S, Matthes C, Pirsig W, et al. Uvulopalatopharyngoplasty changes fundamental frequency of the voice — a prospective study[J]. *Journal of Laryngology & Otology*, 2000, 114(2).

Browman C P. Gestural syllable position effects in American English[J]. *Producing speech: Contemporary issues/American Institute of Physics*, 1995.

Browman C P, Goldstein L. Towards an articulatory phonology[J]. *Phonology*, 1986, 3(1): 219-252.

Browman C P, Goldstein L. Some notes on syllable structure in articulatory phonology[J]. Phonetica, 1988, 45(2-4): 140-155.

Browman C P, Goldstein L. Articulatory gestures as phonological units[J]. *Phonology*, 1989, 6(2): 201-251.

Browman C P, Goldstein L. Tiers in articulatory phonology, with some implications for casual speech[A].//Kingston J, Beckman M E. *Papers in Laboratory Phonology: Volume 1: Between the Grammar and Physics of Speech.* Cambridge University Press. 1990b: 341-376.

Browman C P, Goldstein L. Gestural specification using dynamically-defined articulatory structures[J]. *Journal of Phonetics*, 1990a, 18(3): 299-320.

Browman C P, Goldstein L. Articulatory phonology: an overview[J]. *Phonetica*, 1992, 49(3-4): 155-180.

Browman C P, Goldstein L. Dynamics and articulatory phonology[J]. *Mind as Motion*, 1995: 175-193.

Byrd D. Influences on articulatory timing in consonant sequences[J]. *Journal of phonetics*, 1996a, 24(2): 209-244.

Byrd D. A phase window framework for articulatory timing[J]. *Phonology*, 1996b, 13(2): 139-169.

Cao J, Maddieson I. An exploration of phonation types in Wu dialects of Chinese[J]. *Journal of Phonetics*, 1992(20): 77-92.

Corneau C. An EPG study of palatalization in French: Cross-dialect and inter-subject variation[J]. *Language Variation and Change*, 2000, 12(1): 25-49.

Carignan C, Shosted R, Shih C, *et al*. Compensatory articulation in American English nasalized vowels[J]. *Journal of Phonetics*, 2011, 39(4): 668-682.

Catford J C. *Fundamental Problems in Phonetics*[M]. Edinburgh University Press, 1977.

Chen J, Yu J, Wang Z. Speech visualization system based on physiological tongue model[J]. *International Journal of Image and Graphics*, 2015, 20: 1237-1246.

Davidson L. Comparing tongue shapes from ultrasound imaging using smoothing spline analysis of variance[J]. *The Journal of the Acoustical Society of America*, 2006, 120(1): 407-415.

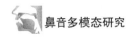
Delvaux V, Demolin D, Harmegnies B, *et al.* The aerodynamics of nasalization in French［J］. *Journal of Phonetics*, 2008, 36（4）: 578-606.

Di Paolo M, Faber A. Phonation differences and the phonetic content of the tense-lax contrast in Utah English［J］. *Language variation and Change*, 1990, 2（2）: 155-204.

Dow M. A phonetic-phonological study of vowel height and nasal coarticulation in French［J］. *Journal of French Language Studies*, 2020, 30（3）: 239-274.

Duez D. Consonant and vowel duration in parkinsonian French speech［C］. *Proceedings of Speech Prosody*, 2006: 101-105.

Ekpe M B. Articulatory analysis of palatalization in anaang［J］. *International Journal of Applied Linguistics and English Literature*, 2013, 2（6）: 155-160.

Esling J H, Fraser K E, Harris J G. *The laryngeal articulator: Phonetic studies of sound production*［M］. Cambridge University Press, 2019.

Enfield N J. *The Anatomy of Meaning: Speech, Gesture and Composite Utterances.* Cambridge University Press, 2009.

Fant G. Acoustic *Theory of Speech Production*［M］. The Hague, 1960.

Feinstein M. Prenasalization and syllabe structure［J］. *Linguistic Inquiry*, 1979: 245-278.

Finkelstein Y, Berger G, Nachmani A, *et al.* The functional role of the adenoids in speech［J］. *International Journal of Pediatric Otorhinolaryngology*, 1996, 34（1–2）: 61-74.

Fontdevila J, Pallares M D, Recasens D. The contact index method of electropalatographic data reduction［J］. *Journal of Phonetics*, 1994, 22（2）: 141-154.

Fougeron C, Keating P. The influence of prosodic position on velic and lingual articulation in French: evidence from EPG and airflow data［C］. *Proceedings of*

*1st ESCA Tutorial and Research Workshop on Speech Production Modeling*, 1996.

Fowler C A. Coarticulation and theories of extrinsic timing[ J ]. *Journal of Phonetics*, 1980, 8 ( 1 ): 113-133.

Fowler C A, Brancazio L. Coarticulation resistance of American English consonants and its effects on transconsonantal vowel-to-vowel coarticulation[ J ]. *Language and Speech*, 2000, 43 ( 1 ): 1-41.

Fowler C A, Saltzman E. Coordination and coarticulation in speech production[ J ]. *Language and speech*, 1993, 36 ( 2-3 ): 171-195.

Fox R A. Perceptual structure of monophthongs and diphthongs in English[ J ]. *Language & Speech*, 1983, 26 ( 1 ): 21-60.

Fujimura O. Analysis of nasal consonants[ J ]. *The Journal of the Acoustical Society of America*, 1962, 34 ( 12 ): 1865-1875.

Gereau S A, Shprintzen R J. The role of adenoids in the development of normal speech following palate repair[ J ]. *Laryngoscope*, 1988 ( 98 ): 299.

Goldstein L, Fowler C A. Articulatory phonology: a phonology for public language use[ J ]. *Phonetics and Phonology in Language Comprehension and Production: Differences and Similarities*, 2003: 159-207.

Goldstein L, Pouplier M. The temporal organization of speech[ J ]. *The Oxford Handbook of Language Production*, 2014: 210.

Goozée J V, Murdoch B E, Theodoros D G, *et al*. The effects of age and gender on laryngeal aerodynamics[ J ]. *International Journal of Language & Communication Disorders*, 1998, 33 ( 2 ): 221-238.

Graber T M, Bzoch K R, Aoba T. A functional study of the palatal and pharyngeal structures[ J ]. *The Angle Orthodontist*, 1959, 29 ( 1 ): 30-40.

Greene J S, Zipfel T E, Harlor M. The effect of uvulopalatopharyngoplasty on the nasality of voice[ J ]. *Journal of Voice*, 2004, 18 ( 3 ): 430.

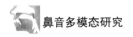

Hall N. Articulatory phonology [J]. *Language and Linguistics Compass*, 2010, 4 (9): 818-830.

Hardcastle W, Jones W, Knight C, *et al.* New developments in electropalatography: A state-of-the-art report [J]. *Clinical Linguistics & Phonetics*, 1989, 3 (1): 1-38.

Hardcastle W J, Hewlett N. (Eds.) *Coarticulation: Theory, Data and Techniques (Vol. 24).* Cambridge University Press, 1999.

Hayes B, Stivers T. The phonetics of Postnasal Voicing [D]. University of California, Los Angeles, 1995.

Henrich N, Alessandro C, Doval B, *et al.* On the use of the derivative of electroglottographic signals for characterization of nonpathological phonation [J]. *The Journal of the Acoustical Society of America*, 2004, 115 (3): 1321-1332.

Herbert R K. Reanalyzing prenasalized consonants [J]. *Studies in African Linguistics*, 1975, 6 (2): 105-123.

Herbert R K. Phonetic analysis in phonological description: prenasalized consonants and Meinhof's Rule [J]. *Lingua*, 1977, 43 (4): 339-373.

Herbst C, Ternstrom S. A comparison of different methods to measure the EGG contact quotient [J]. *Logopedics Phoniatrics Vocology,* 2006, 31 (3): 126-138.

Hoole P, Gfoerer S. Electromagnetic articulography as a tool in the study of lingual coarticulation [J]. *The Journal of the Acoustical Society of America*, 1990, 87 (S1).

Hyman L M. Nasal states and nasal processes [C]. *Nasálfest: Papers from a Symposium on Nasals and Nasalization.* 1975: 249-264.

Iskarous K. Detecting the edge of the tongue: A tutorial [J]. *Clinical linguistics & phonetics*, 2005, 19 (6-7): 555-565.

James W. The principles of psychology [J]. *Henry Holt*, 1890.

Jianfen C, Maddieson I. An exploration of phonation types in Wu dialects of Chinese [ J ]. *Journal of Phonetics*, 1992, 20 ( 1 ): 77-92.

Kelly S, Main A, Manley G, *et al.* Electropalatography and the Linguagraph system [ J ]. *Medical Engineering & Physics*, 2000, 22 ( 1 ): 47-58.

Kelsey C A, Minifie F D, Hixon T J. Applications of ultrasound in speech research [ J ]. *Journal of Speech and Hearing Research*, 1969, 12 ( 3 ): 564-575.

Kelso J A S, Saltzman E L, Tuller B. The dynamical perspective on speech production: Data and theory [ J ]. *Journal of Phonetics*, 1986, 14 ( 1 ): 29-59.

Kim H K, Yu X M, Cao Y J, *et al.* Dialectal and gender differences in nasalance for a Mandarin population [ J ]. *Clinical Linguistics & Phonetics*, 2016, 30 ( 2 ): 119-130.

King H, Liu A. An ultrasound and acoustic study of the rhotic suffix in Mandarin [ M ]. 2017.

King S, Wrench A. Dynamical system modelling of articulator movement [ C ]. *International Congress of Phonetic Sciences*, 1999.

Krakow R A, Huffman M K. *Instruments and Techniques for Investigating Nasalization and Velopharyngeal Function in the Laboratory: An introduction* [ M ]. Nasals, nasalization, and the velum. Elsevier. 1993: 3-59.

Krakow R A. *The Articulatory Organization of Syllables: A Kinematic Analysis of Labial and Velar Gestures* [ M ]. Yale University, 1989.

Kuang J, Keating P. Vocal fold vibratory patterns in tense versus lax phonation contrasts [ J ]. *The Journal of the Acoustical Society of America*, 2014, 136 ( 5 ): 2784-2797.

Kuehn D P, Folkins J W, Cutting C B. Relationships between muscle activity and velar position [ J ]. *The Cleft palate-craniofacial Journal; Official Publication of the American Cleft Palate-Craniofacial Association*, 1982, 19 ( 1 ): 25-35.

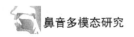 

Kuehn D P, Moller K T. Speech and language issues in the cleft palate population: the state of the art[J]. *The Cleft palate-craniofacial Journal*, 2000, 37（4）: 1-35.

Kühnert B, Hoole P, Mooshammer C. Gestural overlap and C-center in selected French consonant clusters[C]. *The 7th International Seminar on Speech Production (ISSP)*, 2006: 327-334.

Ladefoged P. Elements of Acoustic Phonetics[M]. The University of Chicago Press, 1996: 214.

Ladefoged P. *Phonetic Data Analysis: An Introduction to Fieldwork and Instrumental Techniques*[M]. Blackwell Publishing, 2003.

Ladefoged P, Maddieson I. *The Sounds of the World's Languages*[M]. Oxford University Press, 1996.

Laver L. *The Phonetic Description of Voice Quality*[M]. Cambridge University Press, 1980.

Lawson E, Scobbie J M, Stuart-Smith J. Bunched /r/ promotes vowel merger to schwar: an ultrasound tongue imaging study of Scottish sociophonetic variation [J]. *Journal of Phonetics*, 2013, 41（3）: 198-210.

Lewis K E, Watterson T, Quint T. The effect of vowels on nasalance scores[J]. *The Cleft palate-craniofacial Journal: Official Publication of the American Cleft Palate-Craniofacial Association*, 2000, 37（6）.

Liberman A M. Some results of research on speech perception[J]. *The Journal of the Acoustical Society of America*, 1957, 29（1）: 117-123.

Lisauskaite L. Subjective Assessment of Voice, Nasality, and Swallowing Changes in Patients with OSAS after Anterior Uvulopalatoplasty[J]. *Otolaryngology—Head and Neck Surgery*, 2014, 151（1_suppl）: 264.

Löfqvist A, Carlborg B, Kitzing P. Initial validation of an indirect measure of subglottal pressure during vowels[J]. *The Journal of the Acoustical Society of*

*America*, 1982, 72（2）: 633-635.

Lovatto L, Amelot A, Crevier-Buchman L, *et al*. A fiberscopic analysis of nasal vowels in Brazilian Portuguese［J］. *Proc. ICPhS*, 2007: 549-552.

Lunt H G. Remarks on nasality: the case of Guarani［A］. Stephen RA, Kiparsky P. (Eds.) A Festschrift for Morris Halle. Harcourt Brace Jovanovich. 1973.

Macintosh M. *Fulfulde Syntax and Verbal Morphology*［M］. University of Port Harcourt Press, 1984.

Maddieson I, Ladefoged P. uTense, and ulax, in four minority languages of China ［J］. *Journal of Phonetics*, 1985, 13（4）: 433-454.

Marcus C L, Brooks L J, Draper K A, *et al*. Diagnosis and management of childhood obstructive sleep apnea syndrome［J］. *Pediatrics*, 2012, 130（3）: 576-584.

Mattar S E, Matsumoto M A, Valera F C, *et al*. The effect of adenoidectomy or adenotonsillectomy on occlusal features in mouth-breathing preschoolers［J］. *Pediatric Dentistry*, 2012, 34（2）: 108-112.

McLeod S, Roberts A, Sita J. Tongue/palate contact for the production of/s/and/z/ ［J］. *Clinical Linguistics & Phonetics*, 2006, 20（1）: 51-66.

Michaud A, Vu-Ngoc T, Amelot A, *et al*. Nasal release, nasal finals and tonal contrasts in Hanoi Vietnamese: an aerodynamic experiment［J］. *Mon-Khmer Studies*, 2006（36）: 121-137.

Mielke J. An ultrasound study of Canadian French rhotic vowels with polar smoothing spline comparisons［J］. *J Acoust Soc Am*, 2015, 137（5）: 2858-2869.

Moll K L. Velopharyngeal closure on vowels［J］. *Journal of Speech and Hearing Research*, 1962, 5（1）: 30-37.

Moll K L, Daniloff R G. Investigation of the timing of velar movements during speech［J］. *The Journal of the Acoustical Society of America*, 1971, 50（2B）: 678-684.

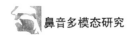
Mora R, Crippa B, Dellepiane M, *et al*. Effects of adenotonsillectomy on speech spectrum in children[J]. *International Journal of Pediatric Otorhinolaryngology*, 2007, 71（8）: 1304.

Mora R, Jankowska B, Crippa B, *et al*. Effects of uvulopalatopharyngoplasty with harmonic scalpel on speech and voice[J]. *Eur Arch Otorhinolaryngol*, 2009: 266.

Morris H L. The speech pathologist looks at the tonsils and the adenoids[J]. *Annals of Otology, Rhinology & Laryngology*, 1975, 84（19_suppl）: 63-66.

Murry T, Brown W S. Subglottal air pressure during two types of vocal activity: vocal fry and modal phonation[J]. *Folia Phoniatr (Basel)*, 1971, 23（6）: 440-449.

Nguyen N, Wrench A A, Gibbon F, *et al*. Articulatory, acoustic and perceptual aspects of fricative/stop coarticulation[C]. *Proceedings of the 5th International Conference in Spoken Language Processing,* 1998.

Ohala J J. Coarticulation and phonology[J]. *Language and speech*, 1993, 36（2-3）: 155-170.

Ohala M, Ohala J J. Nasal epenthesis in Hindi[J]. Phonetica, 1991, 48（2-4）: 207-220.

Öhman S E G. Coarticulation in VCV utterances: Spectrographic measurements[J]. *The Journal of the Acoustical Society of America*, 1966, 39（1）: 151-168.

Perkell J S. Physiology of speech production: a preliminary study of two suggested revisions of the features specifying vowels[J]. *Quarterly Progress Report*, 1971（102）: 123-139.

Perrier P, Payan Y, Zandipour M, *et al*. Influences of tongue biomechanics on speech movements during the production of velar stop consonants: A modeling study[J]. *The Journal of the Acoustical Society of America*, 2003, 114（3）: 1582-1599.

Peterson-Falzone S J, Hardin-Jones M A, *et al. Cleft Palate Speech*[M]. Mosby St.

Louis, 2001.

Rakerd B, Verbrugge R R. Linguistic and acoustic correlates of the perceptual structure found in an individual differences scaling study of vowels. [ J ]. *The Journal of the Acoustical Society of America*, 1985, 77 ( 1 ): 296-301.

Recasens D, Pallarès M, Fontdevila D. A model of lingual coarticulation based on articulatory constraints [ J ]. *The Journal of the Acoustical Society of America*, 1997, 102 ( 1 ): 544-561.

Recasens D. Place cues for nasal consonants with special reference to Catalan [ J ]. *Journal of the Acoustical Society of America*, 1983, 73 ( 4 ): 1346-1353.

Riehl A K *The Phonology and Phonetics of Nasal Obstruent Sequences* [ D ], Cornell University. 2008.

Robb M, Yates J, Morgan E. Vocal tract resonance characteristics of adults with obstructive sleep apnea [ J ]. *Acta oto-laryngologica*, 1997, 117 ( 5 ): 760-763.

Rossato S, Badin P, Bouaouni F. Velar movements in French: an articulatory and acoustical analysis of coarticulation [ C ]. *Proceedings of the 15th International Congress of Phonetic Sciences*, 2003: 3141-3144.

Rothenberg M. *The Breath-Stream Dynamics of Simple-Released-Plosive Production* [ D ]. University of Michigan, 1966.

Rothenberg M. A multichannel electroglottograph [ J ]. *Journal of Voice*, 1992, 6 ( 1 ): 36-43.

Saltzman E L, Munhall K G. A dynamical approach to gestural patterning in speech production [ J ]. *Ecological psychology*, 1989, 1 ( 4 ): 333-382.

Sapir E. An introduction to the study of speech [ J ]. *Language*, 1921 ( 1 ): 15.

Scarborough R A. *Coarticulation and the Structure of the Lexicon* [ D ]. University of California Los Angeles, 2004.

Scobbie J M, Pouplier M, Wrench A A. Conditioning factors in external sandhi:

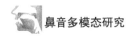

an EPG study of English/l/vocalisation[C]. *Proceedings of the 16th International Congress of the ICPhS*. 2007: 441-444.

Seaver E J, Kuehn D P. A cineradiographic and electromyographic investigation of velar positioning in non-nasal speech[J]. *The Cleft Palate-craniofacial Journal; Official Publication of the American Cleft Palate-Craniofacial Association*, 1980, 17(3): 216-226.

Serrurier A, Badin P. Towards a 3D articulatory model of velum based on MRI and CT images[J]. *ZAS Papers in Linguistics (Speech Production and Perception: Experimental Analyses and Models)*, 2005, 40: 195-211.

Sharp P, Kelly S, Main A, *et al*. An instrument for the multiparameter assessment of speech[J]. *Medical engineering & physics*, 1999, 21(9): 661-671.

Shawker T H, Sonies B, Stone M, *et al*. Real-time ultrasound visualization of tongue movement during swallowing[J]. *Journal of Clinical Ultrasound*, 1983, 11(9): 485-490.

Shprintzen R J, Sher A E, Croft C B. Hypernasal speech caused by tonsillar hypertrophy. [J]. *International Journal of Pediatric Otorhinolaryngology*, 1987, 14(1): 45-56.

Solé M J. Phonetic and phonological processes: The case of nasalization[J]. *Language and Speech*, 1992, 35(1-2): 29-43.

Sproat R, Fujimura O. Allophonic variation in English/l/and its implications for phonetic implementation[J]. *Journal of Phonetics*, 1993, 21(3): 291-311.

Stone M L, Lundberg A J. Tongue-palate interactions in consonants vs. vowels[C]. *Proceedings of the ICSLP*, 1994.

Stone M L. A three-dimensional model of tongue movement based on ultrasound and X-ray microbeam data[J]. *The Journal of the Acoustical Society of America*, 1990, 87(5): 2207-2217.

Stone M L, Lundberg A J. Three-dimensional tongue surface shapes of English consonants and vowels[J]. *The Journal of the Acoustical Society of America*, 1996, 99(6): 3728-3737.

Subramaniam V, Kumar P. Impact of Tonsillectomy with or Without Adenoidectomy on the Acoustic Parameters of the Voice[J]. *Archives of Otolaryngology–Head & Neck Surgery*, 2009, 135(10): 966.

Subtelny J D, Sakuda M. Open-bite: Diagnosis and treatment[J]. *American Journal of Orthodontics*, 1964, 50(5): 337-358.

Tak J. Universals of Prenasalized Consonants: Phonemic or Derived, Single or Complex?[J]. *Journal of Universal Language*, 2011, 12(2): 127-158.

Team R C R. A language and environment for statistical computing[J]. *R Foundation for Statistical Computing*. 2013.

Truesdell B, Truesdell F B. Deglutition: with special references to normal function and the diagnosis, Analysis and Correction of Abnormalities[J]. *The Angle Orthodontist*, 1937, 7(2): 90-99.

Van Lierde K M, Van Borsel J, Moerman M, *et al*. Nasalance, nasality, voice, and articulation after uvulopalatopharyngoplasty[J]. *Laryngoscope*, 2002(112): 873.

Wang G, Xugang L, Dang J, *et al*. A Study of Mandarin Chinese Using X-Ray and MRI[J]. *Journal of Chinese Phonetics*, 2008, 2(1): 51-58.

Wang Q E. *Are Syllables Units of Speech Motor Organization? A Kinematic Analysis of Labial and Velar Gestures in Cantonese*[M]. University of Connecticut, 1995.

Warren D W. Aerodynamics of speech production[J]. *Contemporary Issues in Experimental Phonetics*, 1976(30): 105-137.

Westbury J R. Enlargement of the supraglottal cavity and its relation to stop consonant voicing[J]. *The Journal of the Acoustical Society of America*, 1983, 73(4): 1322-1336.

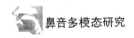
Whalen D, Iskarous K, Grathwohl W, *et al.* Using digital ultrasound to investigate trill vibration [ J ]. *The Journal of the Acoustical Society of America*, 2010: 2289.

Wood S A. A radiographic analysis of constriction locations for vowels [ J ]. *Journal of Phonetics*, 1979, 7(1): 25-43.

Wood S A. A cinefluorographic study of the temporal organization of articulator gestures: Examples from Greenlandic [ J ]. *Speech Communication*, 1997, 22 ( 2-3 ): 207-225.

Wrench A A. A multichannel articulatory database and its application for automatic speech recognition [ C ]. *In Proceedings 5th Seminar of Speech Production*, 2000.

Wrench A A. Advances in EPG palate design [ J ]. *Advances in Speech Language Pathology*, 2007, 9 ( 1 ): 3-12.

Wrench A, Richmond K. Continuous speech recognition using articulatory data [ C ]. *The Sixth International Conference on Spoken Language Processing (ICSLP 2000). International Speech Communication Association*, 2000: 145-148.

Yip A. Cinefluorographic study of velarpharyngeal function before and after removal of tonsils and adenoids [ J ]. *Angle Orthodontist*, 1971, 41 ( 4 ): 251.

Zamora-Molina L, Hernandez-Blasco L, Garcia-Pachon E. Acoustic analysis of vowels in patients with sleep apnea syndrome in sitting and supine positions [ J ]. *Sleep and Breathing*, 2021: 1-2.

Zee E. Effect of vowel quality on perception of post-vocalic nasal consonants in noise [ J ]. *Journal of Phonetics*, 1981, 9 ( 1 ): 35-48.

Zhou X, Espy-Wilson C Y, Boyce S, *et al.* A magnetic resonance imaging-based articulatory and acoustic study of "retroflex" and "bunched" American English /r [ J ]. *J Acoust Soc Am*, 2008, 123 ( 6 ): 4466-4481.

# 附　　录

## 附录一：实验室基于鼻音多模态数据库相关研究

| 数据库主题 | 采集负责人 | 受试人 | 调查内容 | 论文成果 |
|---|---|---|---|---|
| 凤凰苗语鼻冠阻塞音声学数据 | 吴生毅 | 苗语3女，2男。 | 双音节词42个，单音节词16个。 | 《凤凰苗语鼻冠阻塞音的声学实验研究》 |
| 上海话与凤凰苗语鼻音协同发音数据 | 王晓清 | 上海话3男，苗语1女。 | 上海话鼻音组合，单音节共计397个，多音节共计602个。凤凰苗语的鼻音组合，单音节字233个，多音节组合167个。 | 《鼻音的协同发音研究——以上海话和凤凰苗语为例》 |
| 壮语和苗语EPG发音数据 | 罗宇 | 苗语1男，壮语1女。 | 普定县坪上区苗语21个单辅音和蒙公乡壮语发音部位在齿间到舌面后的18个单辅音。 | 《基于EPG的辅音发音部位和协同发音研究——以壮语和苗语为例》 |
| 普通话电磁发音仪与EGG同步采集数据 | 付丽 | 普通话1女。 | 普通话四个声调搭配10句承载句中的音节与a、i、u三个元音。 | 《基于NDIWave的口喉协同发音研究》 |
| 佤语多模态数据 | 刘婕、付丽、宋清逸、郗雯、刘欣 | 佤语阿佤方言1女。 | 所有声韵配合的1791个单音节词。 | 《言语产出多模态数据库建设研究》 |
| 鼾症儿童鼻音数据库 | 苗佳丽、刘欣 | 患有腺样体肿大或扁桃体肿大的鼾症儿童35例及正常儿童18例。 | 四声具备条件下的144个单音节。 | 《鼾症儿童普通话鼻音度研究》 |

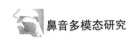

（续表）

| 数据库主题 | 采集负责人 | 受试人 | 调查内容 | 论文成果 |
|---|---|---|---|---|
| 鼾症儿童语音发展常模库 | 刘欣 | 92 例鼾症儿童和 25 例正常儿童。 | 五个元音 /a/、/ə/、/i/、/u/、/y/ 与四声分别组合；CVC 音节中的第一个 C 为鼻辅音声母 /m/ 和 /n/，第二个 C 为鼻辅音韵尾 /n/ 和 /ŋ/。 | 《鼾症儿童语音发展研究》 |
| 拉萨超声舌形实验数据 | 宋清逸 | 拉萨藏语 1 女。 | 305 个单音节词、双唇辅音 /p/、/pʰ/ 与元音 /a/、/o/、/u/ 及鼻音韵尾 /m/、/n/、/ŋ/ 相拼构成的 CVN 结构的音节。 | 《基于超声波检测的拉萨藏语元音发音舌位运动研究》 |
| 佤语松紧音多模态发音数据 | 郗雯 | 佤语 1 男。 | 132 个有松紧对立的音节。 | 《佤语松紧音的发音生理研究》 |
| 天水方言鼻音数据 | 张璇 | 天水方言 3 男 3 女。 | 以单元音音节和常用实词为主的 311 个单字。 | 《天水方言语音的鼻音度研究》 |
| 阻塞性睡眠呼吸暂停患者语音数据库 | 姚雪珺、谢永铭、梁梦珂、孙金利 | 123 例成人男性患者。 | 坐位 384 个音节(声韵调分别搭配)，4 句句子；仰卧位 12 个音节，4 句句子。 | 《阻塞性睡眠呼吸暂停患者语音辅助诊断研究》 |
| 阻塞性睡眠呼吸暂停患者的嗓音数据库 | 孙金利、姚雪珺、谢永铭、梁梦珂 | 123 例成人男性患者，15 例成人女性患者。 | 20 个 CV 型音节 | 《阻塞性睡眠呼吸暂停患者的嗓音特征分析》 |
| 阻塞性睡眠呼吸暂停患者言语气流数据库 | 谢永铭、孙金利、姚雪珺、梁梦珂 | 71 例成人男性患者，5 例成人女性患者。 | 45 个鼻音声母音节 | 《阻塞性睡眠呼吸暂停患者言语气流研究》 |
| 阻塞性睡眠呼吸暂停患者语音数据库 | 梁梦珂、谢永铭、孙金利、姚雪珺 | 105 例成人男性患者，29 例儿童男性患者，10 名正常男性儿童。 | 71 个单音节 | 《阻塞性睡眠呼吸暂停患者的语音共鸣特征分析》 |

# 附录二：多模态数据库的相关词表

### 1. 凤凰苗语鼻冠阻塞音声学数据词表

**时长分析录音词表**

| | 双唇 | | 齿龈（塞） | | 齿龈（塞擦） | | 卷舌 | |
|---|---|---|---|---|---|---|---|---|
| | mɒ³⁵mɒ³⁵ | 表叔 | qɒ²¹⁴nɒ³³ | 痕迹 | qɒ⁴²nɒ⁴⁴ | 痰 | qɒ²¹⁴ŋo²² | 鼓 |
| 不送气 | qɒ²¹⁴pa³³ | 腮 | qɒ⁴²ta³¹⁴ | 箱子 | qɒ²¹⁴tso²² | 拳头 | qɒ²¹⁴tʂɒ²² | 汉族 |
| 送气 | qɒ²¹⁴phe⁵³ | 事情 | qɒ⁴²thi²¹⁴ | 胃 | qɒ²¹⁴tsha³⁵ | 沙子 | pɒ⁴²tʂhɒ⁴² | 叉子 |
| 不送气–词中 | tɒ²¹⁴mba³⁵ | 猪 | qɒ²¹⁴ndɒ³⁵ | 树 | qɒ²¹⁴ndʑen³⁵ | 坟墓 | tɤ³³ndzɒ⁴² | 破裂 |
| 不送气–词首 | mbɒ⁴² | 补 | ndɒ³⁵ | 骂 | ndzɒ⁴⁴ | 吸 | ŋdzɒŋ⁴² | 退 |
| 送气–词中 | qɒ²¹⁴mphɒ⁴⁴ | 妇女 | tɕɯ⁴²ntha³⁵ | 相克 | qɒ²¹⁴ntshɯ⁴² | 草 | mje⁵³ŋtʂha³⁵ | 英雄 |
| 送气–词首 | mphɒ⁴⁴ | 女 | nthɒ⁴² | 脱 | ntshɒ²¹⁴ | 粗 | ŋtʂho³⁵ | 紧 |
| 不送气 | ɕan⁴²pa⁵³ | 臼齿 | pan⁴²tɤ³⁵ | 脚板 | can³⁵tsei³⁵ | 结巴 | ʐan⁵³tʂu⁵³ | 栓门 |
| 送气 | min²²phu³⁵ | 大炮 | tsan⁴⁴than⁵³ | 赞叹 | ten⁴⁴tsho³⁵ | 灯芯 | tan³⁵tʂhe⁴⁴ | 拦车 |

| | 齿龈后 | | 硬腭 | | 软腭 | | 小舌 | |
|---|---|---|---|---|---|---|---|---|
| | po³⁵ȵa⁵³ | 炖肉 | tɒ⁴²ɲe⁵³ | 水牛 | hɒ³⁵ŋɒ⁴² | 低矮 | — | |
| 不送气 | pɒ⁴²dzɒ²² | 下巴 | te²¹⁴je²² | 小指 | qɒ⁴²kɒ²¹⁴ | 架子 | tɒ⁴²qa²¹⁴ | 鸡 |
| 送气 | qɒ²¹⁴tɕhɒ⁴⁴ | 尺子 | qɒ²¹⁴chan³³ | 圆圈 | qɒ²¹⁴khɒ⁴⁴ | 气味 | ʂɒ³³qha⁴² | 晒干 |
| 不送气–词中 | qɒ⁴²ȵtɕi²¹⁴ | 剪刀 | qɒ²¹⁴ɲci⁴² | 污垢 | pɒ⁴²ŋgɒ⁴⁴ | 夹子 | tɒ⁴²ŋgo²¹⁴ | 鸽子 |
| 不送气–词首 | ȵdzɯ⁴² | 盐 | ɲje²¹⁴ | 金子 | ŋgɒ²¹⁴ | 药 | ŋgɒ³⁵ | 价钱 |
| 送气–词中 | tɒ⁴²ȵtɕhɒ²¹⁴ | 水獭 | lɒ⁵³ɲche⁴² | 一脚跳 | tɕɯ⁴²ŋkhɒ⁴² | 作揖 | tɕɯ⁴²ŋqhe⁴² | 高兴 |
| 送气–词首 | ȵtɕha³⁵ | 可怕 | ɲchan⁴² | 高兴 | ŋkhɒ³⁵ | 卡子 | ŋqha²¹⁴ | 干涸 |
| 不送气 | cin²¹⁴tɕu⁴⁴ | 毛虫 | min²²ci³⁵ | 狂风 | tɕoŋ³³ku²² | 七十 | thɒŋ⁴⁴qɤ²² | 串门 |
| 送气 | tɒŋ²²tɕhu²¹⁴ | 娶亲 | — | | — | | — | |

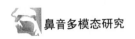

<h3 style="text-align:center">鼻冠阻塞音清浊分析录音词表</h3>

| | 词首 | | 词中 | |
|---|---|---|---|---|
| 双唇 | mbʋ⁴² | 补 | tʋ²¹⁴mba³⁵ | 猪 |
| | mphʋ⁴⁴ | 女 | tʋ²¹⁴mpha⁴² | 蚂蚁 |
| 齿龈 | ndʋ³⁵ | 骂 | pʋ⁴²ndʋ⁴² | 手指 |
| | nthʋ⁴² | 脱 | qʋ²¹⁴ntho³⁵ | 烟 |
| 齿龈 | ndʑʋ⁴⁴ | 吸 | ʋ²¹⁴ndʑʋ³⁵ | 米汤 |
| | ntshʋ²¹⁴ | 粗 | ʋ⁴²ntshʋ⁴² | 一群 |
| 软腭 | ŋgʋ²¹⁴ | 药 | pʋ⁴²ŋgʋ⁴⁴ | 夹子 |
| | ŋkhʋ³⁵ | 卡子 | tɕɯ⁴²ŋkhʋ⁴² | 作揖 |

<h3 style="text-align:center">鼻冠阻塞音对元音基频的影响录音词表</h3>

| | 阴平 | | 阴上 | | 阴去 | | 入声 | |
|---|---|---|---|---|---|---|---|---|
| C | tsʋ²¹³ | 榨 | pa⁴² | 烘烤 | pʋ²⁴ | 刷子 | tʂʋ³³ | 掉 |
| CH | tshʋ²¹³ | 鱼香草 | pha⁴² | 派头 | phʋ²⁴ | 邋遢 | tʂhʋ³³ | 鱼叉 |
| NC | ndʑʋ²¹³ | 酒味道差 | mba⁴² | 歪，瘪 | mbʋ²⁴ | 阵雨 | ndʑʋ³³ | 张嘴 |
| NCH | ntshʋ²¹³ | 粗糙 | mpha⁴² | 蚂蚁 | mphʋ²⁴ | 缺口 | ntʂhʋ³³ | 卷袖子 |

## 2. 凤凰苗语鼻音协同发音词表（凤凰苗语部分词表）

| 例词 | 标音 | 例词 | 标音 |
|---|---|---|---|
| 说话伤人 | tʂʅ ne | 弯腰 | tɕɯ⁴²ŋku⁴⁴qwʋ⁴² |
| 侄女 | tʂʅ ɲi | 草房 | pjɯ⁴²ntshɯ⁴² |
| 枣儿 | pi ne | 戈壁 | pʋŋ³⁵tsha³⁵ʐɯ²¹⁴ |
| 堆稻草 | tei ŋu | 门框 | qʋ⁴²kʋŋ²¹⁴tsʋu⁵³ |
| 挤奶 | tsei mʋ | 敲打 | tɕɯ⁴²ntsɤ²¹⁴ |
| 明天 | ɕi ɳ̊he | 妹妹 | kɯ⁴²me²² |
| 午饭 | ɭhi ntʋu | 猎狗 | qwɯ⁴²ɳa⁵³ |
| 舌尖 | qʋ pjei mjʋ | 蚂蚁洞 | qʋ²¹⁴ʐɯ²²mpha⁴² |
| 枕头 | pi ɕi ntjɯ | 守庄稼 | ɭɯ³³ntsʋ³⁵ |
| 早饭 | ɭhi ntso | 估计 | tɕɯ⁴²ŋqhe⁴² |

（续表）

| 例词 | 标音 | 例词 | 标音 |
|---|---|---|---|
| 潲水 | ɒu²¹⁴l̥hi³⁵mpa³⁵ | 情妇 | qɒ²¹⁴jɑ⁴⁴mphɒ⁴⁴ |
| 秤砣 | qɒ²¹⁴pi⁴²nthje³⁵ | 破篾 | pha²¹⁴ntju³⁵ |
| 花头帕 | ɕu⁴⁴me³³zɒ⁴² | 孙女 | ka⁴²mphɒ⁴⁴ |
| 捕鸟 | ju⁵³nɒu | 鱼鳃 | qɒ²¹⁴pa³³mjɯ²² |
| 求人 | tɕu³³mje⁵³ | 今天 | tha³⁵ŋhe²¹⁴ |
| 唇 | pɒ⁴²tɕu³⁵n̥u⁵³ | 瓠子 | to²¹⁴pa²¹⁴me²² |
| 系鞋带 | ɕu³⁵mpei²¹⁴ | 传染 | tɕa⁴²ŋɒu⁴⁴ |
| 筛米 | ɕu⁴⁴ntsɒu³⁵ | 汤药 | ɒu²¹⁴ka⁴²ŋkɒ²¹⁴ |
| 初三 | pu²¹⁴ŋhe²¹⁴l̥hɒ³⁵ | 继母 | qɒ²¹⁴m³³ |
| 靴子 | ɕu³⁵mphei²¹⁴wɒ⁵³tsʅ³⁵ | 尘土 | qɒ²¹⁴mpe⁴²tuu²¹⁴ |
| 挤进去 | tsei³⁵pu³³ntɒu²¹⁴ | 继父 | qɒ²¹⁴ne²² |
| 一种鬼脸 | tɕɯ⁴²ɲci⁴⁴ | 鳞 | qɒ²¹⁴ŋi³³ |
| 作揖 | tɕɯ⁴²ŋkhɒ⁴² | 缺口 | qɒ²¹⁴mphɒ³⁵ |
| 自夸 | tɕɯ⁴²nthɤ³⁵ | 一群 | ɒ⁴²ntsɒ⁴² |
| 脸色难看 | tɕɯ⁴²mpei²¹⁴ | 打叶片 | tɒ⁵³n̥ts̩ɒ³⁵ |
| 留客 | zɑ⁵³mje⁵³qhɑ³⁵ | 婶婶 | pjɒ²¹⁴ŋi²² |
| 豆芽菜 | tɯ²¹⁴ŋɒ⁵³tsha²¹⁴ | 一片地 | ɒ⁴²mjɒ⁴² |
| 彩霞 | tɕɯ⁴²ʂɒ³⁵tɤ³⁵tɯ²²ŋhe²¹⁴ | 天 | pjɒ²¹⁴ŋhe²¹⁴ |
| 双脚跳 | tɕɯ⁴²mphjɒu⁴⁴ | 手指 | pɒ⁴²ntɒ⁴² |

### 3. 贵港蒙公乡壮语词 EPG 发音表

| | | | |
|---|---|---|---|
| ta⁴⁵ 外公 | ta³³ 打球 | ta³¹ 河 | ti⁵³ 一些人 |
| tu⁴⁵ 吐口水 | tu¹³ 只 | tu³³ 朵 | tu³¹ 豆 |
| tsa¹³ 茶 | tsa⁵³ 榨油 | tsa³³ 等候 | tsa¹¹* 疏 |
| tsi⁴⁵ 车 | tsi¹³ 除 | tsi³³ 奶水 | tsi⁵³ 借 |
| tsi⁵³ 支－笔 | tsi⁵³ 最高 | tsu¹¹ 就来 | na¹¹ 姨母 |
| na⁴⁵ 厚 | na¹³ 田 | na³³ 脸 | nuːŋ¹¹ 弟 |

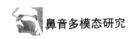 

（续表）

| | | | |
|---|---|---|---|
| nit⁵⁵ 冷天气 | ʔnam⁵³ 扎－针 | ʔnan⁴⁵ 个－碗 | ʔnaŋ⁴⁵ 鼻子 |
| ʔnam⁴⁵ 种－树 | la¹³ 锣 | lin¹¹ 舌头 | liŋ¹³ 铃 |
| lu⁴⁵ 水－流 | liŋ⁵³ 陡－山 | θi³³ 写 | θiŋ⁴⁵ 声音 |
| θa⁴⁵ 沙 | θi⁴⁵ 赊 | θiŋ¹³ 城 | θiŋ⁵³ 姓 |
| θu⁴⁵ 收－回来 | θu⁵³ 凿子 | ŋin³¹ 承认 | ŋuŋ¹³ 蚊子 |
| ŋa:i³³ 嚼 | ŋin¹³ 筋 | ʔŋa:u³³ 爪 | ʔŋau⁵³ 皱纹 |
| ji:n⁴⁵ 牵－牛 | ji:ŋ⁴⁵ 香－气味 | ji:ŋ³³ 响 | ju:ŋ¹³ 羊 |
| ju:n¹³ 元 | ʔjau⁵³ 细 | ʔjin⁵³ 印 | ʔju:n⁵³ 埋怨 |
| ʔju:n⁵³ 劝 | ka⁴⁵ 加 | ka⁴⁵ 只－鞋 | ka¹³ 鲠－骨鲠 |
| ka⁴⁵ 腿 | ka³³ 杀－鸡 | ka³³ 假 | kin³³ 急－水流 |
| ku¹¹ 姑母－父妹 | ku³¹ 做 | kiŋ⁵³ 镜子 | ŋa¹³ 芽－种子 |
| ʔŋa⁴⁵ 树枝 | kwa⁴⁵ 瓜 | kwa⁵³ 过－桥 | ŋwa¹¹ 瓦 |

## 4. 普通话电磁发音仪实验词表

| 组别 | 音节 | 承载句 |
|---|---|---|
| 第一组 | ba | 说 iX 给你听 |
| | pa | 说 iX 给你听 |
| | bi | 说 aX 给你听 |
| | pi | 说 aX 给你听 |
| | bu | 说 aX 给你听 |
| | pu | 说 aX 给你听 |
| 第二组 | an | 说 uX 给你听 |
| | en | 说 uX 给你听 |
| 第三组 | bo | 说什么 X 给你听 |
| | bor | 说什么 X 给你听 |
| 第四组 | a | 无 |
| | i | 无 |
| | u | 无 |

### 5. 语多模态数据词表（阿佤方言复辅音词表）

| 词义 | 音标 | 词义 | 音标 | 词义 | 音标 | 词义 | 音标 |
|---|---|---|---|---|---|---|---|
| 大腿 | mpa | 击中 | krauʔ | 草 | priat | 一担 | ŋquam |
| 多一点 | mphau | 大背篓 | khra | 一种邪气 | phriʔ | 垫 | ŋqhun |
| 还差 | nta | 走 | ŋkrau | 凑合着用 | mpriam | 秤 | ŋtʃuoŋ |
| 预先 | ntha | 赶走 | ŋkhrau | 裂 | mphriap | 命 | ŋtʃhu |
| 烤 | ŋka | 起茧 | mpfau | 贴墙角走 | kriap | 人名 | pruaŋ |
| 痰 | ŋkhak | 放 | mpfha | 碾（米） | khrit | 吃饭 | phruoʔ |
| 梭子 | ŋqaʔ | 瓜 | mpe | 沸腾 | ŋkriak | 事情 | mpruo |
| 吓唬 | ŋqhat | 密密麻麻 | mphi | 催 | ŋkhriat | 闪电 | mphruk |
| 打击 | ntʂa | 排列 | ntia | 竹篾 | mpfi | 吞咽声 | kruk |
| 凿子 | ntʂaik | 蹲下来 | nthim | 说话兜圈 | mpfhia | 拉 | khrut |
| 趴 | tlap | 猪叫 | ŋkiɛk | （量词）卷 | mpua | 吊架 | ŋkruoʔ |
| 趴着 | thlap | 松树 | ŋkhiʔ | 飞蚂蚁 | mphu | 捕鸟器 | ŋkhrup |
| 冰雹 | prai | 古怪 | ŋqih | 背带 | ntua | 痣 | mpfu |
| 水流的声音 | phra | 熟练 | ŋqhiak | 斜靠 | nthu | 生柴 | mpfhup |
| 能干 | mpraʔ | 修理 | ntʃiam | 堆起来 | ŋkuap | 臼 | pau |
| 吹 | mphrau | 不起眼的 | ntʃhi | 鸡冠 | ŋkhui | 碰倒 | pha |

### 6. 鼾症儿童普通话鼻音数据词表（部分词表）

| | | | |
|---|---|---|---|
| mā（妈） | má（麻） | mǎ（马） | mà（骂） |
| mī（眯） | mí（迷） | mǐ（米） | mì（蜜） |
| mō（摸） | mó（馍） | mǒ（抹） | mò（陌） |
| mū | mú（模） | mǔ（亩） | mù（目） |
| mān（颜） | mán（馒） | mǎn（满） | màn（慢） |
| mēn（闷） | mén（门） | měn | mèn（懑） |
| mīn | mín（民） | mǐn（敏） | mìn |
| māng（牤） | máng（忙） | mǎng（莽） | màng（禁） |
| mēng（蒙蒙） | méng（盟） | měng（猛） | mèng（梦） |

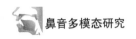

（续表）

| mīng | míng（明） | mǐng（酩） | mìng（命） |
|---|---|---|---|
| nā（那） | ná（拿） | nǎ（哪） | nà（纳） |
| nē | né（哪） | ně | nè（讷） |
| nī（妮） | ní（泥） | nǐ（你） | nì（逆） |
| nū | nú | nǔ（女） | nù |
| nū | nú（奴） | nǔ（努） | nù（怒） |
| nān（因） | nán（男） | nǎn（赧） | nàn（难） |
| nēn | nén | něn | nèn（嫩） |
| nīn | nín（您） | nǐn（推） | nìn |
| nāng | náng（馕） | nǎng（曩） | nàng（齉） |
| nēng | néng（能） | něng（蟹） | nèng（积） |
| nīng | níng（凝） | nǐng（拧） | nìng（佞） |
| nōng | nóng（农） | nǒng（缛） | nòng（弄） |

### 7. 鼾症儿童语音发展常模库词表

| ā | ān | yīng | nā |
|---|---|---|---|
| á | án | yíng | ná |
| ǎ | ǎn | yǐng | nǎ |
| à | àn | yìng | nà |
| ē | ēn | yōng | nē |
| é | én | yóng | né |
| ě | ěn | yǒng | ně |
| è | èn | yòng | nè |
| ō | yīn | mā | nī |
| ó | yín | má | ní |
| ǒ | yǐn | mǎ | nǐ |
| ò | yìn | mà | nì |
| yī | yūn | mō | nū |
| yí | yún | mó | nú |

| | | | |
|---|---|---|---|
| yǐ | yǔn | mǒ | nǔ |
| yì | yùn | mò | nù |
| wū | āng | mī | nǖ |
| wú | áng | mí | nǘ |
| wǔ | ǎng | mǐ | nǚ |
| wù | àng | mì | nǜ |
| yū | ēng | mū | |
| yú | éng | mú | |
| yǔ | ěng | mǔ | |
| yù | èng | mù | |

## 8. 佤语松紧音多模态发音数据词表

| 例词 | 读音 | 例词 | 读音 | 例词 | 读音 |
|---|---|---|---|---|---|
| 忘记 | pi | 自己 | tiʔ | 烤 | ka |
| 口琴 | pi̠ | 一 | ti̠ʔ | 先 | ka̠ |
| 别_别去 | pɔ | 遮蔽 | tɛ | 双 | ku |
| 腰肌 | pɔ̠ | 甜 | tɛ̠ | 床 | ku̠ |
| 得到 | pon | 铺_铺床 | tɔm | 小气 | kɔt |
| 四 | pɔ̠n | 生_生蛋 | tɔ̠m | 擦 | kɔ̠t |
| 水獭 | pʰi̠ | 成熟 | tɯm | 工作 | kaiŋ |
| 肥料 | pʰɔ̠n | 帮忙 | tɯ̠m | 头 | kai̠ŋ |
| 扫帚 | bih | 撞 | tiah | 啄 | kauh |
| 裂开 | bi̠h | 那里 | ta̠n | 牛圈 | ka̠u |
| 梯子 | boŋ | 等待 | tʰa | 炼 | kʰa |
| 敞开 | ba̠ | 犁 | tʰa̠i | 锄头 | kʰɔ |
| 油 | bɯ | 浅_水浅 | tʰɔ | 后 | kʰaiʔ |
| 耳坠子 | bɯ | 稠 | dai | 树 | kʰau̠ʔ |
| 切条 | bʰi̠a | 裙子 | dai̠ | 尺 | kʰau̠ʔ |

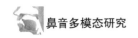
（续表）

| 例词 | 读音 | 例词 | 读音 | 例词 | 读音 |
|---|---|---|---|---|---|
| 松 | bʰɔ | 平坦 | dia | 洗 | kʰoik |
| 钱 | mai | 排列 | dia | 茎 | gɔŋ |
| 和 | mai | 盖子 | dɔp | 根 | gɔŋ |
| 黄牛 | mɔi | 近 | dei? | 挂钩 | gok |
| 只 | mu | 龙潭 | duŋ | 拦住 | gaŋ |
| 沙子 | mʰaik | 门坎 | diaŋvai | 米 | gau? |
| 渣子 | mʰɔi | 腾 | dʰaŋ | 教 | gɤ |
| 好 | mʰɔm | 将要 | dʰei? | 脑髓 | gua |

## 9. 天水方言鼻音数据词表

### 声调表

| 巴 | 搭 | 姑 | 播 | 他 | 衣 |
|---|---|---|---|---|---|
| 达 | 敌 | 读 | 鼻 | 拔 | 图 |
| 把 | 比 | 打 | 底 | 补 | 古 |
| 霸 | 度 | 布 | 地 | 打 | 意 |

### 声母表

| 布 | 步 | 别 | 怕 | 盘 | 门 | 闻 | 飞 | 灰 | 冯 |
|---|---|---|---|---|---|---|---|---|---|
| 红 | 符 | 胡 | 到 | 道 | 夺 | 太 | 同 | 难 | 兰 |
| 怒 | 路 | 女 | 吕 | 连 | 年 | 严 | 贵 | 跪 | 杰 |
| 开 | 葵(花) | 岸 | 安 | 化 | 话 | 围 | 危 | 午 | 武 |
| 精 | 节 | 结 | 秋 | 齐 | 旗 | 修 | 税 | 费 | 全 |
| 权 | 去 | 玄 | 招 | 焦(紧) | 仓 | 昌 | 枪 | 曹 | 潮 |
| 桥 | 散 | 扇 | 线 | 祖 | 主 | 举 | 醋 | 处 | 去 |
| 从 | 虫 | 穷 | 苏 | 书 | 虚 | 争 | 蒸 | 僧 | 生 |
| 声 | 粗 | 丝 | 师 | 忍 | 硬 | 绕 | 脑 | 袄 | 若 |
| 润 | 运 | 儿 | 日 | 言 | 然 | 元 | 软 | 远 |  |

韵母表

| （工）资 | 支 | 知 | 耳 | 爬 | 河 | 蛇 | 地 | 架 | 姐 |
|---|---|---|---|---|---|---|---|---|---|
| 故 | 花 | 过 | 野 | 以 | 雨 | 色 | 虚 | 靴 | 直 |
| 日 | 辣 | 舌 | 合 | 割 | 北 | 百 | 急 | 接 | 夹 |
| 铁 | 踢 | 落 | 鹿 | 绿 | 木 | 出 | 刮 | 各 | 郭 |
| 国 | 活 | 确 | 缺 | 月 | 欲 | 药 | 盖 | 介 | 倍 |
| 妹 | 饱 | 保 | 桃 | 斗 | 赌 | 丑 | 母 | 怪 | 桂 |
| 贵 | 帅 | 条 | 流 | 烧 | 收 | 短 | 胆 | 党 | 酸 |
| 三 | 桑 | 竿 | 间 | 含 | 根 | 减 | 检 | 紧 | 让 |
| 连 | 减 | 邻 | 灵 | 心 | 新 | 星 | 光 | 官 | 关 |
| 良 | 廉 | 魂 | 横 | 红 | 温 | 翁 | 东 | 权 | 船 |
| 床 | 圆 | 云 | 群 | 琼 | 穷 | 熏 | 胸 | | |

## 10. 阻塞性睡眠呼吸暂停患者语音数据词表（鼻音部分）

| 38 | 拿 | n | a | 2 | 57 | 冤 | 0 | van | 1 |
|---|---|---|---|---|---|---|---|---|---|
| 39 | 哪 | n | a | 3 | 58 | 原 | 0 | van | 2 |
| 40 | 那 | n | a | 4 | 59 | 远 | 0 | van | 3 |
| 41 | 呢 | n | e | 1 | 60 | 愿 | 0 | van | 4 |
| 42 | 哪（吶） | n | e | 2 | 61 | 温 | 0 | uen | 1 |
| 43 | 讷 | n | e | 4 | 62 | 闻 | 0 | uen | 2 |
| 44 | 泥 | n | i | 2 | 63 | 稳 | 0 | uen | 3 |
| 45 | 你 | n | i | 3 | 64 | 问 | 0 | uen | 4 |
| 46 | 逆 | n | i | 4 | 65 | 央 | 0 | iang | 1 |
| 47 | 奴 | n | u | 2 | 66 | 羊 | 0 | iang | 2 |
| 48 | 努 | n | u | 3 | 67 | 痒 | 0 | iang | 3 |
| 49 | 怒 | n | u | 4 | 68 | 样 | 0 | iang | 4 |
| 50 | 女 | n | v | 3 | 69 | 汪 | 0 | uang | 1 |
| 51 | 奶 | n | ai | 3 | 70 | 王 | 0 | uang | 2 |
| 52 | 耐 | n | ai | 4 | 71 | 网 | 0 | uang | 3 |

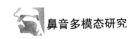

（续表）

| 53 | 馁 | n | ei | 3 | 72 | 忘 | 0 | uang | 4 |
|---|---|---|---|---|---|---|---|---|---|
| 54 | 内 | n | ei | 4 | 73 | 翁 | 0 | ueng | 1 |
| 55 | 孬 | n | ao | 1 | 74 | 拥 | 0 | iong | 1 |
| 56 | 挠 | n | ao | 2 | 75 | 永 | 0 | iong | 3 |
| 57 | 脑 | n | ao | 3 | 76 | 用 | 0 | iong | 4 |
| 58 | 闹 | n | ao | 4 | 77 | 肮 | 0 | ang | 1 |
| 59 | 捏 | n | ie | 1 | 78 | 昂 | 0 | ang | 2 |
| 60 | 涅 | n | ie | 4 | 79 | 盎 | 0 | ang | 4 |
| 61 | 妞 | n | iou | 1 | 80 | 英 | 0 | ing | 1 |
| 62 | 牛 | n | iou | 2 | 81 | 赢 | 0 | ing | 2 |
| 63 | 扭 | n | iou | 3 | 82 | 影 | 0 | ing | 3 |
| 64 | 拉 | l | a | 1 | 83 | 硬 | 0 | ing | 4 |
| 65 | 辣 | l | a | 4 | 84 | 蛮 | m | an | 2 |
| 66 | 乐 | l | e | 4 | 85 | 满 | m | an | 3 |
| 67 | 梨 | l | i | 2 | 86 | 慢 | m | an | 4 |
| 68 | 里 | l | i | 3 | 87 | 闷 | m | en | 1 |
| 69 | 力 | l | i | 4 | 88 | 门 | m | en | 2 |
| 70 | 撸1 | l | u | 1 | 89 | 猛 | m | en | 3 |
| 71 | 卢 | l | u | 2 | 90 | 孟 | m | en | 4 |
| 72 | 鲁 | l | u | 3 | 91 | 民 | m | in | 2 |
| 73 | 路 | l | u | 4 | 92 | 明 | m | ing | 2 |
| 74 | 驴 | l | v | 2 | 93 | 命 | m | ing | 4 |
| 75 | 吕 | l | v | 3 | 94 | 敏 | m | in | 3 |
| 76 | 绿 | l | v | 4 | 95 | 男 | n | an | 2 |
| 77 | 嘎1 | g | a | 1 | 96 | 难 | n | an | 4 |
| 78 | 尬 | g | a | 4 | 97 | 您 | n | in | 2 |
| 79 | 哥 | g | e | 1 | 98 | 嫩 | n | en | 4 |

## 11. 阻塞性睡眠呼吸暂停患者的嗓音数据库词表

| 声母韵母及声调 | [p] | [pʰ] | [t] | [tʰ] | [k] | [kʰ] |
|---|---|---|---|---|---|---|
| [A⁵⁵] | 八 | 趴 | 搭 | 他 | 嘎 | 咖 |
| [o⁵⁵] | 剥 | 坡 | | | | |
| [ɤ⁵⁵] | | | 的 | | 哥 | 科 |
| [i⁵⁵] | 逼 | 披 | 低 | 踢 | | |
| [u⁵⁵] | | 扑 | 嘟 | 突 | 姑 | 哭 |

## 12. 阻塞性睡眠呼吸暂停患者言语气流数据库词表

| | a | o | e | i | u | y | ai | ei | ao |
|---|---|---|---|---|---|---|---|---|---|
| m | 妈麻马骂 | 摸膜抹墨 | | 咪迷米 | 模母木 | | 埋买卖 | 没每妹 | 猫毛卯帽 |
| n | 拿哪那 | | 呢哪讷 | 泥你逆 | 奴努怒 | 女 | 奶耐 | 馁内 | 孬挠脑闹 |

## 13. 阻塞性睡眠呼吸暂停患者语音数据库词表

| 音节/例字 | 阴平 | 阳平 | 上声 | 去声 |
|---|---|---|---|---|
| a | 阿 | | | 啊 |
| e | 婀 | 鹅 | 恶 | 饿 |
| i | 衣 | 姨 | 椅 | 意 |
| u | 屋 | 吴 | 五 | 雾 |
| ü | 淤 | 鱼 | 雨 | 玉 |
| ma | 妈 | 麻 | 马 | 骂 |
| mi | 咪 | 迷 | 米 | 蜜 |
| mu | | 模 | 母 | 木 |
| na | | 拿 | 哪 | 那 |
| ni | | 泥 | 你 | 逆 |
| nu | | 奴 | 努 | 怒 |
| nü | | | 女 | |
| an | 安 | | | 暗 |
| en | 恩 | | | |

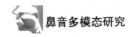

（续表）

| 音节 / 例字 | 阴平 | 阳平 | 上声 | 去声 |
|---|---|---|---|---|
| in | 音 | 银 | 隐 | 印 |
| un | 温 | 闻 | 稳 | 问 |
| ün | 晕 | 云 | 陨 | 运 |
| man | 满 | | | 慢 |
| men | 闷 | 门 | | |
| min | | 民 | 敏 | |
| nan | | 男 | | 难 |
| nen | | | | 嫩 |
| nin | | 您 | | |
| ang | 肮 | 昂 | | 盎 |
| ing | 英 | 赢 | 影 | 硬 |

# 彩图附录

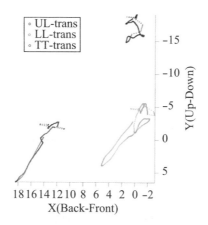

图 2–16　中矢面舌位图转换后的传感器分布（中矢面）散点图（单位：mm）

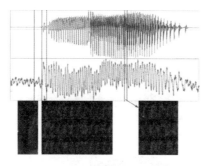

图 5–3　紧鼻音 /m/ 高速摄影蒙太奇图

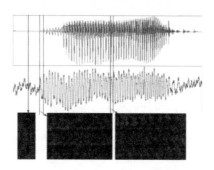

图 5–4　松鼻音 /m/ 高速摄影蒙太奇图

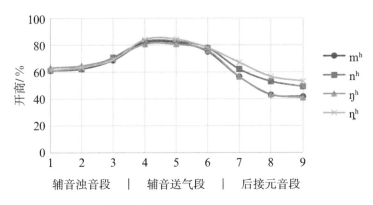

图 5–5　送气鼻音开商均值曲线图

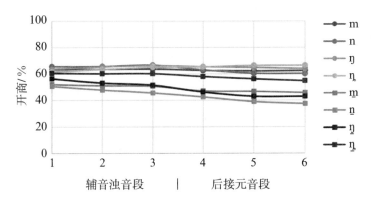

图 5–6　不送气鼻音开商均值曲线图

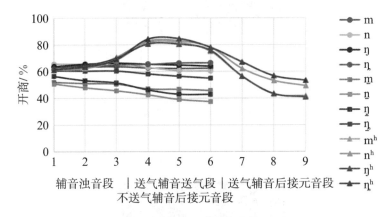

图 5–7　鼻音开商均值曲线图

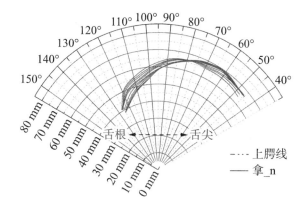

图 6–2　舌位发音空间（n- 拿）

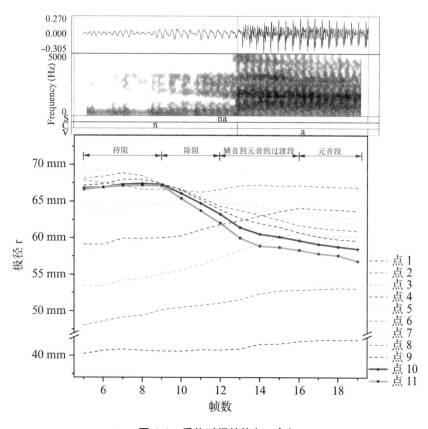

图 6–3　舌位时间结构（n- 拿）

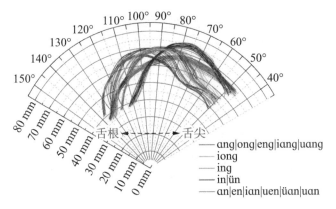

图 6-4　发音人 1（女）

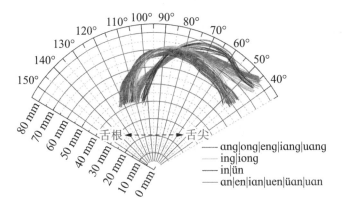

图 6-9　发音人 2（女）

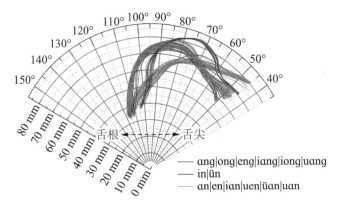

图 6-10　发音人 3（女）

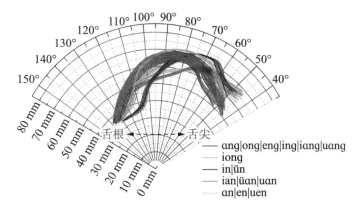

图 6–11　发音人 4（女）

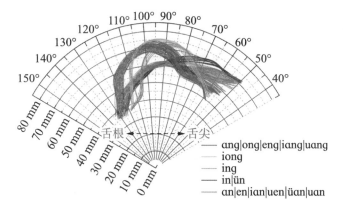

图 6–12　发音人 5（女）

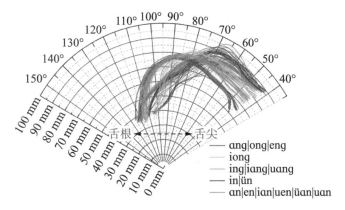

图 6–13　发音人 6（男）

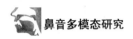
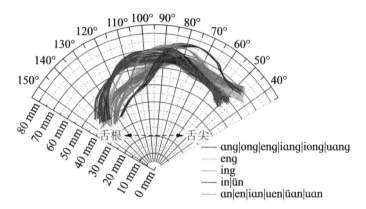

图6-14　发音人7（男）

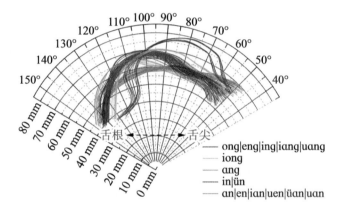

图6-15　发音人8（男）

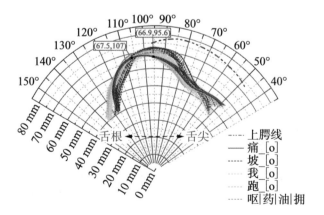

图6-16　含o韵母

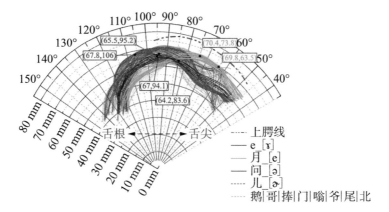

图 6–17 含 e 韵母

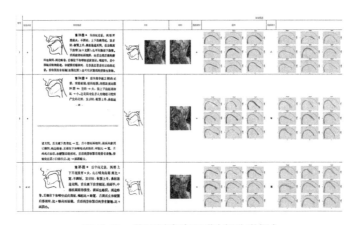

图 6–18 普通话发音图谱（部分举例）

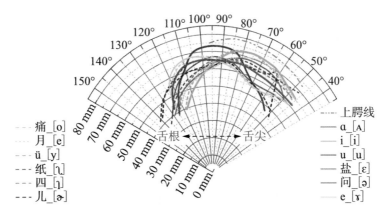

图 6–19 普通话元音舌位图

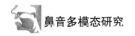
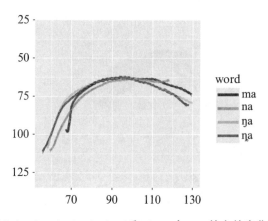

图 8-1 /ma/、/na/、/ŋa/ 和 /ŋ̥a/ 中 /a/ 的主效应曲线

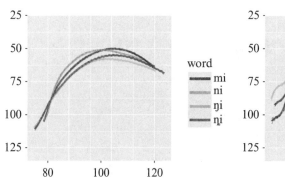

图 8-3 /mi/、/ni/、/ŋi/ 和 /ŋ̥i/ 中 /i/ 的主效应曲线

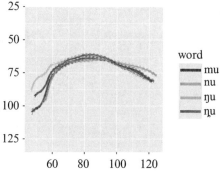

图 8-5 /mu/、/nu/、/ŋu/ 和 /ŋ̥u/ 中 /u/ 的主效应曲线

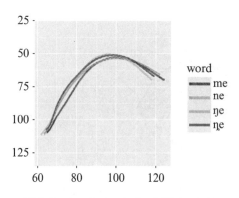

图 8-7 /me/、/ne/、/ŋe/ 和 /ŋ̥e/ 中 /e/ 的主效应曲线

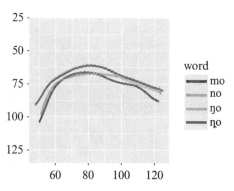

图 8-9 /mo/、/no/、/ŋo/ 和 /ŋ̥o/ 中 /o/ 的主效应曲线

# 英汉术语对照表

| | |
|---|---|
| 言语产出（机制） | speech production |
| 嗓音声质 | voice quality |
| 发声类型 / 发声型 | phonation type |
| 发声机制 / 发声态 | phonation（process） |
| 腭帆提肌 | levator veli palatini |
| 咽缩肌 | superior pharyngeal constrictor muscle |
| 软腭 | velum |
| 鼻哞声 | nasal murmur |
| 反共振峰 | anti-formant |
| 半鼻音 | partially nasal consonants |
| 鼻冠塞音 | pre-nasalized stops |
| 塞冠鼻音 | prestopped nasals |
| 鼻化咊音 | nasalized clicks |
| 鼻化通音 | nasal continuants |
| 唇腭裂 | cleft lip and / or palate |
| 鼻音过度 | hypernasality |
| 鼻音不足 | hyponasality |
| 发音音系学 | articulatory phonology，简称 AP |
| 音姿 | (articulatory) gestures |
| (音姿) 协调动作 / 音姿协作 | coordinate |

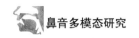

| | |
|---|---|
| (音段)协同发音 / 协同 | coarticulation |
| 音姿时格 | gesture score |
| 同相位 | in-phase |
| 异相位 | anti-phase |
| 鼻音度 | nasality |
| 声学鼻音度,鼻音率 | acoustic nasalance |
| 空气动力学鼻音度,鼻流率 | aerodynamic nasalance |
| 电子声门仪 | electroglottograph,简称 EGG |
| 动态电子腭位仪 | electropalatography,简称 EPG |
| 龈腭 | palato-alveolar |
| 阻塞性睡眠呼吸暂停 / 阻塞性睡眠 呼吸暂停综合征 | obstructive sleep apnea,简称 OSA |
| 阻塞性睡眠呼吸暂停低通气综合征 | obstructive sleep apnea hyponea syndrome, 简称 OSAHS |
| 呼吸暂停低通气指数 | apnea hypopnea index,简称 AHI |
| 多导睡眠图 | polysomnography,简称 PSG |
| 电磁发音仪 | electromagnetic articulography,简称 EMA |
| 超声舌位仪 | ultrasound tongue image,简称 UTI |
| 共振峰(频率) | formant frequency,简称 F |
| (共振峰)带宽 | formant bandwidth,简称 BW |
| 基频微扰 | jitter |
| 振幅微扰 | shimmer |
| 谐噪比 | harmonic to noise ratio,简称 HNR |

# 后　记

　　《鼻音多模态研究》一书是实验室学术实践的总结，也是对团队多年努力的阶段性回顾。作为上海师范大学"语言智能"研究生创新培养项目的核心产出，学生们以踏实的态度参与了研究全过程。尽管创新人才培养的项目是近期的，但创新人才培养的工作是从我 2011 年带第一届研究生就开始了的，这本书的内容包含了这十余年的探索。

　　鼻音作为一种独特的语音现象，不仅涉及语言学，还广泛应用于言语病理学、司法声纹分析等领域。十多年前，我们团队便开始关注这一领域，但当时的研究工具和方法较为单一，只是做了简单声学研究。之后，我们逐渐搭建起涵盖声学、空气动力学、发音生理等多角度的研究框架。写这本书，既是对过去研究的系统总结，也是为方便学生的学习研讨以及与更多研究者分享我们在多模态实验方法上的经验与思考。

　　本书从选题到成稿的过程，时间比较紧张。有赖于多年的实验积累，我们在鼻音的声学特性、空气动力学表现以及超声、声门阻抗、动态腭位和声门摄影等生理特征观测方面开展的多模态的全面深入探索，为书稿的内容奠定了坚实基础。写作过程中，我们始终保持对问题本质的思考，力图用数据和逻辑分析，为读者呈现一个多维度的鼻音研究全景图。但由于时间仓促、涉及面广，不免有不少错漏，希望能抛砖引玉。

　　本书内容分为几个主要部分：从鼻音的基础理论入手，逐步深入到多模态实验方法、数据分析，再到具体研究的讨论与分析。书中既有对鼻音声学、空气动力学特性的定量分析，也有多模态实验工具和各类研究探索的详细列举，

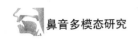

还涵盖了鼻音在言语病理学中的实际应用。我们希望这些内容能为语言学、言语病理学以及相关技术领域的研究者，提供有益启发和参考。

本书的完成离不开学生们的积极参与和辛勤付出。附录一中详细记录了实验室开展的基于鼻音多模态数据库的相关研究的主要成果，这些探索构成了本书的主体部分。这些研究不仅提供了宝贵的数据和见解，而且也是学生们学术成长的见证。他们对文章相关章节的贡献是不可或缺的，从数据的采集、分析到理论的探讨，每一步都凝聚着他们的智慧和汗水。除了附录一中列出的我指导的这些已经毕业的研究生，还有实验室的在校研究生谭亚鑫、姚宇杰、骆仁能、管庆锋、王楠等同学也为本书的校核、修改付出了很多时间和汗水。最后，终于将众人的心血凝结了这本小书，为我们实验室的工作做一个阶段性小结。

写作这本书的过程，也是一次自我反思与团队成长的过程。现代学术研究要求实验室在技术发展、研究生培养与理论探索之间找到平衡点。我们希望本书不仅是对鼻音多模态研究的一次阶段性总结，更能为未来的研究者提供启发。无论是对多模态实验方法的借鉴，还是对学术精神的传承，都希望本书能发挥其价值。

感谢团队的每一位成员，感谢学生们的贡献与付出，也感谢所有支持本书完成的机构和合作伙伴。最后，我也希望本书能够成为学术交流的桥梁，激发更多的研究者和学生对鼻音多模态研究的兴趣，共同推动语言相关学科研究的深入发展。

沈向荣　于上海师范大学语言实验室

2023 年 3 月